JN433146

한 손에 잡히는 모든 상처

의료인을 위한 상처치료 가이드

A Guide to Wound Care for Healthcare Professionals

표지디자인 아이디어 출처: 손주연 님 (아키텍트, 디자이너)

〈한 손에 잡히는 모든 상처: 의료인을 위한 상처치료 가이드〉의 표지의 일부 디자인은 손주연 님의 아이디어를 토대로 작업되었습니다.

상처 치료에 사용하는 도구들을 이용하여 너무 딱딱한 느낌이 들지 않도록 제작하였으며, 상처치료의 핵심이 되는 내용을 간략히 확인할 수 있도록 디자인하였습니다.

아이디어 제공에 감사드립니다.

한 손에 잡히는 모든 상처

의료인을 위한 상처치료 가이드

첫째판 1쇄 인쇄 | 2023년 8월 14일
첫째판 1쇄 발행 | 2023년 8월 24일
첫째판 2쇄 발행 | 2024년 12월 26일

지 은 이 손대구
발 행 인 장주연
출판기획 최준호
출판편집 이다영
편집디자인 강미란
표지디자인 김재욱
일러스트 유학영
발 행 처 군자출판사(주)
등록 제4-139호(1991. 6. 24)
본사 (10881) **파주출판단지** 경기도 파주시 회동길 338(서패동 474-1)
전화 (031) 943-1888 팩스 (031) 955-9545
홈페이지 | www.koonja.co.kr
ⓒ 2024년, 한 손에 잡히는 모든 상처: 의료인을 위한 상처치료 가이드 / 군자출판사(주)
본서는 저자와의 계약에 의해 군자출판사에서 발행합니다.
본서의 내용 일부 혹은 전부를 무단으로 복제하는 것은 법으로 금지되어 있습니다.

* 파본은 교환하여 드립니다.
* 검인은 저자와의 합의 하에 생략합니다.

ISBN 979-11-7068-040-6

정가 50,000원

손대구

1988년 계명대학교 의과대학을 졸업하고, 1997년 계명대학교 동산병원 성형외과 전공의를 수료한 후 지금까지 계명대학교 의과대학 성형외과 교수로 재직하고 있다. 2002년 The University of Texas MDAnderson Cancer Center, Research fellow를 다녀온 후 성형외과 기초연구실을 개설하고 20년간 상처치유, 지방줄기세포, 흡수성 혈관문합기 개발 등의 연구에 매진하였다. 세계최초의 동결건조 소양막 개발(2009)과 흡수성 혈관문합기 개발(2013) 연구를 이끌었다. 돼지에서 방사선조사를 이용하여 만성상처동물모델을 만드는데 성공하였다(2019).

근무처인 계명대학교 동산의료원 전산차장, 연구처장, 대외협력처장, 선교복지회장, 대구동산병원장 등을 역임하였다. 학회활동으로는 대한성형외과학회 고시위원장, 기초의학회장, 대한미세수술학회 편집위원장, 대한수부외과학회 회장 등을 역임하였다. 2025~26년 대한성형외과학회 회장 임기예정이다.

대한성형외과학회, 수부외과학회, 미세수술학회에서 다수의 학술상을 받았고, 논문 160여편, 공동저서 10여편을 저술하였고 다수의 특허를 보유하고 있다.

프롤로그

우리는 성장과정에서 크고 작은 상처를 경험하게 된다. 친구들과 신나게 뛰어놀다 넘어져 피가 나면 곧장 어머니에게 울면서 달려갔던 기억을 하나쯤은 가지고 있다. 치료제가 부족했던 과거에는 주위에 흔하게 있는 자연에서 얻은 재료를 이용하거나 심지어 바를 수 있는 것이면 무엇이든 가리지 않고 사용하여 상처를 더욱 악화시키는 경우도 많았다. 지금은 반대로 치료제가 너무 많아서 어떤 상처에 어떤 제재를 사용해야 할지 몰라서 풍요 속의 빈곤을 경험하게 된다. 아무튼 일반인들이 상처 치료를 힘들어 하는 것은 예나 지금이나 마찬가지인 것 같다.

저자는 성형외과학을 전공하였다. 전공의 수련 시절 화상환자를 치료하기 위한 물품을 운반용 카트에 가득 싣고 하품을 하며 병실로 들어선다. 소독용 덧 가운을 입은 다음 한 분 한 분 환자의 치료를 마치고 흰 붕대를 깨끗하게 감은 후 병실을 나서면 창문 너머 멀리 아침 해가 떠오른다. 이렇게 2년을 마칠 즈음이면 상처를 보는 눈이 생기게 된다. 이때가 상처치유의 세계로 들어가는 문이 활짝 열리는 시기이다. 전공의를 마친 후 교수로 재직하게 되면서 상처치유에 대해 더 관심을 가지고 연구하였다. 습윤 상처치유, 생물학적 드레싱제재의 개발, 상처치유 동물모델 개발 등으로 이어져 성과도 있었지만 상처치유 전문가를 위한 것이었지, 일반인들과 상처치유를 전공으로 하지 않는 의사, 간호사에게는 크게 도움이 되지 않았던 것 같다. 이러한 아쉬움으로 저자는 이 책을 구상하게 되었다. 상처치유의 기본적인 지식과 상처 처치에 대한 지침서가 있으면 일반인들과 상처치유를 전공하지 않은 의료인들에게 도움을 줄 수 있을 것이라는 믿음이 이 책의 집필동기이다.

집을 짓기 위해 기초공사를 하고 기둥을 세우고 벽을 쌓고, 지붕을 덮는 것과 마찬가지로 피부상처치유는 죽은 조직을 제거하고, 기초를 놓으며 그 위에 조직을 쌓아 결손 부위를 메꾸고 피부라는 지붕이 덮이는 과정이다. 상처치유를 방해하는 원인 중의 하나가 오히려 치료자 당사자인 경우를 간혹 보게 된다. 죽은 조직을 잘 구별하지 못해 충분히 제거하지 못하거나, 상처를 깨끗이 한다는 일념으로 생체가 애써 만들어 놓은 기초를 매일 너무 열심히 제거하거나, 조금씩 쌓아 가는 조직을 죽은 조직으로 잘못 판단하여 없애 버리거나, 상피가 덮일 때 상처를 너무 마르게 방치하여 상피화가 더디어 지는 등이다. 상처가 나아가는 이 모든 과정에서 치유자의 역할을 하는 일꾼은 바로 세포이다. 세포라는 일꾼은 어떤 환경에서 일을 잘하는지, 어떤 물질에 취약한지 어떻게 다루어야 신나게 일하는지 알아가는 과정이 상처치유를 알아가는 과정일 것이다.

이 책의 해부학적인 지식이나 생리학적인 현상 그리고 진단과 치료 모두 상처치유의 큰 흐름을 따라 이어지도록, I. 상처치료의 기본, II. 급성상처, III. 만성상처, 그리고 IV. 흉터관리 네 개의 섹션으로 구성하였다. 크게는 10가지 종류의 상처에 대하여 설명하고 치료 방법을 자세하게 기술하였다. 일반적인 상처는 대부분 이 범주에 들어갈 것이기 때문에 필요한 부분을 펼치고 차근차근 순서를 따라가면 실수 없이 웬만한 상처는 잘 치료할 수 있을 것으로 기대한다. 왜냐하면 상처는 근본적으로 생체의 재생프로그램에 따라 치유의 방향으로 흐르기 때문이다. 이 흐름을 이해하고 방해하지 않고 잘 흘러갈 수 있도록 돕는 것이 상처치료이다.

논문만 써온 나에게 첫 책을 쓸 수 있는 용기를 준 사람은 아내이다. 내과의사인 아내가 가끔씩 상처를 가진 환자에 대하여 내게 문의하였을 때 답해 준 것이 환자 치료에 많은 도움이 되었다고 여러 번 얘기해 주었는데, 저자가 이 책의 차례를 적은 한 장의 노트를 보여 주었을 때 크게 반색한 것이 시작이 되었다. 2021년부터 의과대학에서 "상처치유와 재생의학"을 개설하여 강의를 준비하며 학생들과 함께한 시간들이 책을 진행하고 완성하는데 많은 도움이 되었다.

상처치유 연구를 함께한 계명대학교 의과대학 교수님들과 성형외과 동료 교수님, 바이오랜드 연구팀, 전공의, 그리고 계명대학교 동산병원 성형외과 동문의 연구 후원에 깊이 감사드리며, 저자의 집필 동기에 공감하여 출판을 진행하여 준 군자출판사 편집부에 감사드린다.

"상처치유는 성형외과학의 기초가 되는 학문이다."

부족한 저자가 성형외과학을 통하여 상처치유를 연구할 수 있도록 이끌어 주시고 격려해 주신 스승 강진성 교수님과 한기환 교수님께 존경과 감사의 말씀을 드립니다.

2023. 08. 10

계명대학교 성형외과 교수

손 대 구

차 례

CONTENTS

SECTION

I

상처치료의 원칙

Principles of wound healing

상처 치료에 관심을 가지고 공부하기로 마음먹은 여러분을 진심으로 환영합니다.

맨 먼저 무엇부터 시작할지 고민하였습니다.

상처치유에 관한 책이나 논문은 대부분 상처가 낫는 과정부터 시작하는 경우가 많습니다.

우리는 피부해부학, 좀 더 구체적으로 피부조직학으로 시작합니다.

그 이유는 상처를 눈으로 보면 피부의 해부학적 구조가 망가진 것이 먼저 보입니다. 상처가 낫는 과정은 이렇게 훼손된 해부학적 구조가 복원되는 것입니다. 그러므로 보이는 조직에서 시작하여 보이지 않는 세포로 이해를 넓혀 가면 더 이해가 쉽고 원리를 체계적으로 익힐 수 있을 것으로 생각하였기 때문입니다.

피부혈액순환을 이해하는 것 역시 상처치료를 이해하는데 매우 필요한 부분입니다.

전문가는 기본에 충실하다고 합니다.

상처치료의 기본에 해당하는 상처가 낫는 과정, 상처의 평가, 상처의 초기 처치, 상처 관리 원칙은 모든 상처에 적용되는 기본 원리입니다. 사진과 함께 자세하게 설명을 붙였습니다. 이 섹션을 통하여 알고 있었던 지식을 확인하고 전문가의 용어로 상처를 평가하고 진단할 수 있게 되면 좋겠습니다.

상처치료자는 상처를 처치한 후에 가장 적절한 드레싱제재를 선택하여 적용하여야 합니다.

치료를 받는 환자의 입장에서 생각해 보았을 때도 이 부분이 치료자를 신뢰할 수 있는 매우 중요한 부분으로 생각됩니다. 하지만 어떤 선택이 최선일지 경험이 있는 전문가 역시 고민할 때가 많습니다. 이때 가장 도움이 되는 지식은 역시 상처에 대한 기본 지식과 원리에 대한 이해라고 생각합니다. 수많은 상처를 A에는 B, C에는 D로 이해하고 있으면 AC일 때는 어떻게 해야 할지 고민이 될 수밖에 없습니다. 하지만 A에서 B를 C에서 D를 선택한 근본적인 이해가 있다면 AC에서의 선택은 어렵지 않을 것입니다.

CHAPTER 1

상처치료자에게 필요한 피부의 해부학적 구조와 혈관분포

표피의 구조는 선조들이 쌓은 성벽을 연상하면 이해가 쉽다(그림 1-1). 외부로부터의 침입을 막기 위해서 성의 바닥에서부터 돌을 촘촘히 쌓아 올려 성벽을 만들 듯이 피부의 가장 바깥층인 표피는 각질세포를 기저막이라는 바닥에서부터 촘촘히 위로 쌓아 성벽과 같은 피부벽을 만든다. 성의 일부가 파괴되면 돌을 다듬어 보수하듯이 상처가 생겨 표피의 일부가 파괴되면 주위의 각질세포가 분열하여 결손부위를 바로 메꾸게 된다. 외부로부터 병균의 침입을 막기 위해서 또 외력으로부터 피부를 보호하고 내부 중요 신체구조물들을 보호하기 위해서 피부만의 특별한 구조가 숨어 있다. 그럼 상처치료자의 관점에서 피부의 해부학적 구조와 피부의 혈관분포가 어떠한 지를 살펴보자.

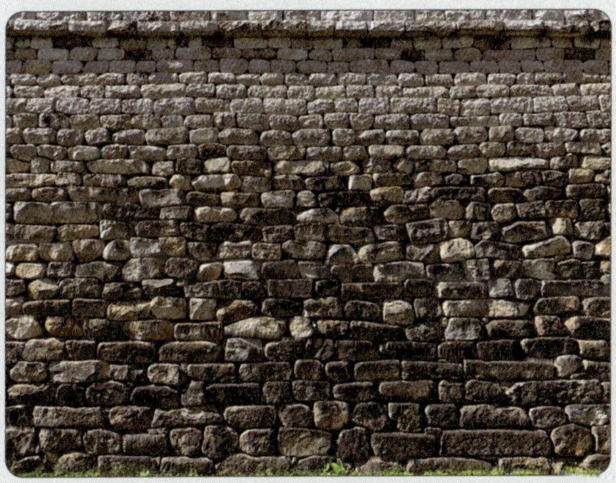

그림 1-1. 성벽.

1 피부 해부학

1) 표피(epidermis)

표피는 피부의 가장 바깥에 있는 피부층으로 두께는 75~100 μm (0.1 mm) (손바닥 발바닥은 600 μm 까지) 정도이다.

표피는 4층으로 구분되는데 제일 아래층은 ① **기저층**(basal layer)으로 직육면체 모양의 각질형성세포(keratinocyte)인 기저세포(basal cell)가 표피-진피 경계를 이루는 기저막(basement membrane) 위에 가지런히 배열되어 있으며 자가복제(self-replication)로 분열 증식(proliferation)한다. 이 세포가 위층으로 이동하여 ② **가시층**(spinous layer, prickle layer)을 형성하는데, 모양이 점차 납작해지며 4~8개의 세포층으로 구성된다. 위쪽으로 더 올라가면서 세포가 더욱 분화(differentiation)하여 1~3개 층으로 이루어진 ③ **과립층**(granular layer)이 되고, 최종적으로 두껍고 단단한 표피의 가장 바깥층인 ④ **각질층**(horny layer, cornified layer)이 된다(그림 1-2). 각질층의 가장 바깥층은 "때"가 되어 저절로 떨어져 나간다. 각질층은 물리적 피부장벽에 가장 중요한 역할을 하며 내부에서 외부로의 과도한 수분손실을 막고 외부로부터의 기계적, 미생물학적, 화학적손상으로부터 신체를 보호한다. 즉, 각질층은 피부가 건조해지는 것을 막고 적절한 습윤상태를 유지하는 데 매우 중요한 역할을 하기 때문에 과도하게 각질층을 벗겨내는 것은 피해야 한다.

표피는 매 3주마다 교체되는 매우 활발한 자기 재생능력을 가진 피부층이다. 표피-진피 접합부(dermo-epidermal junction)인 기저막대(basement membrane zone)는 표피와 진피를 서로 단단하게 부착시키고 물리적 장벽을 형성하여 세균의 침입을 차단하며 전단력(shearing force)에 저항하는 역할을 한다.

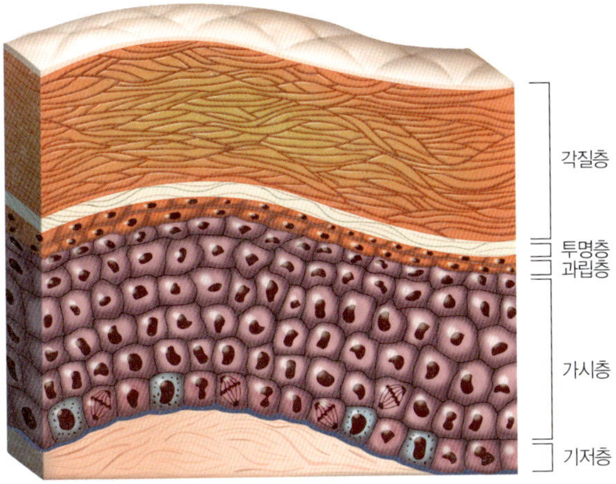

그림 1-2. 피부의 표피층.

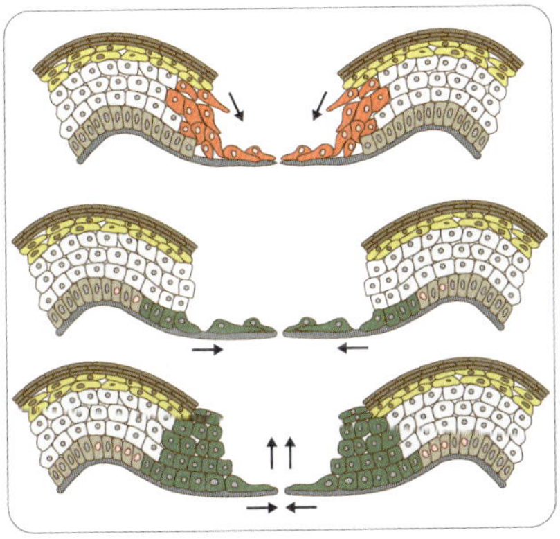

그림 1-3. 바닥세포의 분열과 이동으로 상피화 되는 과정.

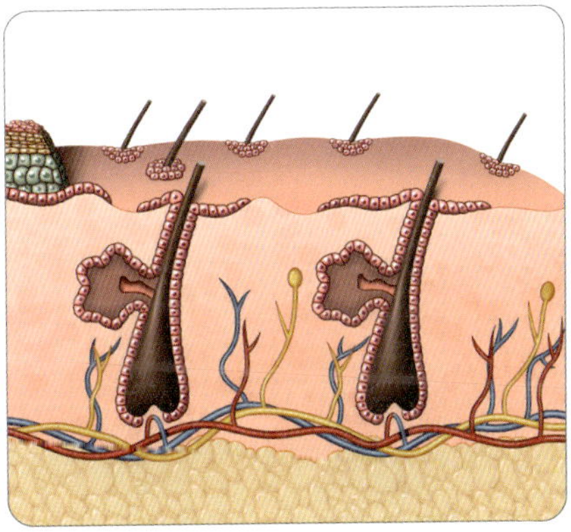

그림 1-4. 모낭의 바닥세포로 부터의 상피화.

2) 진피(dermis)

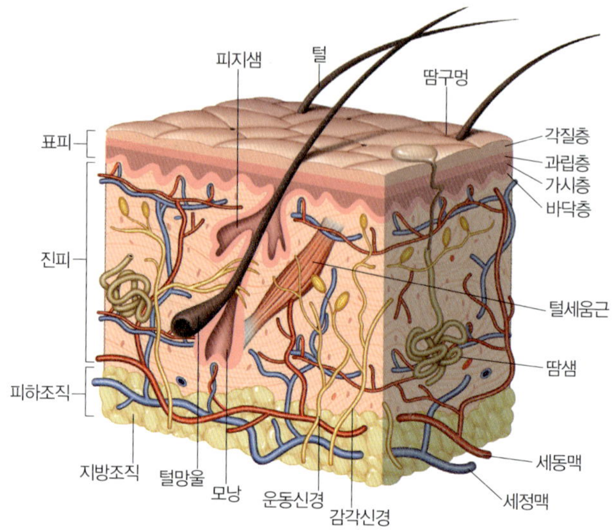

그림 1-5. 피부층과 혈액순환.

표피아래에 있는 진피의 두께는 보통 2 mm 이하인데 성인의 등은 4 mm까지 두꺼우며, 진피는 피부 부피의 대부분을 차지한다. 진피는 표피에 영양분을 공급하며 표피를 지지하는 역할을 한다.

진피는 흰색이며 피부를 절개하여 희게 보이는 층이 나오면 이미 진피층에 도달한 것이며, 절개를 더 진행하여 노란색의 피하지방층을 만나면 피부의 전층을 절개한 것이다(그림 1-6). 그러므로 찰과상이나 열상환자에서 흰색이 보이면 진피층까지 침범한 것이며, 노란색의 피하지방이 관찰되면 전층열상 그리고 피하지방층 아래의 붉은 근육이 노출되거나 근육에 열상이 있으면 근육을 침범한 외상으로 기록하면 된다. 진피는 해부학적 위치와 조직학적 구성, 그리고 기능에 따라 표피와 바로 붙어 있는 유두진피와 아래쪽의 그물진피로 나뉜다(그림 1-5).

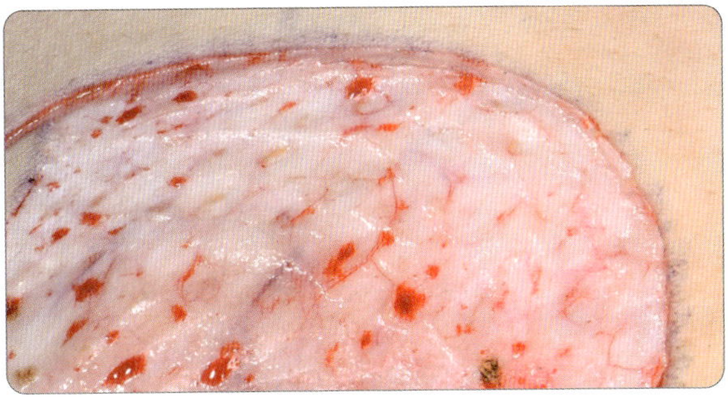

그림 1-6. 표피를 제거한 후 하얀색의 진피만 남은 모습. 진피 속의 가는은 혈관, 그리고 진피아래로 피하지방층의 노란지방과 검붉은 굵은 혈관이 비쳐 보인다.

❶ **유두진피(papillary dermis):** 표피의 바로 아래 진피를 유두진피라고 하며 표피의 능선융기(rete ridge projection)와 모낭(hair follicle)과 밀접하게 상호작용하며 표피의 영향을 반영한다. 표피-진피 접합부가 엠보싱형태로 울퉁불퉁한 구조(rete ridge projection)로 되어 있는 것은 둘 사이의 접합면적을 넓힘으로써 피부에 가해지는 전단력에 견디게 하기 위함이다. 유두진피내에는 직경이 작은 콜라겐이 빽빽하게 차 있고 사이 사이에 탄력섬유(elastin)가 들어가 있는 구조이다. 탄력섬유는 말 그대로 피부의 탄력을 제공하는 역할을 한다. 길쭉 길쭉한 콜라겐 다발을 스프링 같은 탄력섬유가 둘둘 말고 있다고 상상하면 이해가 쉽다. 스프링이 통통 튕기듯이 탄력섬유가 탱탱한 피부탄력을 제공한다. 하지만 상처가 난 후에 흉터가 생기면 흉터조직내에는 탄력섬유가 재생되지 않기 때문에 흉터조직은 탄력을 상실하여 뻣뻣하고 딱딱한 조직이 되고 만다.

❷ **그물진피(reticular dermis):** 유두진피 아래쪽이 그물진피이다. 그물진피는 유두진피의 하층에 있는 얕은 혈관얼기(superficial vascular plexus) 부터 피하지방층까지의 진피이다. 직경이 크고 덜 조밀한 콜라겐과 탄력섬유가 섞여서 다발 모양으로 짜여 있는 구조이다. 깊은 혈관얼기(deep vascular plexus)는 그물진피의 하층에 피하지방층 가까이 있으며, 혈관얼기와 교통혈관(communicating vessel)으로 서로 연결되어 있다(그림 1-5).

모낭, 땀샘, 피지선 등 대부분의 피부부속기는 진피 내에 있다.

2) 피부의 역동성(Dynamism of skin)

진피의 대부분을 구성하는 콜라겐은 피부의 물리적 내구력(mechanical strength)을 제공한다. 즉, 피부를 보호하며 피부의 특성인 탄력성과 장력을 제공한다.

진피의 콜라겐은 서로 얽혀 있어서 어느 방향에서 당기더라도 어느정도 늘어나 외부의 힘을 최소화한다. 또한 피부는 어느 방향으로 더 늘어나는데, 이 방향과 수직방향으로 절개하거나 봉합하였을 때 흉터가 가장 적게 생긴다(피부장력선에 대한 내용은 ··· **18장 흉터 줄이기**에서 자세히). 또한 표층에서 심층으로 갈수록 섬유질구성이 덜 조밀하기 때문에 심부조직의 큰 움직임도 피부 표면에서는 작은 움직임으로 나타난다.

피부의 파괴강도(breaking strength)는 5~15 MPa (mega pascal)이다.

3) 피하지방층(subcutaneous fat, hypodermis)

진피아래의 피하지방층은 지방조직과 성긴 결체조직으로 구성되어 있으며 피부를 보호하고 보온하는 기능을 한다. 지방은 수직의 격막으로 구별된 작은 방(소엽, lobule)에 지방세포가 가득 차 있는 구조이며 혈액공급이 매우 풍부하다 (그림 1-7).

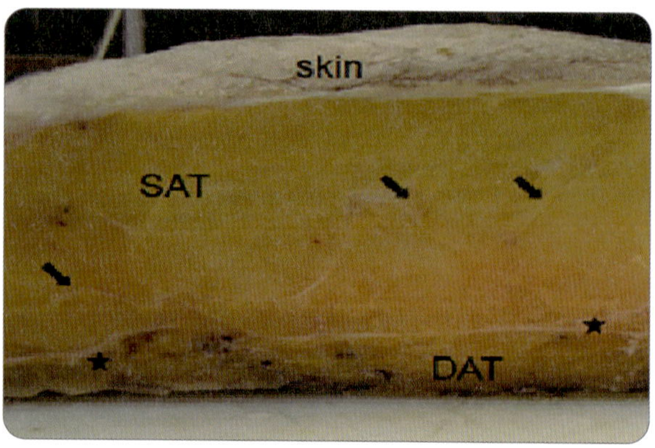

그림 1-7. 피하지방층. 천층지방층과 심층지방층으로 나누어져 있다. SAT: 천층피하지방, DAT: 심층피하지방, ➡: 격막, ★: 천층건막.

진피하의 지방층은 천층건막(superficial fascia)에 의해 천층지방층(superficial fat)과 심층지방층(deep fat)의 두 층으로 나누어져 있으며 신체의 구역에 따라 두께와 비율이 다르다. 심층지방층의 소엽은 천층에 비해서 더 작고 옆으로 누운 형태이다. 피하지방층이 적은 사람은 심층지방층이 상대적으로 매우 얇다(그림 1-8).

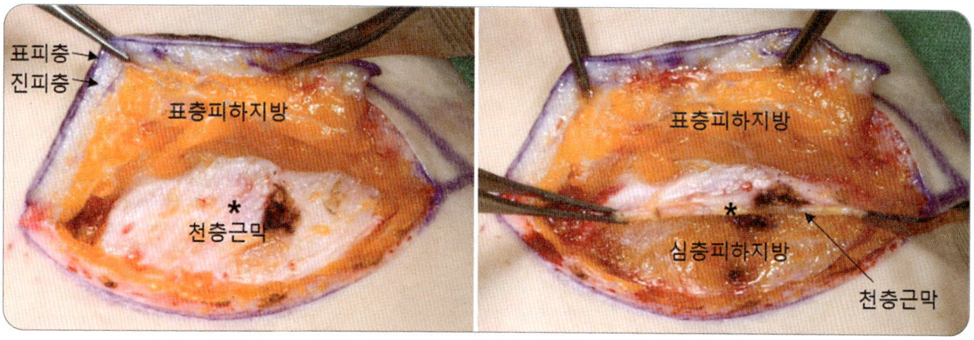

그림 1-8. 피부에 생긴 검은 반점을 제거하기 위해 절개한 후 표층지방층을 심층지방층에서 분리하여 일으킨 모습: 표층피하지방층의 바닥인 흰색의 천층건막(*)에 의해서 표층과 심층피하지방으로 나누어져 있다. 가장 바깥 층인 표피와 흰 색깔의 진피층이 보인다.

진피하층의 가장 아래 층 즉, 심층지방층의 바닥 쪽은 지방세포가 적고 섬유질이 많은 성긴 결체조직으로 구성되어 있어서 더 아래 쪽에 있는 근육을 덮고 있는 근막과 쉽게 분리된다. 바로 이 층이 피부피판을 일으킬 때 박리(undermining)하는 층이다. 피하지방층은 비교적 굵은 동맥과 정맥, 임파관 그리고 말초신경이 지나는 층이므로 피하지방층이 노출되었을 때는 혈관과 신경의 손상 가능성을 염두에 두어야 한다.

진피하층은 간질액(interstitial fluid)이 저장되는 곳이며 염증작용으로 붓기가 있을 때 주로 이 층에 간질액이 차서 붓게 된다.

4) 연령별 피부의 특징

노인 피부의 특징은 다음과 같다(그림 1-9).

- 건조, 멜라닌 세포의 증식, 모세혈관 확장, 탄력의 감소, 깊은 주름
- 진피의 콜라겐과 탄력소(elastin)가 감소하여 얇아지고 표피-진피 접합부의 울퉁불퉁한 구조가 평평해져서 진피와 표피가 접촉하는 면적이 줄어들어 경한 외상에서도 피부가 벗겨지고 물집이 잘 생긴다. 물집은 표피내에 있거나 또는 표피-진피가 약해서 분리되면 그 사이에서 잘 생긴다.
- 표피세포의 분열과 재생 능력이 젊은 피부에 비해 약 2배 정도 감소되어 있어서 상처가 나면 치유에 시간이 더 걸린다.
- 대부분 피하지방이 얇고 잘 부서지며 윤기가 없다.

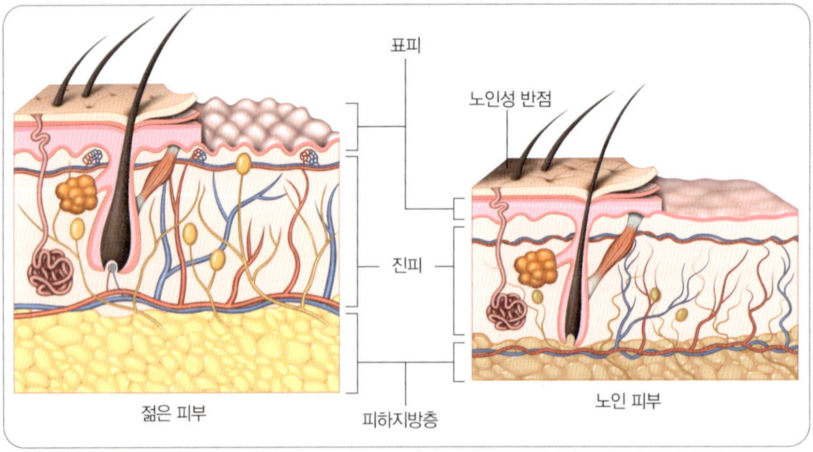

그림 1-9. 피부의 노화.

- 팽팽한 풍선에 바람이 빠진 것 같이 주름지고 늘어난 피부는 잘 당겨오므로 웬만한 피부결손은 일차봉합이 가능하다. 또한 피부에 여유가 있어서 수술 후에 흉터가 적게 남는다. 바람에 해당하는 것은 지방과 근육이다.
- 80세가 되면 전체 피부 양(skin volume)이 52% 줄어든다고 한다.

2 피부 혈관분포

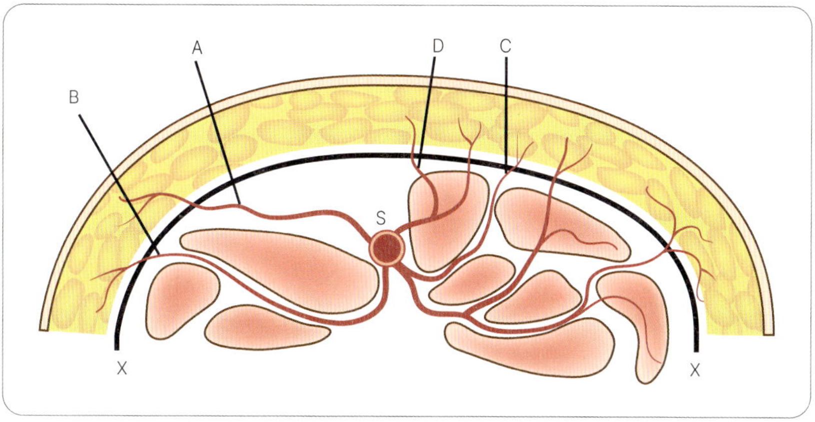

그림 1-10. 피부에 혈액을 공급하는 원천혈관에서부터 피부까지의 혈관 경로. **A.** 직접피부혈관 **B.** 직접격벽피부혈관 **C.** 격벽피부혈관 **D.** 근육피부혈관 **S.** 원천혈관 **X.** 심층 근막.

피부에 혈액을 공급하는 혈관은 근육 아래에 있는 굵은 원천혈관(source artery: 그림 1-10 S)으로 부터 직접 분지되는 직접피부혈관(direct cutaneous artery) (그림 1-10 A), 근육을 뚫고 나오는 근육피부혈관(musculocutaneous artery) (그림 1-10 D), 또는 근육과 근육 사이의 격벽(septum)을 통해 나오는 격벽피부혈관(septocutaneous artery) (그림 1-10 B, C)의 형태이다(그림 1-10).

피부혈관은 피하지방층에서 피하지방혈관얼기(subcutaneous vascular plexus)를 형성하고 피부 쪽으로 더 올라와 진피층에서 깊은혈관얼기(deep vascular plexus) 그리고 표피층 바로 아래에서 얕은혈관얼기(superficial vascular plexus)를 형성한다.

표피층에는 혈관이 없으며 얕은 혈관얼기로부터 확산(diffusion)에 의해서 영양분을 공급받는다. 그러므로 찰과상을 입었는데 출혈이 거의 없으면 표피층에만 손상을 입은 것이다.

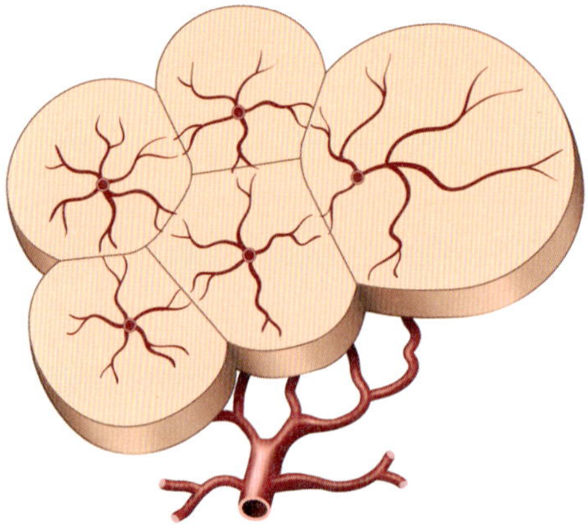

그림 1-11. 혈관분포영역(angiosome).

- **혈관분포영역(angiosome):** 하나의 혈관에 의해 공급받는 피부의 구역을 angiosome이라고 한다. 각각의 angiosome은 어느 정도 겹치기도 하지만 고유한 영역의 혈관이 손상되었을 때는 그 구역의 피부가 괴사하는 경우도 종종 볼 수 있다. 마치 검은 단추처럼 한 부분이 까맣게 죽는 것을 볼 수 있다 (그림 1-11).

CHAPTER

2 상처가 낫는 과정에 대한 이해

상처가 낫는 과정을 보면 한 번 더 인체의 신비함을 느낀다. 모든 상처는 크게 염증단계, 증식단계, 성숙단계를 거치면서 치유된다. 낫는 과정을 이해하면 불안감이나 오해가 줄어들고 또 경험이 쌓이게 되면 예측을 할 수 있게 된다. 상처를 눈으로 관찰할 때 각각의 단계에서 열심히 일하고 있는 세포들을 직접 볼 수는 없지만 세포들에 의해서 나아가고 있는 상처를 통해 어떤 세포가 현재 가장 왕성하게 활동하고 있는지 추정할 수 있다. 상처치료는 이러한 세포들이 제 역할을 잘할 수 있도록 가장 좋은 환경을 만들어 주는 것이라고 할 수 있다.

상처를 분류하는 것은 상처치료 전문가 간의 빠른 소통을 위한 것이며 상처치료를 가장 효과적으로 시행하여 환자에게 가장 좋은 결과를 주기 위함이다. 요즘은 사진과 동영상을 서로 주고받기가 아주 쉽기 때문에 상처를 직접 보여주는 것이 가장 빠른 방법이긴 하지만 상처를 정확하게 분류하여 기록하고 소통하는 것은 환자에게뿐만 아니라 상처치유분야의 연구와 발전에 아주 중요한 부분이다.

1 상처의 정의

상처는 정상적인 피부구조가 파괴된 상태이다.

2 상처의 분류

개방 유무	개방성	피부 아래의 조직이 외부로 개방된 상처(열상, 찰과상, 조직결손)
	폐쇄성	피부는 닫혀 있지만 피부아래에 손상이 있음(타박상, 멍, 혈종)
기간에 따라	급성	최근에 입은 상처 또는 수술을 위한 절개상처로 정상적인 상처치유과정으로 낫는 상처
	만성	4주 이상 낫지 않는 상처 또는 2~4주 경과 시 20~40%의 면적 감소가 없는 경우
깊이에 따라	표층	표피에 국한된 상처(피가 나지 않은 찰과상, 1도 화상)
	부분층	진피의 일부를 포함한 경우
	전층	진피층 전체 및 그 하부 조직까지 침범

3 상처가 낫는 방법에 따른 분류

1) 일차유합(primary healing)

봉합이나 간단한 드레싱만으로 낫는 상처를 말한다.

예) 봉합된 열상(그림 2-1), 표층상처가 상피화로 낫는 경우(그림 2-2)

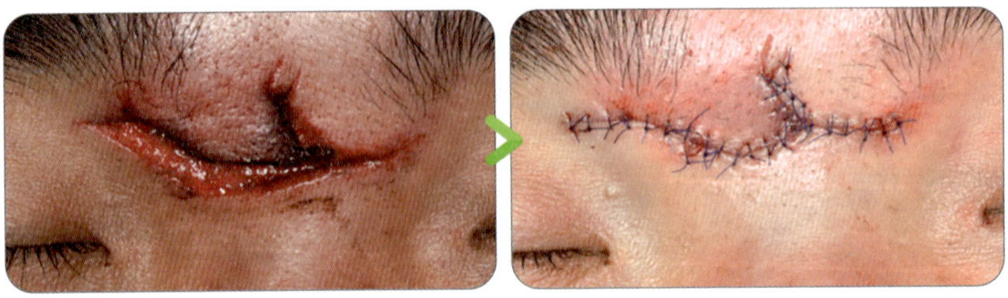

그림 2-1. 미간의 개방된 열상: 봉합하면 일차유합으로 낫는다.

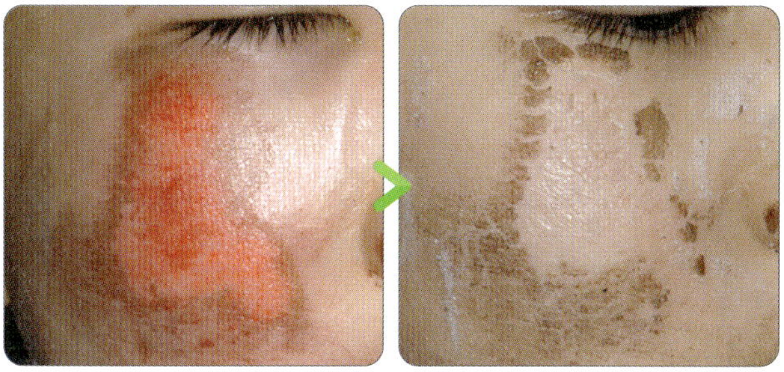

그림 2-2. 뺨의 찰과상이 드레싱만으로 상피화되어 잘 치유되었다.

2) 이차유합(secondary intension)

붉은 육아조직형성, 상처수축, 그리고 상피화의 단계를 거치면서 낫는 경우이다. 조직결손이 큰 상처에서 수술 등의 특별한 처치를 하지 않고 드레싱만으로 낫는 경우를 말하고, 일명 '보존적치료(conservative management)'라고 부른다(그림 2-3).

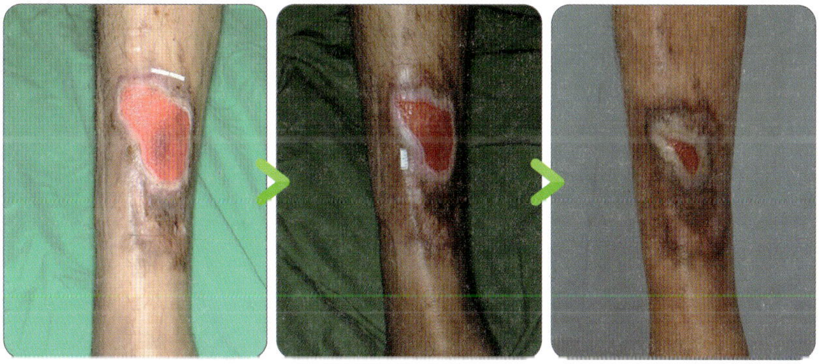

그림 2-3. 정강이 부분의 전층상처: 붉은 육아조직으로 덮여 있고 가장자리는 흰색의 띠로 둘러져 있다. 시간이 지나면서 상처의 크기가 점점 오므라들면서 작아지고 (상처수축), 흰색의 띠가 점점 넓어져서 (상피화) 치유되어 가고 있다.

3) 삼차유합(tertiary intension)

상처가 넓고 깊어서 일정기간 드레싱 후에 봉합이나 피부이식 등의 수술적 조작을 통해 일차유합으로 마무리하여 낫는 경우이다(그림 2-4).

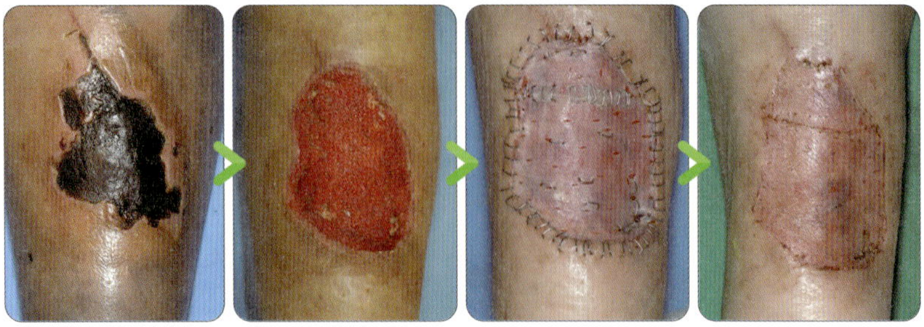

그림 2-4. 삼차유합을 통하여 치유된 예.

4 상처가 낫는 과정

상처는 염증단계, 증식단계, 성숙단계의 과정을 거쳐서 낫는다. 각 단계는 한 단계가 완전히 끝난 후 시작되는 것이 아니고 서로 겹치면서 진행한다. 상처가 나은 후 완전히 성숙하는 데는 1년 이상 걸린다. 상처 후 흉터를 최소화하기 위한 흉터관리를 1년 이상 하는 이유가 바로 이 때문이다. 흉터가 심하여 흉터성형수술이 필요할 때 최소 6개월에서 1년 이상 수술을 미루는 것도 성숙기를 지나야 가장 좋은 수술결과를 얻을 수 있기 때문이다(그림 2-5).

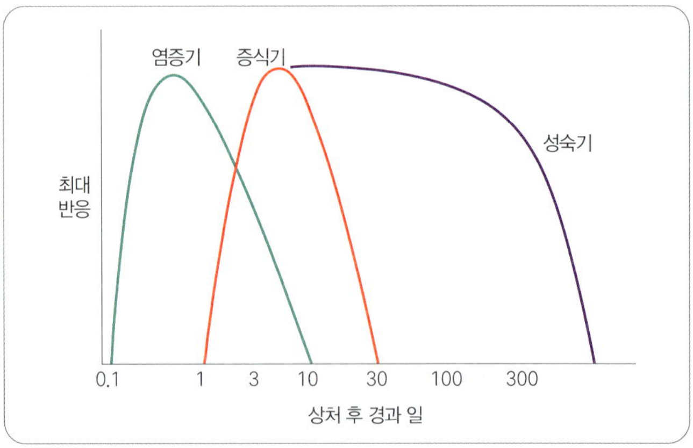

그림 2-5. 상처가 낫는 과정.

1) 염증단계: 지혈단계와 염증단계로 구분한다.

(1) 지혈단계

상처가 나서 피가 나면 먼저 혈소판과 피브린이 뭉쳐서 피딱지를 만들어 지혈하게 된다. 이때 나온 혈소판은 성장인자를 분비하여 염증세포를 상처 쪽으로 불러들이고 치유과정이 시작되도록 유도한다. 그러므로 **피딱지를 무조건 제거해서는 안 된다.** 피딱지는 이 단계에서 염증세포가 건너가는 다리와 같은 역할을 하기 때문이다. 피딱지를 제거하여 다시 피가 나면 인체는 또다시 지혈단계를 반복하게 되고 피딱지 다리가 없으면 상처치유를 시작하기 위한 염증세포가 상처 쪽으로 건너오지 못하게 된다.

즉, 상처에 있는 피딱지가 조금 지저분해 보일지라도 한 번 지혈된 후에는 그냥 두어야 한다. 상처치유가 진행되면 저절로 떨어져 나가기 때문에 무조건 상처를 깨끗하게 해야 하겠다는 생각은 내려놓는 것이 중요하다. **상처치료에서 과한 것은 아니함만 못하다.**

(2) 염증단계 (그림 2-6)

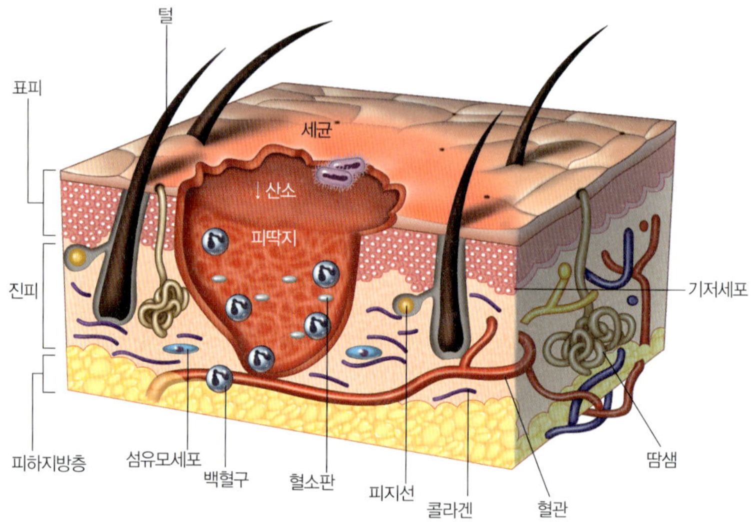

그림 2-6. 염증단계: 상처가 나고 24시간 후의 초기 염증단계에는 주로 백혈구가 상처로 모여들고 48시간 후에는 대식세포가 상처에 도달하여 죽은 조직과 오염된 세균을 제거한다.

상처 주위가 붉게 변하고(erythema, 발적, 홍반) 붓고 약간의 열감과 통증이 있는 단계이다. 이러한 현상이 일어나는 것은 **정상적인 인체반응**으로, 상처에 생긴 죽은 조직을 제거하고 오염된 세균을 죽이기 위해, 혈관 내에 있는 백혈구와 대식세포가 혈관을 빠져나오기 위해 혈관이 팽창하기 때문에 일어나는 현상이다(그림 2-7). 혈관 팽창으로 인해 피부가 붉게 변한 상처를 감염되었다고 잘 못 판단하는 경우가 많다. 혈관팽창으로 혈관안의 세포뿐만 아니라 체액도 평소보다 더 많이 빠져나오므로 붓게 되고 이로 인해 감각신경이 눌려서 통증이 발생한다. 감염으로 인한 발적은 염증단계의 발적보다 더 심하고 삼출물(진물)이 증가하며, 세균검사와 배양을 통해 확진된다.

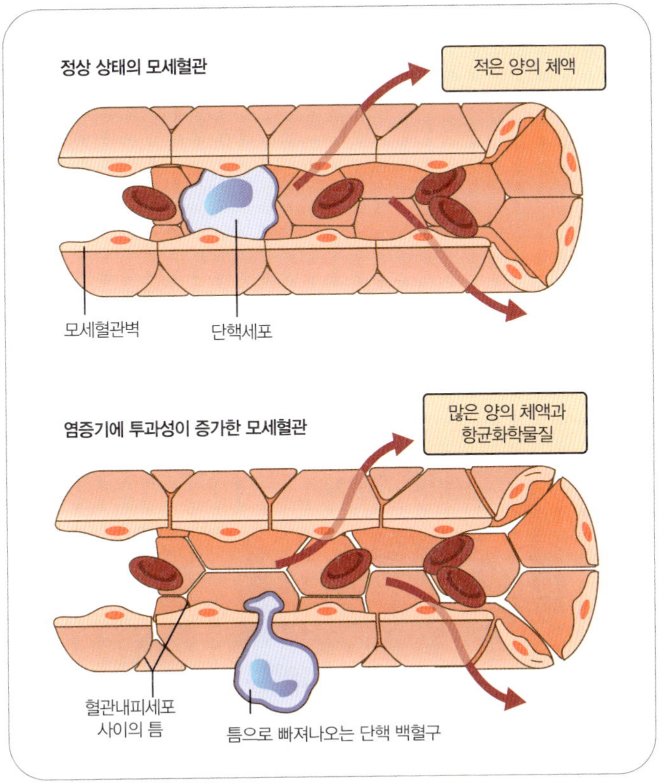

그림 2-7. 백혈구와 대식세포 그리고 체액이 혈관에서 빠져나오는 모식도: 염증기에 혈관내피사이의 간극이 벌어지면서 이 틈으로 세포와 체액이 빠져나온다.

2) 증식단계(그림 2-8)

상처가 깨끗해지면 결손 된 조직을 메꾸기 위해 증식이 시작된다. 염증단계가 집을 짓기 위한 기초 공사였다면 이제 그 기초위에 기둥을 세우고 벽돌을 쌓고 지붕을 덮는 단계가 증식단계이다. 증식단계의 일꾼은 섬유모세포, 각질세포, 혈관내피세포, 그리고 근섬유모세포이다.

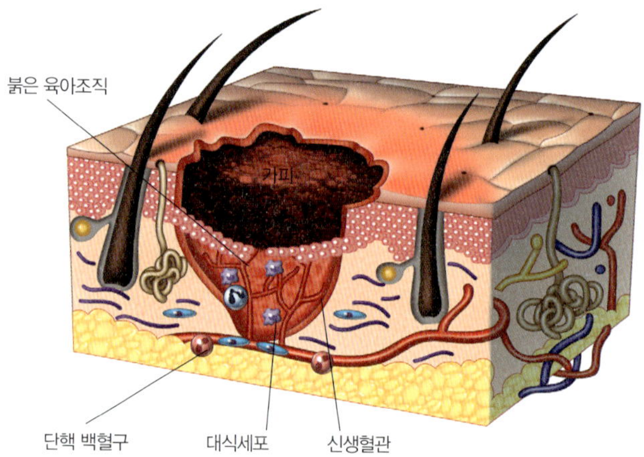

그림 2-8. 증식단계: 콜라겐합성, 혈관신생, 상피화, 상처수축이 일어난다.

(1) 섬유모세포(fibroblast)

세포와 세포사이를 연결하고 채워주는 세포외기질(extracellular matrix: ECM)인 콜라겐을 만들어 내는 세포로 상처 후 2~3일에 나타나기 시작하여 2~4주에 최고에 달한다. 콜라겐은 결손 된 조직을 메꾸는 가장 중요한 ECM으로 마치 건축에서 철근과 콘크리트와 같은 역할을 한다.

(2) 각질형성세포(keratinocyte)

상피를 만드는 세포이다. 상처의 가장자리와 모낭과 땀샘에 포함된 기저세포에서 상피화가 시작된다.

즉, 건축에서 지붕이 덮이는 과정이다. 각질형성세포는 마치 한옥에서 기와와 같다. 기와를 겹겹이 겹치고 이어서 지붕이 만들어 지듯이 각질형성세포가 모낭과 땀샘에서 그리고 상처의 변연부에서 겹겹이 증식되고 이어져서 상피화가 완성된다 (그림 2-9, 10, 11).

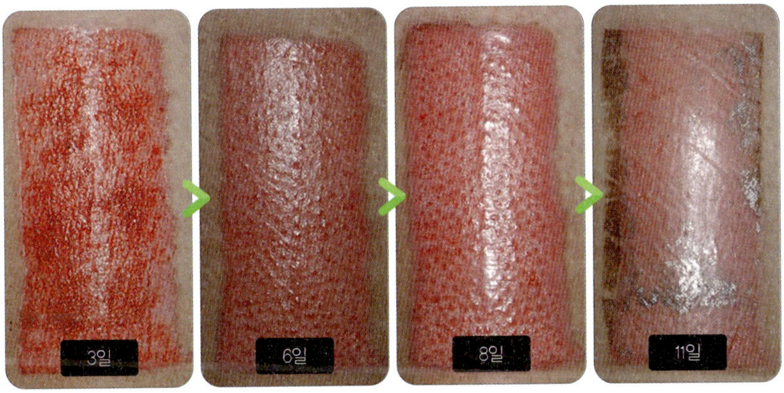

그림 2-9. 피부이식을 위해 피부를 뗀 자리에서 상피화가 진행되는 모습: 6일째 사진에서 오돌토돌하게 보이는 것이 **모낭주위로 상피화**가 진행되어 이렇게 보이며 모낭사이의 공간이 완전히 상피로 채워지면 11일 째의 사진과 같이 매끈하게 변한다. 하지만 아직 표피의 두께가 얇기 때문에 붉게 보이며 시간이 지날수록 두꺼워지며 주위의 피부색깔과 비슷하게 된다.

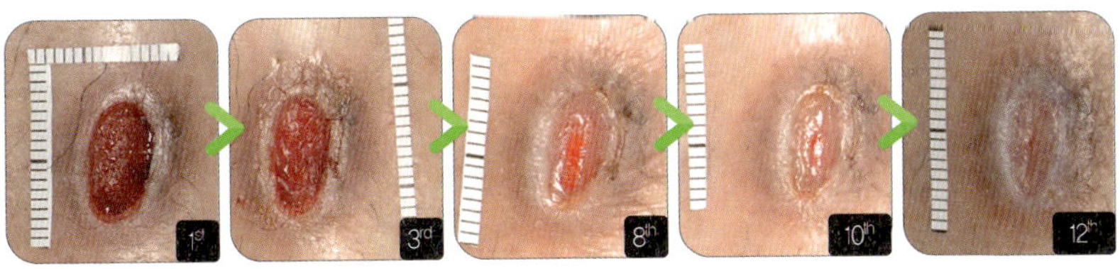

그림 2-10. 시간의 경과에 따른 **상처 가장자리로부터의 상피화**가 잘 관찰된다. 드레싱 12일만에 거의 상피화가 완성되었다.

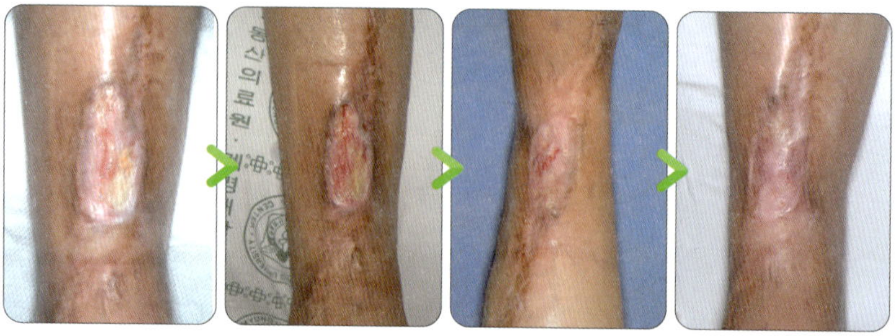

그림 2-11. 하지의 피부결손 부위 **가장자리에서 상피가 자라** 들어와 상처의 크기가 점점 줄고 상피로 완전히 덮여 치유되었다.

(3) 근섬유모세포(myofibroblast)

상처의 수축 즉, 상처를 오므라들게 하여 상처의 크기를 줄이는 매우 힘이 센 세포이다. 근섬유모세포는 섬유모세포가 분화하여 생긴다. 상처 후 약 3일째 나타나며, 10~21일 사이에 최대에 이른다.

사람에서 피부상처가 최종적으로 낫는 것은 상처수축과 상피화에 기인하며 두 가지 모두 중요하게 작용한다(그림 2-12). 그러나 피부가 잘 늘어나는 동물(개나 토끼 등)은 주로 수축에 의하여 상처가 낫는다. 돼지 피부는 잘 늘어나지 않고 사람피부와 가장 유사하여 상처수축과 상피화 모두 치유에 중요하게 작용하기 때문에 상처치유 동물모델로 주로 이용한다(··· **20장 상처치유연구를 위한 동물모델**).

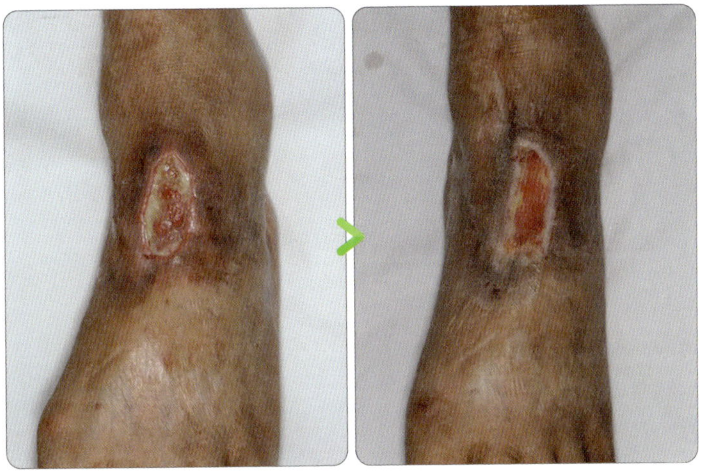

그림 2-12. 발등의 상처: 상처 수축에 의해 크기가 많이 줄어들고 있는 모습.

(4) 혈관내피세포

혈관내피세포는 신생혈관을 생성한다. 상처가 나아가면서 붉은 새살(granulation tissue, 육아조직)이 생기고 쉽게 출혈이 되는 것은 새살에 신생혈관이 많이 포함되어 있기 때문이다. 신생혈관을 건축에 비유하면 외부와 연결하여 에너지를 공급하고 노폐물을 배출하는 전기, 전선, 배관 등의 설비와 같은 역할이다.

3) 성숙단계(그림 2-13)

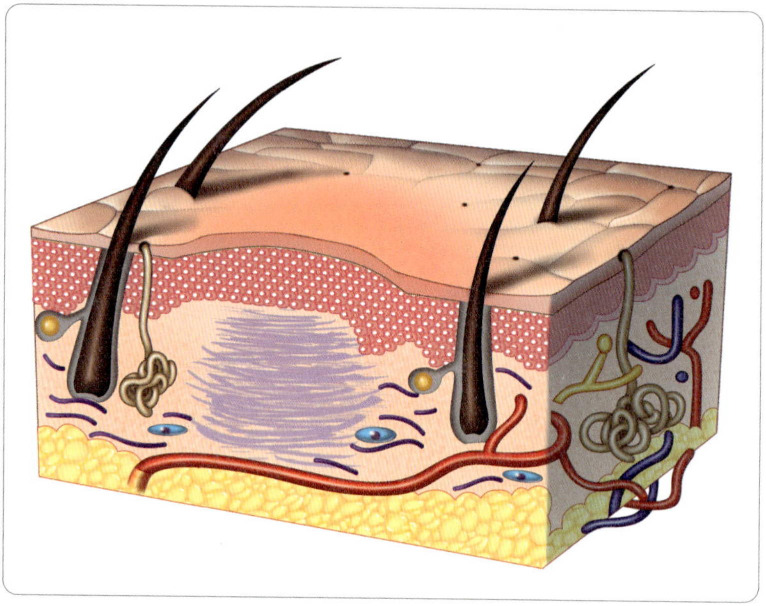

그림 2-13. 성숙단계.

섬유모세포의 숫자는 줄고 콜라겐분자사이에 공유결합이 일어나 조직화됨으로써 상처에 장력(상처가 벌어지지 않고 저항하는 힘)이 생기게 된다. 이 성숙단계는 1~2년에 걸쳐서 일어난다. 2~3주 정도에 상처가 일단 낫고 나면 평평하게 보이지만 3~4개월이 지날 때쯤이면 오히려 딱딱 해지고 튀어 오를 수 있다. 그러나 6개월이 지나면 다시 낮아지고 부드러워지기 시작하여 1년이 되면 상당히 부드러워지고 시간이 흐를수록 대체로 흉터는 눈에 덜 띄게 된다(그림 2-14).

▶ 흉터관리는 ···› **18장. 흉터 줄이기편**에 자세히

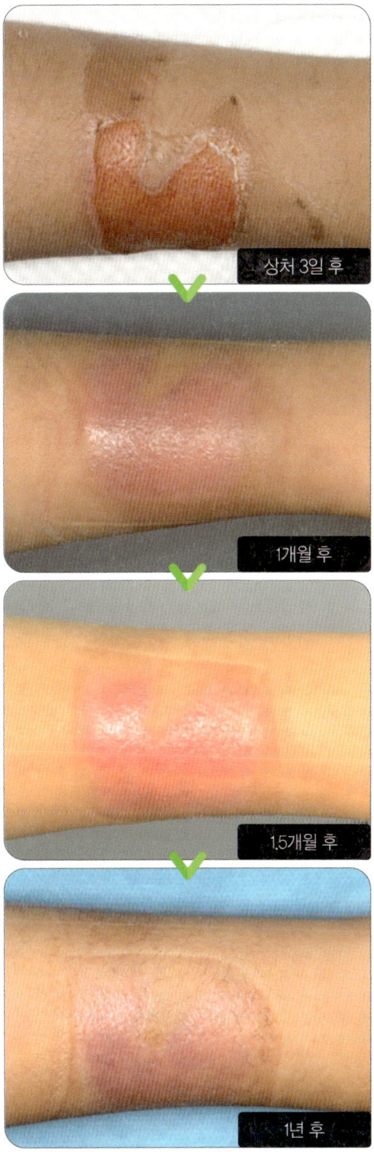

그림 2-14. 팔의 2도 접촉화상: **2주 내에 치유**되고 흉터가 거의 남지 않는다.

CHAPTER

3 상처의 평가

우리가 몸이 아플 때 진찰과 검사를 통하여 병을 진단하고 치료하는 것과 마찬가지로 상처를 보았을 때 상처를 평가하는 것은 상처를 잘 치료하기 위해 정확하게 진단하는 것과 같다. 또한 상처를 치료하는 전문가들 간의 원활한 의사소통을 위해서도 상처를 기술하는 용어를 정확히 이해하고 있는 것은 매우 중요하다.

상처를 기술하는 용어를 먼저 그림과 같이 살펴보고 상처전문가들이 잘 사용하는 상처 평가방법인 TIME체계와 Color Code Concept체계에 대해서 알아보자.

1 상처를 기술하는 용어

1) 가피(痂:헌데 딱지, 皮:껍질), 괴사딱지(eschar)

죽은 피부조직이 가피이다. 외상, 화상, 욕창, 당뇨발 등의 어떤 원인으로든지 조직이 죽으면 조직에서 쉽게 탈수가 진행되기 때문에 검고 딱딱한 괴사딱지로 변한다 (그림 3-1).

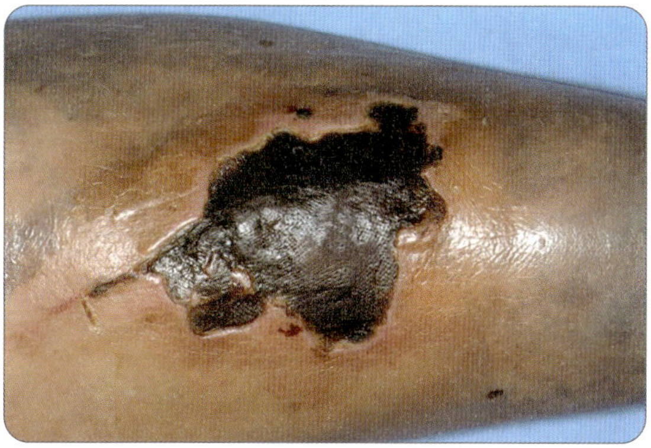

그림 3-1. 정강이에 생긴 검은색의 가피.

2) 탈피, 허물(slough)

괴사딱지처럼 검게 탈수되어 있지 않고, 노란색에서 황갈색의 끈적끈적한 괴사조직으로 백혈구, 박테리아, 피브린, 단백성의 물질을 포함하고 있다(그림 3-2).

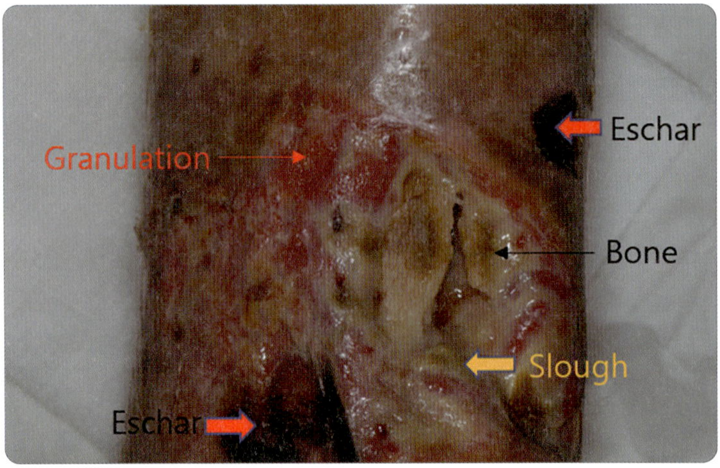

그림 3-2. 외상성 하지 골절환자에서의 상처: 노출된 뼈 주위의 연조직에 slough (노란 화살표)이 둘러싸고 있고 검은색의 eschar와 붉은 색의 granulation이 함께 있다.

3) 육아조직(granulation tissue)

붉은 새살을 말한다. 죽은 조직이 제거되고 상처가 깨끗 해질수록 육아조직이 잘 자란다. 단단하고 밝은 붉은 색의 육아조직이 건강한 육아조직이며 검붉은 색이나 창백하고 쉽게 부스러지는 육아조직은 건강하지 못한 육아조직이다. 건강하지 못한 육아조직이 과잉으로 생길 경우에는 오히려 제거해 주어야 한다(그림 3-3).

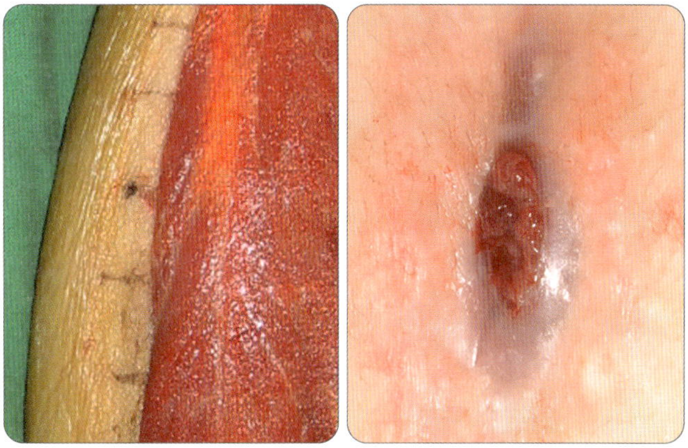

그림 3-3. 건강한 붉은 육아조직(왼쪽)과 건강하지 못한 육아조직(오른쪽).

4) 딱지(scab)

딱지는 말라서 굳어진 피와 삼출물로만 구성된 것을 지칭한다(그림 3-4). 딱지는 대부분의 경우에는 저절로 떨어질 때까지 그냥 두는 것이 좋다. 무리해서 제거하면 딱지 아래에서 재생되고 있는 상피에 손상을 줄 수 있기 때문이다.

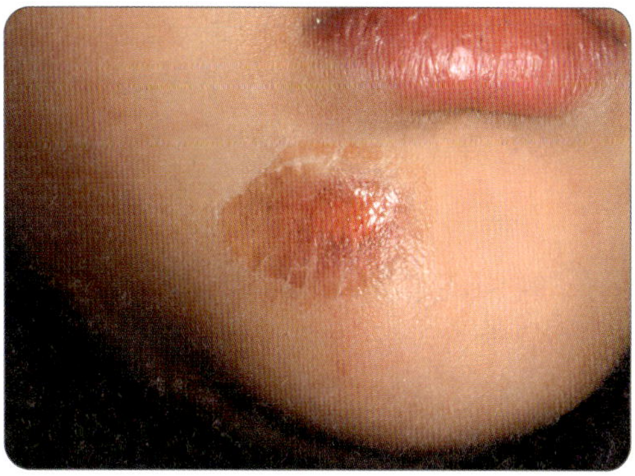

그림 3-4. 찰과상 후에 생긴 딱지.

5) 굳은살(callus)

피부가 반복적인 압력과 마찰로 인해 두꺼워진 부분을 말한다(그림 3-5).

조직학적으로는 각질부가 두꺼워진 과각화증(hyperkeratosis)이다.

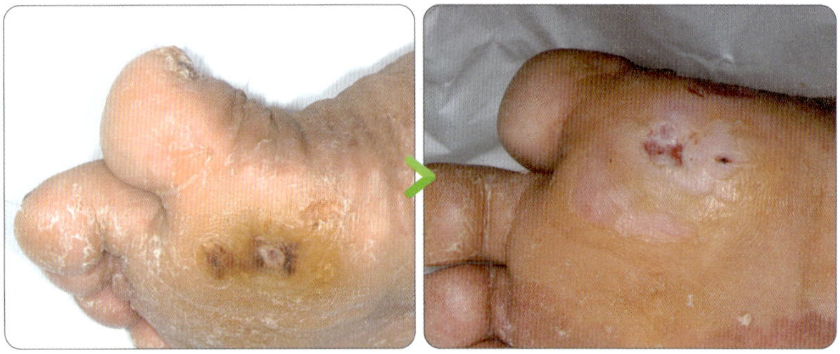

그림 3-5. 당뇨발 환자의 발바닥의 굳은살(왼쪽), 굳은살 제거 후(오른쪽).

6) 삼출물(exudate)

흔히 진물이라고 말하는 것으로 상처로부터 나온 액체를 이르는 용어로 삼출물의 성상에 따라 다음과 같이 분류한다.

- 장액성(serous): 물같이 맑은 액체
- 혈액성(sanguineous): 붉은 핏물
- 장액혈액성(serosanguineous): 연한 분홍색의 핏물
- 화농성(purulent): 고름이 섞인 진물, 노랗거나 갈색 혹은 초록색의 탁한 진물

2 TIME 체계

상처를 T (Tissue management, 조직관리), I (infection, 감염), M (moisture balance, 습윤균형), E (edge, epithelialization, 가장자리 상피화)로 체계적으로 분석하여 대처한다.

1) T (Tissue management, 조직관리): 조직의 상태를 제일 먼저 파악한다.

- 죽은 조직과 살아 있는 조직을 구별한다.
- Eschar와 slough의 유무를 파악한다.
- 육아조직의 상태: 과잉의 육아조직형성, 부스러지기 쉽거나 창백한 육아조직 혹은 붉고 단단한 건강한 육아조직을 구별한다.
- 화상의 경우 물집유무, 색깔, 통증 등을 세심히 관찰한다.
- 피하지방이나 건, 근육, 뼈의 노출 유무 등을 확인한다.

2) I (infection, 감염): 감염의 유무와 정도를 파악한다.

- 열감(heatness), 홍반(erythema), 붓기(swelling), 압통(tenderness)을 관찰한다.
- 정상적인 치유과정인 염증단계(inflammation)와 감염(infection)을 구별한다.
- 국소적인 감염인지 확산되어 가는 감염인지 구별한다.
- 삼출물이 증가하고 냄새가 나는지 확인한다.
- 감염이 의심되면 세균배양을 고려한다.
- 괴사딱지 아래에 고름이 있는지 확인한다.

3) M (moisture balance, 습윤 균형): 습윤 상태를 파악한다.

- 마른 상처(desiccated wound)인지 습한 상처(macerated wound)인지 구분한다.
- 삼출물의 유무와 양을 파악한다.

4) E (edge, epithelialization, 가장자리 상피화)

- 가장자리에서부터 상피가 자라 들어오는 지 관찰한다.
- 가장자리가 안쪽으로 말려 상피가 안으로 자라 들어가는지 관찰한다.
- 가장자리 바깥쪽의 피부가 건강한지, 붓기가 있는지, 알레르기 반응이 있는지 관찰한다.

다음 증례들을 보면서 TIME로 평가해 보세요.

증례 1.

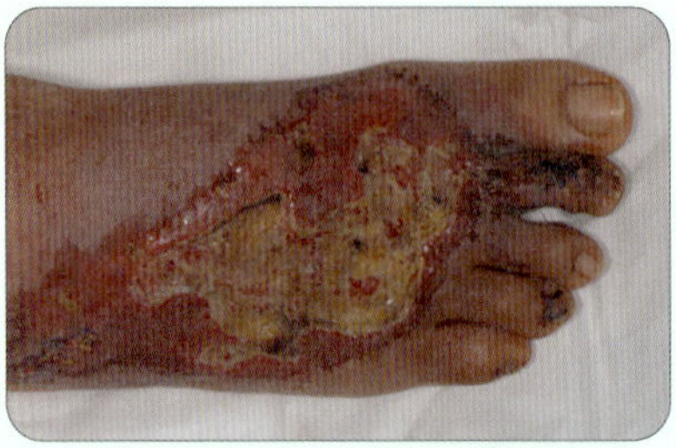

T:

I:

M:

E:

증례 2.

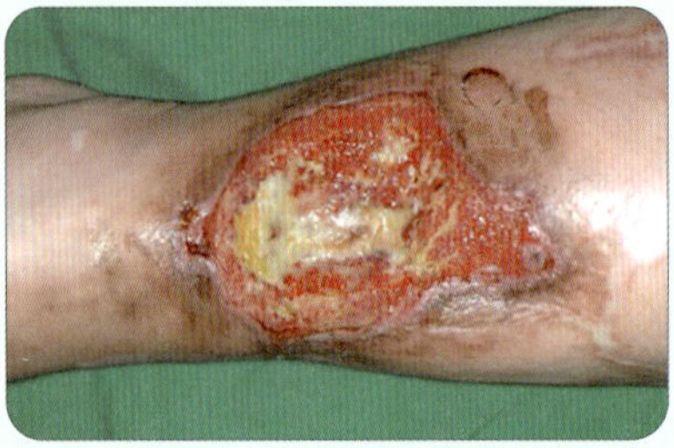

T:

I:

M:

E:

증례 3.

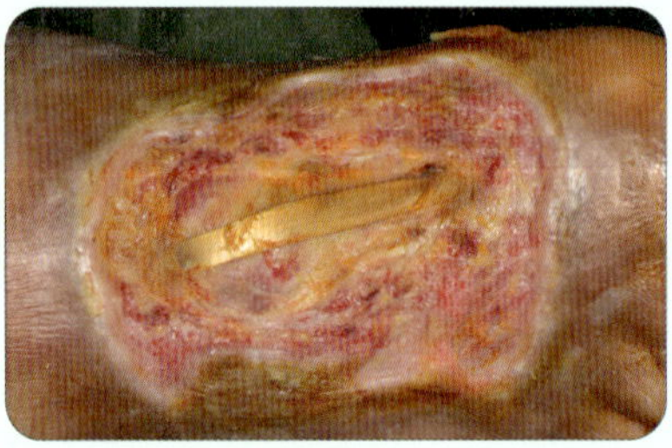

T:

I:

M:

E:

증례 4.

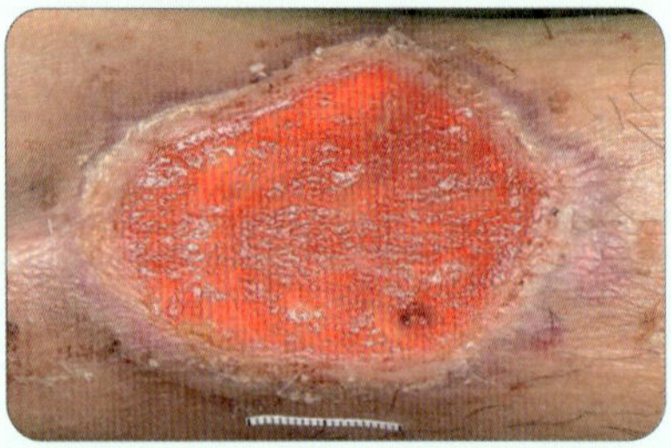

T:

I:

M:

E:

증례 평가

증례 1의 평가

T : 상처 중앙의 전층 피부결손부위에 노란색의 slough을 주위의 붉은 색의 홍반을 띤 조직이 둘러싸고 있으며 두 번째 발가락 등쪽에 eschar가 보인다.

I : 발등 전체에 붓기가 있고 홍반이 있다. 감염이 있을 것으로 예상되며 세균배양검사를 의뢰한다.

M : 습한 상태로 중등도의 삼출물이 있을 것으로 예상된다.

E : 가장자리의 상피화는 관찰되지 않으며 감염이 조절될 때까지 상처가 오히려 더 커질 것으로 추정된다.

증례 2의 평가

T : 상처 중앙의 노란 slough을 건강하게 보이지 않는 육아조직이 둘러싸고 있다.

I : 홍반은 없으나 감염을 완전히 배제할 수는 없다.

M : 약간 습한 상태이지만 slough을 제거하기 위해서는 적절한 습윤상태이다.

E : 가장자리의 상피화는 관찰되지 않는다.

증례 3의 평가

T : 발등의 힘줄이 노출되어 있고 붉은 색의 육아조직이 조금씩 올라오고 있다.

I : 홍반이 없고 삼출물도 거의 없으므로 감염의 우려는 적다.

M : 노출된 힘줄이 말라 있지 않으므로 적절한 습윤상태를 유지한 것으로 판단한다.

E : 가장자리의 뚜렷한 상피화는 관찰되지 않지만 상피화가 진행될 것으로 예상된다.

증례 4의 평가

T : 건강한 붉은 육아조직이 잘 자라고 있다.

I : 홍반 등의 감염의 소견이 없다.

M : 마르지도 습하지도 않고 습윤균형을 잘 유지하고 있다.

E : 가장자리에서 상피가 잘 자라 들어오고 있다.

⋯› 상처치료의 목표는 이와 같은 상태로 만드는 것이다.

3 CCC (Color Code Concepts) 체계

상처를 색깔에 따라 Black, Yellow, Red wound로 구분하며, Black → Yellow → Red로 진행하면서 낫는다.

1) Black wound

죽은 조직인 괴사딱지로 덮여 있는 검게 보이는 상처이다(그림 3-6).

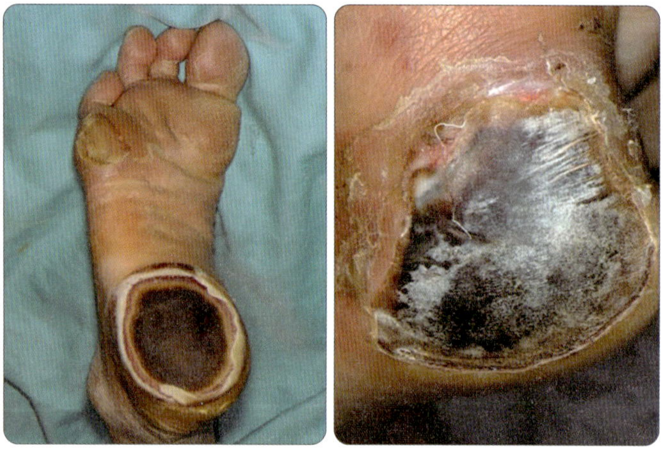

그림 3-6. 발바닥(왼쪽)과 발뒤꿈치 내측(오른쪽)의 black wound.

- 죽은 조직은 쉽게 탈수하기 때문에 검고 딱딱한 eschar를 형성한다.
- 죽은 조직을 제거하기 위해 대식세포(macrophage)가 활성화되고 단백분해효소(collagenase)가 증가하는 등의 생체반응이 일어나지만 죽은 조직이 많을 경우 이 과정은 매우 더디게 진행된다. 그러므로 죽은 조직이 상처를 덮고 있으면 자연탈락 할 때까지 기다리지 말고 빨리 제거해야 한다.
- 쉽게 제거하기 위해서 수분을 공급하는 드레싱으로 조직을 무르게 만든다.

➔ 수분공급드레싱은 ···› 드레싱 제재의 선택편에 자세히

2) Yellow wound

노란색에서 황갈색의 끈적끈적한 괴사조직으로 백혈구, 박테리아, 피브린, 단백성의 물질을 포함하고 있는 slough으로 덮여 있는 상처이다(그림 3-7).

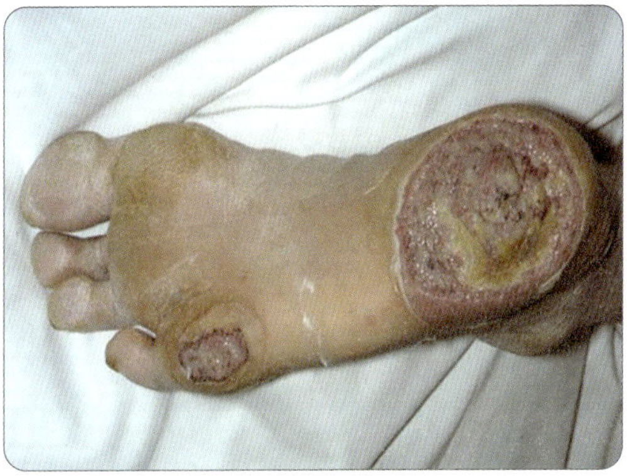

그림 3-7. 그림 3-6의 발바닥의 black wound에 있는 괴사조직을 제거한 후 yellow wound가 되었다.

- 죽은 조직을 제거하고 상처치료를 계속하면 이 단계로 진행한다.
- 삼출물이 증가하고 새로 증식하는 세포와 죽은 조직이 섞여 있기 때문에 **노란 조직을 모두 죽은 조직으로 생각하고 과감하게 절제해서는 안 되고** 죽은 조직만 선택적으로 제거해야 한다. 이때 죽은 조직과 살아나는 조직을 잘 구분하기 위해서는 경험과 세심한 관찰력이 필요하다. 그러나 걱정하지 않아도 되는 것은 **구분이 힘들 경우 그대로 두면** 죽은 조직은 결국은 저절로 떨어져 나오기 때문이다. 경험이 많지 않을 때는 이 과정에서 지나치게 조직절제술을 시행하여 새롭게 돋아나는 새싹을 모두 제거하여 오히려 상처치유가 지연되는 경우를 종종 볼 수 있다.
- 삼출물이 증가할 때는 삼출물을 많이 흡수할 수 있는 드레싱 제재를 선택하여야 한다.

➔ 삼출물 흡수 드레싱은 ···› 드레싱 제재의 선택편에 자세히

3) Red wound

붉은 육아조직(granulation)으로 덮여 있는 붉은 색깔의 상처이다(그림 3-8).

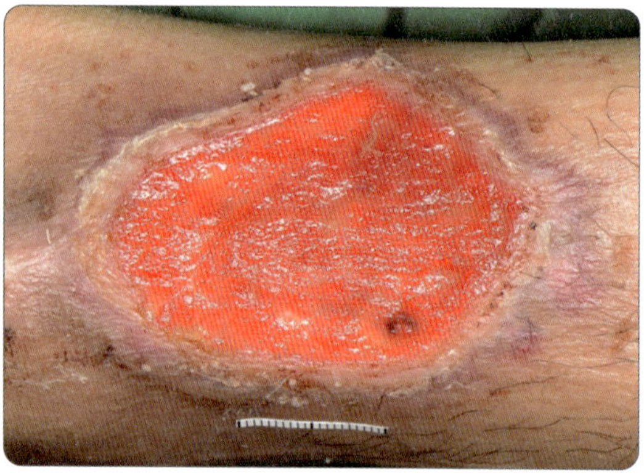

그림 3-8. Red wound.

- 상처치유단계의 증식단계로 섬유모세포, 각질세포, 혈관내피세포, 근섬유모세포가 활성화된다.
- 즉, 신생혈관과 콜라겐 생성이 증가하며 가장자리에서 상피화가 시작되고 상처가 수축하면서 크기가 작아지기 시작한다.
- 이때는 상처에 어떠한 자극도 주지 않아야 한다. 소독약보다는 물이나 생리식염수로 가볍게 씻어내는 정도로 해야 하며 습윤드레싱이 절대적으로 필요한 시기이다.

➔ 습윤드레싱은 ··· 드레싱 제재의 선택편에 자세히

CHAPTER

4 상처 소독과 초기 처치

1~3장까지는 상처치료의 기본적인 지식을 얻는 과정이었다면 이제부터는 직접 상처를 치료하는행동으로 옮기는 단계이다. 상처를 잘 관찰한 후에 치료하기 위해 가장 먼저 시행하는 것이 상처 소독과 초기 처치이겠지만 의외로 이 부분에 대해서 잘못된 지식을 가지고 있는 분들이 많음을 현장에서 많이 느끼고 있다. 상처를 깨끗이 해야 한다는 일념으로 부족하기 보다는 너무 과하게 처치하는 경우를 종종 보게 된다.

"상처치료에서 과한 것은 아니함만 못하다."

이 장을 통하여 상처 소독과 초기 처치를 적절하게 하는 방법을 이해하고 잘못 알고 있는 부분이 있었다면 교정하는 계기가 된다면 좋겠다.

1 상처의 초기 처치

1) 압박과 지혈: 촉촉한 거즈로 상처를 압박하여 지혈을 유도하고 이물질을 닦아 낸다.

2) 세척: 생리식염수(normal saline) 혹은 수돗물(tap water)을 이용한다.
물살을 약간 세게 한 미지근한 물(warm water)로 상처와 상처주위를 샤워하듯이 깨끗이 씻어 낸다.
오염이 심한 상처인 경우 생리식염수와 povidone-iodine액을 1:1로 섞어서 사용한다.

3) 촉촉한 드레싱: 상처가 마르지 않도록 하기 위함이다.

- 생리식염수 혹은 povidone-iodine 액에 거즈를 담근 후 건져내어 약간 짜서 물기를 조절한다.
- 상처 위에 덮어주고 마른 거즈를 더 덮은 후 탄력붕대 등으로 약간 압박하여 감싸준다.

4) 부목(splint): 손, 팔이나 다리의 경우 외상의 정도에 따라 부목을 고려한다.

저의 진료실로 여러분을 초대하겠습니다. ··· **성형외과 진료실에서**

상처를 수돗물로 깨끗이 씻어내시고 거즈로 물기를 꼭꼭 눌러서 닦아내고 이 드레싱을 붙여주세요.

네! (깜짝 놀라 눈이 확 커진다.)
상처에 물이 들어가도 됩니까? 그것도 수돗물을요?

네, 수돗물을 사용해도 괜찮습니다. 우리나라 수돗물은 깨끗하고 생리식염수와 비교해서 세척효과에 차이가 없어요.

정말 입니까? 믿기지 않는데요.

네, 정말 괜찮습니다. 이미 과학적으로도 입증된 사실입니다.
저를 믿고 꼭 그렇게 하시고, 상처에 자극적인 알콜 같은 것은 절대 사용하지 마세요.

수돗물 세척 후 드레싱

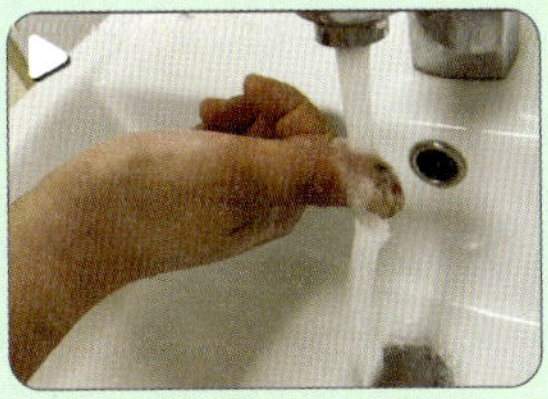

상치(상처처치) 매뉴얼 1-1

상처 초기처치 매뉴얼 (양호실)

초등학교 2학년 학생이 운동장에서 엎어지면서 왼쪽 무릎을 땅에 부딪혀 상처를 입었다고 가정합니다. 상처 전체에서 피가 나고 모래와 흙이 상처에 묻어 있습니다. 크기는 학생의 손바닥의 1/3 정도입니다.

1. 준비물

깨끗한 포, 의료용 장갑, 1회용 드레싱 세트(핀셋 포함), 30 cc 주사기, 19~21게이지 바늘, 생리식염수, 농반 혹은 용기(bowl), 거즈, 탄력붕대, 반창고

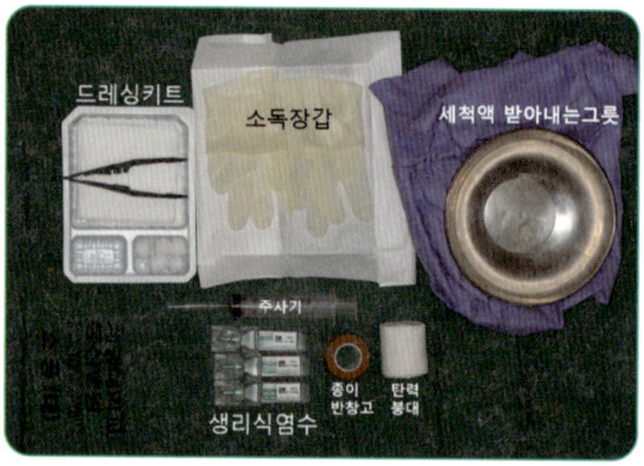

2. 다음의 순서로 처치합니다.

① 당황한 학생을 따뜻한 말로 먼저 안심시킵니다.

② 피가 나는 상처 위에 거즈를 여러 겹 얹고 압박붕대로 지긋이 감아줍니다(압박과 지혈, 피가 멈추었다면 이 과정은 필요 없겠죠).

③ 학생을 침대에 편하게 눕게 하고 상처가 있는 다리 밑에 포를 깝니다(침대 시트와 포사이에 비닐을 깔아주면 시트가 물에 젖지 않습니다).

④ 압박붕대를 천천히 풀어서 상태를 관찰합니다. 거즈가 상처와 달라붙어 있을 수 있습니다.

⑤ 시술자는 소독된 의료용 장갑을 착용합니다.

⑥ 생리식염수를 거즈에 뿌려서 촉촉하게 젖게 한 후에 잠시 기다렸다가 거즈를 천천히 제거합니다.

⑦ 9~21게이지 바늘을 연결한 30 cc 주사기에 생리식염수를 20~25 cc 정도 채웁니다.

⑧ 핀셋으로 제거할 수 있는 오물을 먼저 제거한 후 물살을 세게 하여 상처위의 오물을 씻어 냅니다. 지혈이 완전히 되지 않았다면 출혈이 조금씩 있을 수 있지만 시술을 계속합니다.

⑨ 이때 통증이 있을 수 있습니다.
생리식염수로 세척하는 과정을 신속하고 정확하게 빨리 시행합니다.

⑩ 마른 거즈로 톡톡 누르면서 물기를 닦아줍니다. 훔쳐서 닦으면 지혈된 곳에서 다시 출혈됩니다.

⑪ 생리식염수에 적신 거즈를 물기를 조금 짜서 촉촉한 거즈로 만들어 상처위에 2~3겹 덮고, 그 위에 마른 거즈를 충분히 덮은 후 압박붕대로 지긋이 감아줍니다.

⑫ 병원으로 후송합니다.

상치(상처처치) 매뉴얼 1-2

상처 초기처치 매뉴얼 (집)

초등학교 학생이 아파트 놀이터에서 엎어지면서 오른쪽 무릎을 땅에 부딪혀 상처를 입었다고 가정합니다. 상처에서 부분적으로 피가 나고 모래와 흙이 상처에 묻어 있습니다. 크기는 학생의 손바닥의 1/3정도입니다.

1. 준비물: 의료용 물품이 없다고 가정합니다.

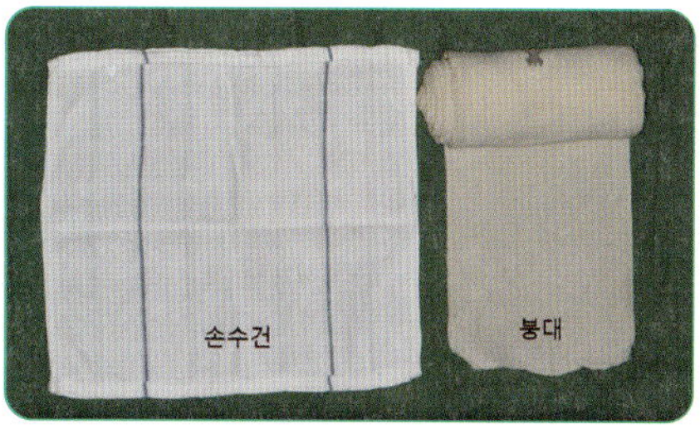

2. 다음의 순서로 처치합니다.

① 당황한 학생을 따뜻한 말로 먼저 안심시킵니다.

② 피가 나는 상처 위에 거즈를 대신할 만한 손수건이나 고운 천을 얹고 수건으로 감싸 줍니다(압박과 지혈 과정입니다. 이런 상태로 5분정도 기다립니다. 피가 멈추었다면 이 과정은 필요 없겠죠).

③ 학생을 샤워실로 데리고 갑니다.

④ 감싼 것을 천천히 풀어서 상태를 관찰합니다.

⑤ 물살을 약간 세게 한 미지근한 물로 상처와 상처 주위를 샤워하듯이 오염물질을 깨끗이 씻어서 제거합니다.

⑥ 이 때 통증이 있을 수 있습니다. 세척하는 과정을 신속하고 정확하게 시행합니다.

⑦ 손수건 등으로 톡톡 누르면서 물기를 닦아줍니다.

⑧ 거즈 혹은 거즈 대용 손수건을 물에 적신 후 물기를 조금 짜서 촉촉하게 만들고 상처를 덮은 후 마른 거즈나 손수건을 더 덮어 흘러내리지 않도록 붕대 등으로 고정합니다.

⑨ 병원으로 후송합니다(가정용 소독약이나 지혈목적의 파우더, 빨간 약 등을 상처에 바르지 않습니다).

▶ 출혈이 많으면 모든 과정을 생략하고 상처를 압박하고 감싸서 고정한 후 119에 연락하여 병원으로 후송하여야 합니다.

2 상처 소독약의 종류와 효과

1) 포비돈(Povidone-iodine 10%)

(1) 작용기전

합성 중합체인 povidone (polyvinyl pyrrolidine)에 결합한 iodine이 수성용매(aqueous medium)가 있는 환경에서 free iodine으로 유리되어 살균작용을 한다. 중합체인 povidone은 iodine carrier로 작용하고 살균작용은 없다.

(2) 살균범위

- MRSA를 포함한 다양한 병원내 감염균류
- 항생제 내성균도 20~30초 내에 살균 효과
- 세균생물막(biofilms)을 침투하여 살균 효과
- 결핵균, 수종류의 바이러스, 곰팡이, spores, protozoa 등에도 효과
- acquired resistance나 cross-resistance가 없다.

(3) 상용화 제품 형태

- povidone-iodine 10% 액
- povidone-iodine 10% 연고
- polyurethane foam with 3% povidone-iodine
- liposomal hydrogel with 3% povidone-iodine

(4) 효능 효과

❶ 화상을 포함한 상처, 궤양이나 농양, 수술부위의 살균소독
- 주사 및 카테터 부위의 소독

❷ 상처치유 관련 효과:
- 10% povidone-iodine은 상피화나 육아조직형성을 방해하지 않는다.

- 세포독성이 적고 항염증작용이 있다.

❸ 도포 후 2분 이상 기다리면 살균효과가 좋다.

(5) 주의사항

- 방사선 요오드 치료 전·후, 갑상선기능이상 환자, 신부전 환자 및 신생아, 포진상 피부염환자에게는 사용하지 않는다.
- 임신이나 수유 중일 때는 장기간 사용하지 않는다.
- 분만 시 사용한 경우는 출생 직후 신생아의 눈을 멸균 증류수로 닦아준다.

2) 클로로헥시딘(Chlorhexidine gluconate)

(1) 작용기전

Chlorhexidine 양이온이 유리되어 음전하를 띄는 세균의 세포막에 결합하여 살균작용을 나타낸다.

(2) 살균범위

- Excellent - 그람 양성균
- Good - 그람 음성균과 바이러스
- Fair - 곰팡이
- Poor - 결핵균

(3) 상용화 제품 형태

- Chlorhexidine gluconate 4% (수술 전 손 살균소독)
- Chlorhexidine gluconate 0.12% (치과 구강용제, 가글링 목적)
- Chlorhexidine gluconate 0.5% + ethanol 75%
  (신생아, 소아의 중심정맥관과 말초동맥카테터 삽입전 소독 및 드레싱)
- Chlorhexidine gluconate 2% + ethanol 75%

(중심정맥관과 말초동맥카테터 삽입전 소독 및 드레싱, **수술 전 환자의 피부소독에 효과적**)

(5) 주의사항

- 클로르헥시딘에 과민증의 병력이 있는 사람
- 뇌, 척수, 눈, 귀의 청각신경에 직접 사용할 경우 난청, 신경장애를 일으킬 수 있다.
- 알콜이 포함된 경우 생식기 점막에 사용 주의

3) 알콜

(1) 작용기전

세균의 세포막을 변성시켜 살균작용을 나타낸다.

(2) 살균범위

- 그람 양성균, 그람 음성균, 결핵균, 곰팡이, 바이러스

➔ 농도가 중요하며 증발로 인해 농도가 50% 이하로 되는 경우 살균력이 급격히 감소한다.

(3) 상용화 제품 형태

- Ethanol 83% (피부 등의 살균소독, 의료기구의 살균소독)
- Ethanol 83% (일회용 알콜 스왑) 피부 주사 부위 소독

(4) 주의사항

- 자극이 있으므로 **상처소독용으로는 사용하지 않는다.**
- **점막에는 사용하지 않는다.**
- 증발이 쉽게 되므로 사용 후 뚜껑을 닫아 휘발을 방지한다.
- 안과기구 특히 **렌즈가 손상될 수 있으므로 사용하지 않는다.**

4) 과산화수소수

(1) 작용기전

- 정상세포와 세균의 단백질, 핵산, 지질을 동시에 산화시킨다.
- H_2O_2가 산화되면 H_2O와 산소가 발생하여 거품이 생긴다.

(2) 살균범위: 광범위 항균작용

(3) 상용화 제품 형태: H_2O_2 3%

(4) 효능 효과

- 정형외과 관절성형, 신경외과 수술, 성형외과 화상수술 시 지혈목적으로 사용
- 괴사조직 제거 시 사용할 수 있다.

(5) 주의사항

- 정상세포도 파괴시키므로 **상처소독용으로는 사용하지 않는다.**

CHAPTER 5 상처 처치와 관리원칙

일반적인 상처치료과정은 상처 평가에서 시작해서 예비진단, 우선 처치 결정, 그리고 상처치료인데 이러한 과정을 통해 대부분의 상처는 잘 낫는다. 그러나 상처가 잘 낫지 않을 경우 상처 전문가를 찾게 된다. 그러면 상처전문가는 TIME 등의 평가도구로 상처를 체계적으로 평가하여 치료지침을 재설정하고 치료하면 어렵고 잘 낫지 않았던 상처도 점점 좋아지게 된다. 만약 그럼에도 불구하고 낫지 않고 지연되는 상처가 있다면 반드시 재평가를 통해 추가적인 치료방법을 찾아야 한다(그림 5-1).

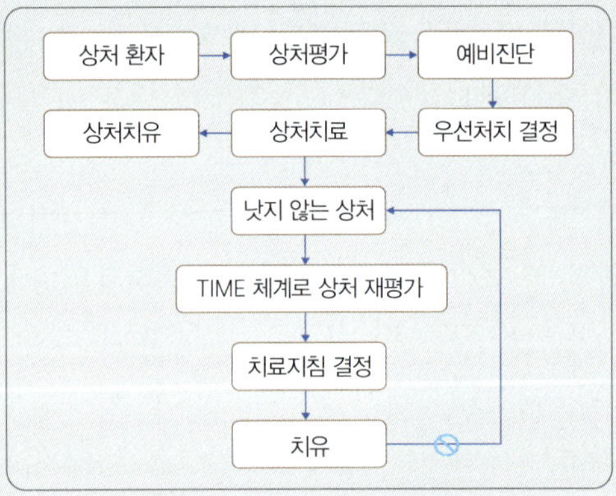

그림 5-1. **일반적인 상처치료 과정.**

Wound bed preparation을 우리말로 풀어보면 상처바닥정리 정도일 것이다. 상처를 깨끗하게 정리하여 자연치유를 촉진하고 다음 단계의 처치와 수술을 효과적으로 준비하는 것으로 생각하면 된다.

1 TIME 체계에 의한 상처 처치와 관리

1) T (Tissue management, 조직관리)

- 상처 처치에서 가장 중요한 것은 죽은 조직 또는 살아나는 조직에 관한 처치인데, 조직관리의 핵심은 변연절제술(debridement, 데브리망)이다.
- 변연절제술은 죽은 조직을 제거하는 것인데, 치유를 방해하는 괴사딱지(eschar), slough, 굳은살, 삼출물 등을 제거하는 것이다.

▶ 변연절제술을 하는 방법

가. 외과적 변연절제술(surgical debridement) – 상처처치의 표준

죽은 조직을 수술칼(mass)이나 가위(Metzenbaum scissors), 물칼(hydrosurgical water knife) 등으로 직접제거 하는 것으로 상처바닥을 정리하는 가장 빠른 방법이다.

외과적 변연절제술 참고 동영상-1

물칼
(hydrosurgical water knife)

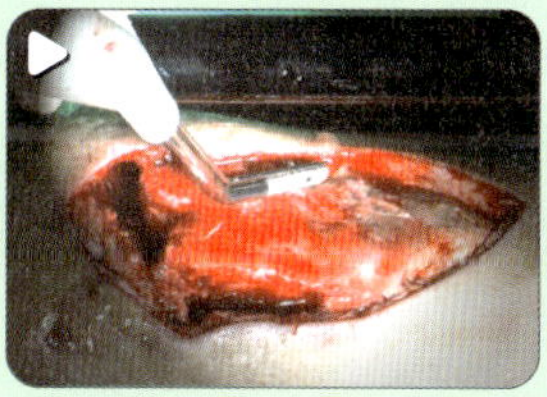

외과적 변연절제술 참고 동영상-2

수술칼
(No. 15 mass)

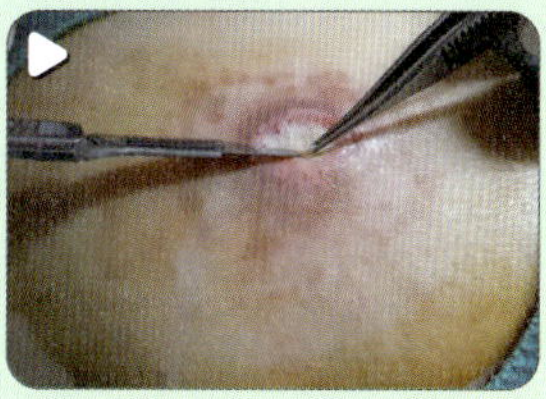

나. 기계적 변연절제술(mechanical debridement)

상처 세척, 소용돌이 욕조(whirl pool) 목욕, 음압상처치료(negative pressure wound therapy: NPWT, vacuum assisted wound closure: VAC), wet to dry dressing 등의 물리적인 힘을 이용하여 죽은 조직을 제거하는 것

- 장점: 표면의 괴사딱지를 제거하는데 효과적이며, 만성상처에서 다른 방법을 사용할 수 없을 때 사용한다.
- 단점: 드레싱을 교환할 때 통증이 있을 수 있고, 육아조직이 자라 나올 때에는 물리적인 자극은 좋지 않다.

다. 자가융해 변연절제술(autolytic debridement)

죽은 조직이 내인성효소에 의해 분해되어 저절로 떨어져 나가는 것
딱딱한 괴사딱지에 물기를 공급하여 무르게 만들고, 칼집(eschar scoring)을 내어주면 자가융해가 촉진된다.

* 내인성효소(endogenous enzyme): elastase, collagenase, myeloperoxidase 등

라. 효소적 변연절제술(enzymatic debridement)

외인성효소(exogenous enzyme)를 상처에 발라 죽은 조직이 녹아내리도록 하는 것
두껍고 딱딱한 괴사딱지를 잘 침투하지 못하며, 통증을 동반할 수 있다.

* 외인성효소(exogenous enzyme): bacterial collagenase, fibrinolysin, papain/urea, trypsin 등

마. 화학적 변연절제술(chemical debridement)

은, 꿀, 요오드 등의 화학물질을 이용한다.

바. 생물학적 변연절제술(biologic debridement)

파리[greenbottle fly (Lucilia sericata)]의 유충인 구더기(maggot)를 이용한다.
면으로 된 봉지 안에 구더기를 넣어서 상처 위에 올려놓으면 며칠 내에 상처가 깨끗하게 된다.

2) I (Infection, 감염)

- 장기간 노출된 상처에는 세균이나 곰팡이의 감염이 심각하다고 해야 한다.
- 혈액순환이 저하되어 있거나 저산소환경(hypoxia)일 때에는 더욱 더 쉽게 감염된다.

(1) 감염된 상처를 치료하는 원칙

가. 자가 방어기제를 향상시킨다. 면역력을 높인다.

나. 변연절제술을 시행한다.

: 죽은 조직은 세균이 자라는 배지가 되므로 지속적으로 제거해 나가야 한다.

다. 상처 청소(wound cleaning): 드레싱을 교환할 때마다

라. 상처 소독(wound disinfection): 드레싱을 교환할 때마다

마. 삼출물이 상처에 고이지 않고 잘 배출(drainage)되도록 한다.

바. 국소 항생제 연고(topical antibiotics cream)를 상처에 바른다.

사. 전신적으로 항생제를 투여(systemic antibiotics)한다.

(2) 국소에 한정된 감염과 퍼져 나가는 감염의 차이

국소에 한정된 감염	주위로 퍼지는 감염
▪ 새로운 통증 발생 ▪ 통증이 심해지거나 양상이 바뀜 ▪ 상처주위가 붓고 빌직(erythema) ▪ 육아조직이 쉽게 떨어져 나가고 출혈 ▪ 고약한 냄새, 냄새의 양상이 바뀜 ▪ 삼출물(진물)이 증가함 ▪ 상처의 색깔이 변함	▪ **국소감염 양상과 함께** 아래의 증상 동반 ▪ 조직이 부스러지고 떨어져 나감 ▪ 발적부위가 상처 변연부를 벗어나 넓어짐 ▪ 열감, 단단함(induration), 색깔 변화, 비빔소리(crepitus) 등이 상처 주변으로 넓어짐 ▪ 근처의 임파선이 붓는다. ▪ 환자의 전신상태가 악화되어 간다.

- **퍼지는 감염**: 엄지발가락 전체가 심하게 부어있고 검붉은 홍반이 발등으로 퍼지는 양상이다. 새끼발가락 쪽에도 홍반이 있다(그림 5-2).

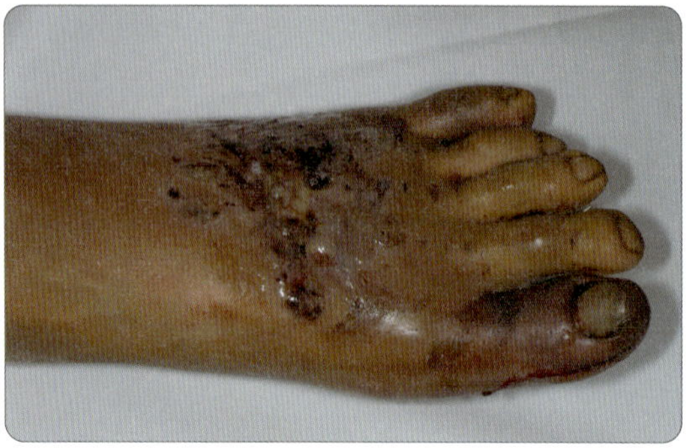

그림 5-2. 주위로 퍼지는 감염.

(3) 생물막(biofilm)

생물막은 어떠한 표면에 미생물이 부착하여 자라면서 스스로 끈적끈적한 세포외 중합체 물질(extracellular polymeric slime: EPS)을 분비하여 만들어 낸 얇은 막으로 이 안에서 미생물들이 군집을 형성하며 보호되고 증식한다.

상처에서 생물막의 의미

- 상처에서 다음과 같은 현상이 있으면 생물막을 의심한다.
  - 외과적 변연절제술에 의해 잘 제거되지 않고 오래 지속되는 두껍고 끈적끈적한 slough
  - 밝은 분홍색의 육아조직이 과하게 생기고 쉽게 출혈이 일어날 때
- 상처에 존재하지만 간과할 수 있고 상처치유지연의 원인이 된다.
- 만성상처에 대부분 존재하며 표면뿐만 아니라 깊은 층에도 있을 수 있다.
- 육안으로 구별이 어렵고 slough, 잔해(debris), 혹은 삼출물로 오인된다.
- 항생제와 소독약에 잘 반응하지 않는다.
- 빠르게 재형성되기 때문에 반복적인 변연절제술과 국소소독제를 사용하여 억제해야 한다.
- 세균생물막을 억제할 수 있는 강한 국소소독제를 사용하여야 한다.
- 결론: 조기에 복합적인 치료법을 적극적으로 시행하고 효과적인 국소소독제를 사용한다.

3) M (moisture balance, 습윤 균형) (그림 5-3)

- **습윤균형을 유지하는 것이 상처 드레싱의 핵심이다.**
- 상처를 습윤상태로 유지한다고 해서 절대로 감염율이 올라가지 않는다.
- 습윤드레싱은 자가용해 촉진, 성장인자 분비, 세포성장과 혈관생성 촉진, 감염을 줄여주는 효과가 있다.

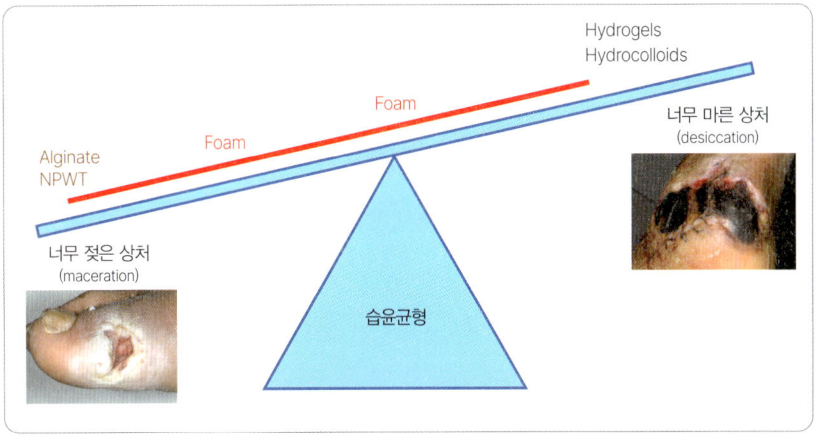

그림 5-3. 상처가 너무 젖은 상태로 오래 있으면 주위의 정상조직이 하얗게 부르트고 벗겨져 나가며, 너무 마른 상태에서는 상피화가 늦어진다. 너무 마른 상처에는 물기를 공급해주는 hydrogel이나 hydrocolloid dressing을 사용하고, 너무 젖은 상처에는 진물 흡수 능력이 뛰어난 alginate나 NPWT를 사용한다.

4) E (edge, epithelialization, 가장자리 상피화)

- 상처의 가장자리로부터 상피화가 시작되고 상처가 수축하면서 상처는 급격하게 좋아진다.
- 만성상처의 노화된 세포는 형질이 변화되어 증식하고 이동하는 능력이 떨어진다.
- 상피화가 시작되면 상처 자극을 최소화하고 **철저하게 습윤상태를 유지**해야 상피화가 촉진된다.

- 상처가 마르면 쉽게 딱지를 형성하게 되고 표피세포는 이 딱지 아래로 증식해 나가며 상피화를 완성해야 하기 때문에 상처치유가 느리고 딱지를 형성한 두께 만큼 조직손실이 일어난다.

2 상처 처치의 triad

상처처치는 죽은 조직을 조기에 철저하게 제거하여 주는 변연절제와 상처소독을 통해 감염을 조절하고 습윤균형을 잘 유지하여 주는 드레싱을 시행하여 상처를 잘 낫게 해 주는 것으로 요약할 수 있다. 각각의 요소는 독립적으로 존재하는 것이 아니라 서로 중복되고 서로에 영향을 주기 때문에 반드시 동시에 이루어 져야한다 (그림 5-4).

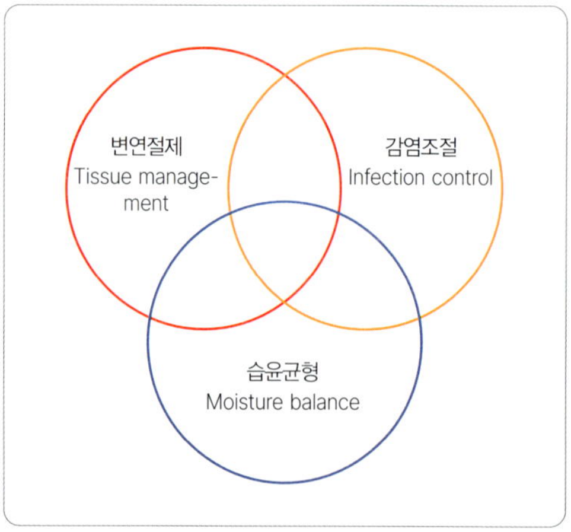

그림 5-4. 상처 처치의 triad.

즉, 변연절제를 통해 감염이 조절되고 습윤균형을 찾을 수 있으며 습윤균형으로 변연절제가 쉬워지고 감염이 조절되며, 감염조절로 습윤균형을 이룰 수 있는 것이다. 이 모든 것이 잘 되면 상피화와 상처수축이 촉진되어 상처가 빨리 낫게 된다.

CHAPTER 6

상처 드레싱 제재의 종류와 적응증

거즈에서 시작한 상처 드레싱 제재는 폼드레싱으로 상징되는 습윤드레싱의 개발과 적용으로 획기적으로 발전했다. 미래에는 적극적이고 능동적인 치료제가 더 많이 개발될 것으로 예상된다. 하지만 드레싱 제재가 더 많이 개발될수록 어떤 상처에 어떤 드레싱 제재를 선택해야 할지 어려움이 더 커지는 일이 생길 수도 있다. 더군다나 이에 익숙하지 않은 많은 사람들에게는 좋은 드레싱 제재가 수없이 많더라도 그림의 떡처럼 실제로는 도움을 받지 못하는 경우도 종종 보게 된다.

이 장에서는 드레싱 제재를 구성성분에 따라 분류하고 장 · 단점과 적응증 그리고 사용 방법에 대해서 알아 본다.

1 드레싱 제재의 발전(그림 6-1)

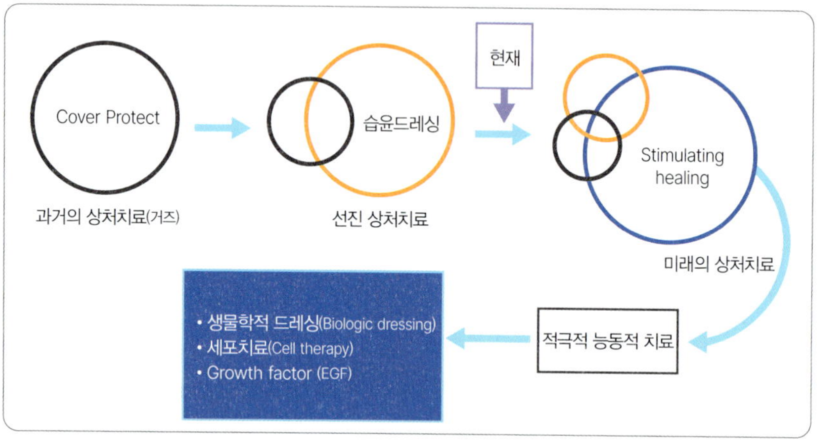

그림 6-1. 드레싱 제재의 발전: 현재 우리의 위치는 선진 상처치료를 지나 능동적 드레싱으로 이행되는 과정에 있다.

1) 과거의 상처 드레싱

단순히 상처를 덮어서 보호하는 목적으로 사용하였다. 상처에 물기가 많으면 감염이 쉽게 될 것으로 생각하여 마른 거즈를 주로 사용하였다. 사용량은 줄었겠지만 거즈는 아직도 용도에 따라 다양하고 유용하게 사용되고 있다.

2) 선진화된 현재의 드레싱

습윤환경을 제공하는 폼드레싱(foam dressing)으로 대표되는 현재는 앞으로 설명할 많은 드레싱 제재의 개발로 상처 드레싱의 획기적인 전환을 맞이하였다. 현재의 드레싱 제재는 상처치유 과정에서 개개 세포들의 치유능력을 최대한 이끌어 내기위한 최적의 환경조건을 제공하는 것으로 설명할 수 있다.

3) 미래의 상처 치료

미래의 상처 치료는 최적의 환경을 제공하는 것에 더하여 개개의 세포들에 더 적극적이고 능동적으로 개입하여 상처치유를 촉진시키는 방향으로 연구되고 있다. 예를 들면 생물학적 드레싱, 세포치료, 줄기세포치료, 성장인자 공급 등이다.

2 이상적인 드레싱 제재의 조건

- 적절한 습윤환경을 유지할 수 있어야 함
- 외부로부터 세균이 침입할 수 없도록 상처를 보호할 수 있어야 함
- 삼출물을 흡수하여 상처에 적절한 습윤환경을 제공해야 함
- 드레싱 교체 시 상처에 외상이 가해지지 않고 통증이 없어야 함

3 드레싱 제재의 종류와 적응증

1) 거즈(gauze)

(1) 구성

- 직조 면섬유(woven cotton fibers)
- 마른 거즈(dry gauze)와 생리식염수에 적신 젖은 거즈(wet gauze)를 사용한다.

(2) 장점

- 값이 싸고 간단하게 사용할 수 있다.
- Wet to dry dressing으로 가장 많이 사용한다.

(3) 단점

- 상처가 잘 마른다.
- 제거할 때 통증이 있다.
- 세균침입으로부터 상처를 보호하지 못한다.

(4) 적응증

- Yellow wound
- 삼출물이 있고 변연절제가 필요한 상처
- 당뇨발이나 욕창 등의 만성상처가 감염되고 괴사조직을 동반할 때
- 외과적 절개상처가 감염 등으로 벌어졌을 때(surgical wound dehiscence)
- 즉, 과감한 변연절제술 후 괴사조직이 남아 있거나 외과적 변연절제술이 어려운 환자에서 점차적으로 괴사조직을 제거하고 상처를 깨끗하게 만들기 위해서 습건식드레싱(wet to dry dressing)용으로 많이 이용된다.

(5) 사용 방법(wet to dry dressing): 상치매뉴얼 2 참고

상치(상처처치) 매뉴얼 2

Wet to dry dressing (습건식 드레싱)

1. 준비물

깨끗한 포, 의료용 장갑, 1회용 드레싱 세트(핀셋 포함) 또는 소수술용 세트(괴사조직 절제가 필요할 때), 30 cc 주사기, 19~21 게이지 바늘, 생리식염수, 10% povidone-iodine, 거즈, 탄력붕대, 반창고

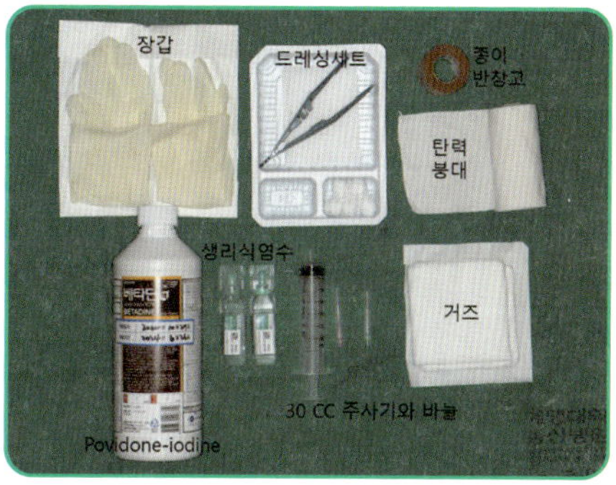

2. 다음의 순서대로 따라 하세요.

① 이전의 드레싱을 천천히 제거합니다. 진물의 양과 냄새, 상처의 상태를 파악합니다(마른 거즈가 상처바닥과 단단히 붙어 있을 때 억지로 제거하면 통증과 출혈이 있을 수 있습니다. 이 때는 생리식염수를 뿌려서 젖게 한 다음 조금 기다렸다가 천천히 제거합니다.).

② 필요에 따라 죽은 조직 등을 수술용 칼이나 가위로 예리하게 제거합니다.

③ 생리식염수나 10% povidone-iodine wet gauze로 상처를 깨끗이 닦아냅니다.

④ 마른 거즈를 생리식염수나 povidone-iodine액에 담근 후 건져내어 물기를 적절히 짜서 젖은 거즈로 만듭니다.

⑤ 궤양과 같이 움푹 들어간 상처면에 거즈가 충분히 잘 밀착되도록 충분히 채워 넣고 평평한 상처에는 상처바닥에 잘 밀착되도록 덮고 그 위에 마른 거즈를 충분히 더 덮은 후 반창고로 고정합니다

▶ 시간이 지나서 드레싱이 마르게 되면 드레싱을 교체할 때 죽은 조직이 거즈에 붙어서 같이 제거됩니다. 이를 반복하면 상처는 점점 깨끗하게 됩니다.

▶ 하루에 한번 교환을 원칙으로 하지만 진물의 양에 따라 횟수를 조정합니다.
(진물이 많은 경우에는 하루에 3~4번 정도로 자주 교환하여 주어야 합니다.)

▶ 감염 (-): 생리식염수 wet to dry dressing
감염 (+): povidone-iodine wet to dry dressing

wet to dry dressing

2) 필름(Film)

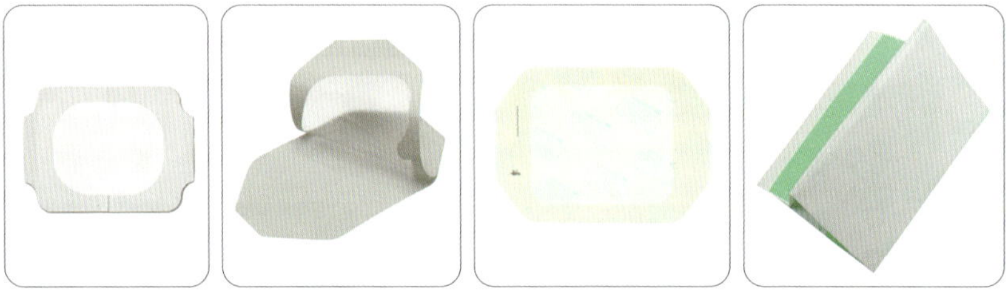

그림 6-2. 다양한 필름드레싱.

(1) 구성: 반투과성 폴리우레탄(semipermeable polyurethane)

(2) 장점

- 액체는 투과하지 못하고 기체는 투과하는 반투과성 필름으로 습윤상태를 잘 유지한다.
- 상처에 밀착되게 잘 붙는다.
- 일시적인 인공피부 역할을 한다.

(3) 단점

- 진물(액체)을 흡수하지 못한다.
- 신체의 굴곡진 부분에는 사용하기가 불편하다.

(4) 적응증

- 찰과상(abrasion)과 같이 진물이 나지 않는 얕은 상처에 사용한다.

(5) 사용 방법

❶ 상처를 물이나 생리식염수로 세척한다.

❷ 오염상처인 경우 소독약으로 소독한다.

❸ 마른 거즈나 깨끗한 손수건으로 꼭꼭 눌러서(tap dry) 물기를 제거한다.

❹ 필름드레싱의 보호막(종이 혹은 비닐)을 벗겨내고 끈적한 접착면이 상처에 가도록 하여 부착한다. 필름드레싱이 상처의 크기보다 충분히 커서 상처가 덮이도록 한다.

❺ 1~2일에 한번씩 같은 요령으로 교환한다.

❻ 상처가 충분히 잘 밀봉되어 있는 경우는 붙인 상태로 샤워가 가능하다.

3) 폼(Foams)

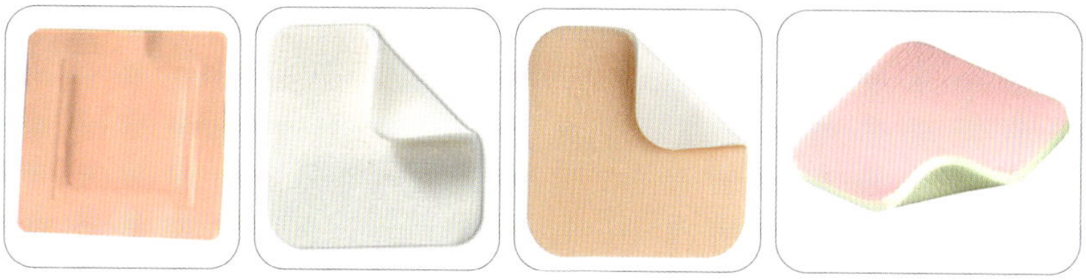

그림 6-3. 다양한 폼드레싱.

(1) 구성

대부분의 폼드레싱 제재의 구성은 진물을 흡수하는 기공성의 폴리우레탄(cellular polyurethane)이 중간에 있고, 상처가 닫는 쪽은 친수성 폴리우레탄 필름(hydrophilic polyurethane film)이 반대측에는 소수성 폴리우레탄필름(hydrophobic polyurethane film)이 붙어 있다(그림 6-4).

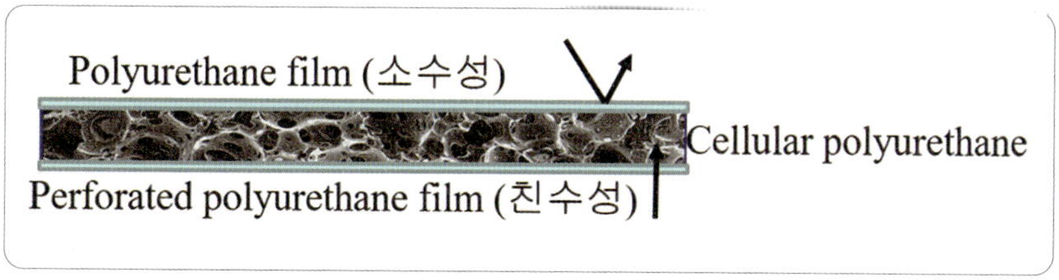

그림 6-4. 일반적인 폼드레싱의 구조.

이렇게 구성한 이유는 상처에 닫는 쪽은 삼출물을 잘 흡수하고 반대측으로는 물과 세균으로부터 상처를 보호하기 위해서이다. 중간을 구성하는 폼은 기공의 크기와 두께로 삼출물의 흡수 정도를 조절할 수 있다.

(2) 장점

- 진물을 흡수하고 상처의 습도(humidity)를 유지한다.
- 상처를 보호하고 쿠션(cushion) 역할로 충격을 흡수한다.
- 상처에 달라붙지 않아 제거하기가 쉽다.
- 환자가 안전하고 편안하게 느낀다.

(3) 단점

- 삼출물이 너무 적은 경우 상처가 마를 수 있다.
- 진물이 너무 많은 경우에는 두꺼운 것을 사용하여야 하고 자주 교체해주어야 한다.
- 움푹 들어간 상처나 굴곡이 많은 부위에는 사용하기가 불편하다.

(4) 적응증

- 찰과상(abrasion)
- 2도 화상(second degree burn)
- Stage 1, 2 정도의 욕창(stage 1, 2 pressure ulcer)
- 수술 봉합 부위 등 상처 치료에 가장 광범위하게 사용된다.

(5) 사용 방법: 상치 매뉴얼 3 참고

상치(상처처치) 매뉴얼 3

폼드레싱

찰과상, 얕은 2도 화상, 또는 봉합 상처와 같은 가벼운 상처로 가정합니다. 병원 또는 집에서 시행하는 드레싱으로 설정합니다.

1. 준비물

1회용 드레싱 세트(핀셋 포함), 생리식염수, 거즈, 폼드레싱, 탄력붕대, 반창고

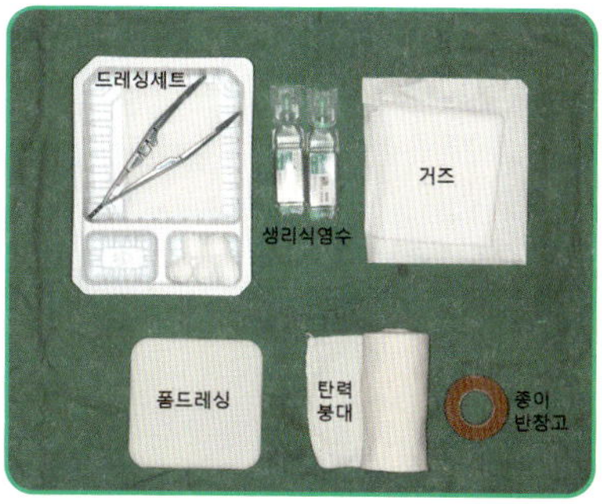

2. 다음의 순서대로 따라 하세요.

① 기존의 드레싱을 제거합니다.

② 상처를 물이나 생리식염수로 세척한다(비누는 사용하지 않습니다).

③ 마른 거즈나 깨끗한 손수건으로 꼭꼭 눌러서(tap dry) 물기를 제거합니다.

④ 폼드레싱이 상처의 크기보다 충분히 커서 상처가 완전히 덮일 수 있도록 자릅니다.

⑤ 폼드레싱의 보호막(종이 혹은 비닐)을 벗겨내면 끈적한 접촉면(친수성막이 있는 폴리우레탄필름층)이 상처와 잘 접촉하도록 부착합니다.

⑥ 접착테이프가 같이 붙어 있는 폼드레싱이 아닐 경우 반창고로 확실히 고정합니다.

⑦ 움직임이 많은 부위여서 반창고로 고정이 어려울 경우에는 탄력붕대 등으로 감아서 고정합니다.

▶ 대부분은 하루에 한번씩 드레싱을 교환하지만 드레싱을 교체할 때 삼출물이 많아 폼드레싱 밖으로 삼출물이 배어 나올 경우는 횟수를 추가합니다.

폼드레싱

4) 하이드로겔(Hydrogels)

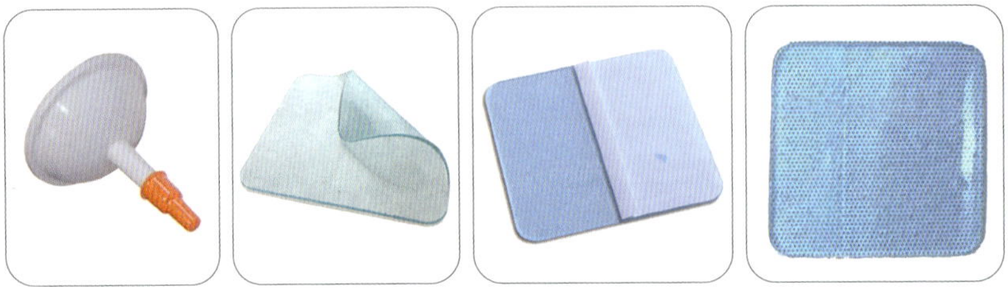

그림 6-5. 다양한 하이드로겔드레싱.

(1) 구성

- Gel-forming polymer - sodium carboxymethyl-cellulose (CMC, 2~3%)
- Moist retention - Propylene glycol (20%)
- Water (80%)

즉, 하이드로겔은 물 80%와 겔을 형성하는 고분자물질인 CMC 2~3% 그리고 습윤상태를 유지하게 하는 프로필렌글리콜 20%로 구성되어 있다.

대부분 겔의 형태이나 고체 형태의 sheet 또는 거즈에 가득 스며들게 한 형태도 있다.

(2) 장점

- 겔로 되어 있어서 상처에 짜 넣으면 상처면에 쉽게 도포할 수 있다.
- 습윤환경을 만든다.
- 통증을 줄인다.
- 진물을 흡수한다.
- 자가용해를 촉진시킨다.

(3) 단점

- 겔이 흘러내릴 수 있기 때문에 2차 드레싱으로 덮어주어야 한다.
- 삼출물이 너무 많을 때(draining wound)는 사용 금지

(4) 적응증

- 딱딱한 괴사딱지에 수분을 공급하여 무르게 만들 때
- 습윤환경을 유지하거나 만들 때
- Cavity wound에 사용한다.

(5) 사용 방법

❶ 상처를 물이나 생리식염수로 세척한다.

❷ 오염상처인 경우 소독약으로 소독한다.

❸ 마른 거즈로 물기를 제거한다.

❹ 하이드로겔을 cavity wound 안으로 또는 상처바닥면에 짜서 채우거나 도포한다.

❺ 겔이 흘러 나가지 않도록 폼과 같은 2차 드레싱으로 상처를 덮고 반창고로 고정한다.

❻ 드레싱교체 시에는 이전에 도포한 겔을 물이나 생리식염수로 완전히 제거한다.

5) 하이드로콜로이드(Hydrocolloids)

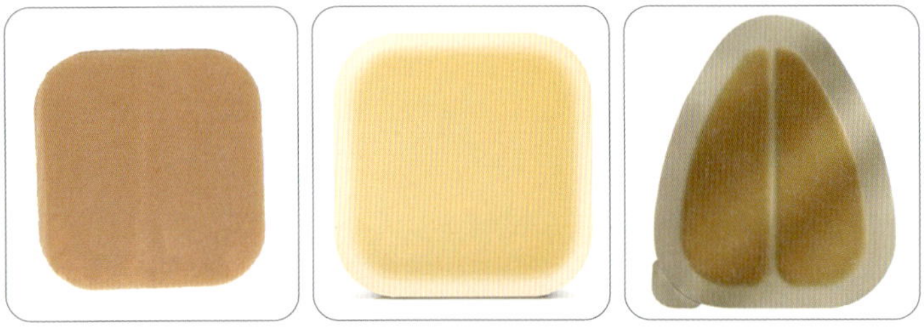

그림 6-6. 다양한 하이드로콜로이드드레싱.

(1) 구성

- Gel-forming polymer - sodium carboxymethyl-cellulose
- Gelatine, polysaccharides, pectin
- Top film layer (polyurethane) for waterproofing (occlusive dressing)

즉, 하이드로콜로이드는 겔을 형성하는 고분자물질인 CMC층 위에 방수역할을 하는 폴리우레탄 필름층이 부착되어 밀봉드레싱(occlusive dressing)의 효과가 있다. CMC외에도 젤라틴, 다당류(polysaccharides), 펙틴 등이 함유되어 있다.

▶ 밀봉드레싱: 액체와 기체의 이동을 완전히 차단하는 드레싱
▶ 반밀봉드레싱(semiocclusive dressing): 액체는 차단하고 기체는 통과하는 드레싱

(2) 장점

- 방수(waterproof)가 확실하고 세균침입을 막아준다.
- 상처의 습윤유지에 탁월하다.
- 상처에 잘 붙어서 사용하기가 편하고 통증을 줄여준다.
- 자가용해를 돕는다.

(3) 단점

- 상처에 덮었을 때 상처 안으로 산소가 투과되지 않고, 상처 내의 액체가 바깥으로 기화되지도 않으므로 상처를 매우 습한 상태로 만들기 때문에 냄새가 나서 감염으로 오인될 수 있다.
- 삼출물을 많이 흡수할 수 없다.
- 중등도 이상의 삼출물이 있을 때는 사용할 수 없다.
- 감염된 상처에서 사용 금지

(4) 적응증

- 삼출물이 중등도 이하의 상처
- 상처가 말라 있거나 마를 우려가 있을 때
- 육아조직이 자라거나 상피화가 시작되는 상처

(5) 사용 방법

❶ 상처를 물이나 생리식염수로 세척한다.

❷ 오염상처인 경우 소독약으로 소독한다.

❸ 마른 거즈로 물기를 제거한다.

❹ 하이드로콜로이드 드레싱의 보호막을 벗겨내면 끈적한 접착면이 나오는데 그 면이 상처와 접촉하고 상처가 완전히 덮이도록 부착한다.

❺ 삼출물이 많지 않을 때는 2~3일 간격으로 교환한다.

6) 알지네이트(Alginate)

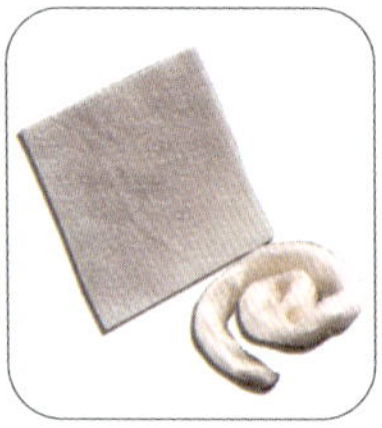
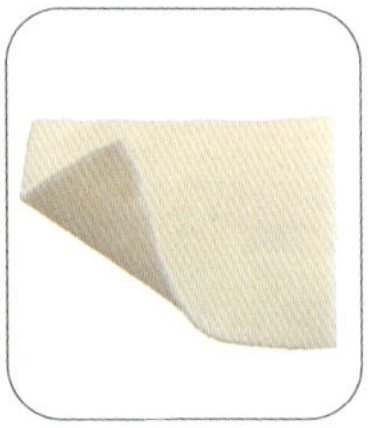
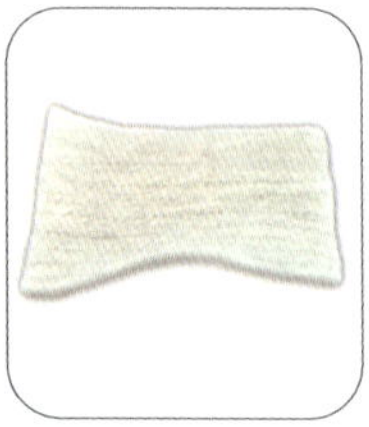
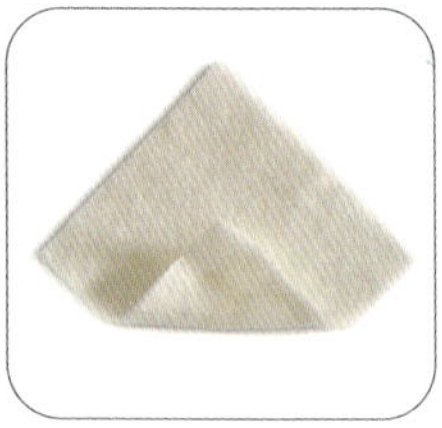

그림 6-7. 다양한 알지네이트드레싱.

(1) 구성

- 해초 유래 고분자물질(sea weed polymer - calcium sodium alginate)
- 탈지면이나 부직포와 같은 형태이며 삼출물을 흡수하면 겔로 바뀐다.

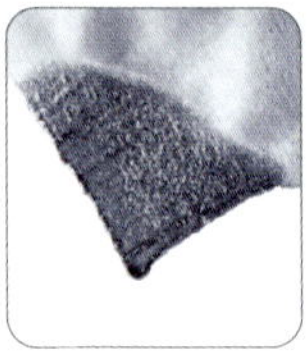

(2) 장점

- 다량의 삼출물을 흡수한다.
- 삼출물을 흡수하여 겔로 변화되어 상처에 자극을 주지 않고 달라붙지 않으며 상처를 적절한 습윤상태로 유지하게 한다.
- 생체흡수성(bioresorbable)이다.

(3) 단점

- 겔로 바뀐 후 상처에서 흘러내릴 수 있기 때문에 cover dressing이 필요하다.
- 마른 상처(dry wound)에는 사용하지 못한다.

(4) 적응증

- 삼출물이 많은 상처
- 좁은 공간의 상처에 너무 꽉 채우지 않도록 주의한다.

(5) 사용 방법

❶ 상처를 물이나 생리식염수로 세척한다.

❷ 오염상처인 경우 소독약으로 소독한다.

❸ 마른 거즈로 물기를 제거한다.

❹ 알지네이트 드레싱을 적절하게 상처에 채워 넣고 cover dressing을 한다.

❺ 하루에 한번씩 교환을 원칙으로 하고 삼출물의 양에 따라 횟수를 조정한다.

7) 은드레싱(Silver dressing)

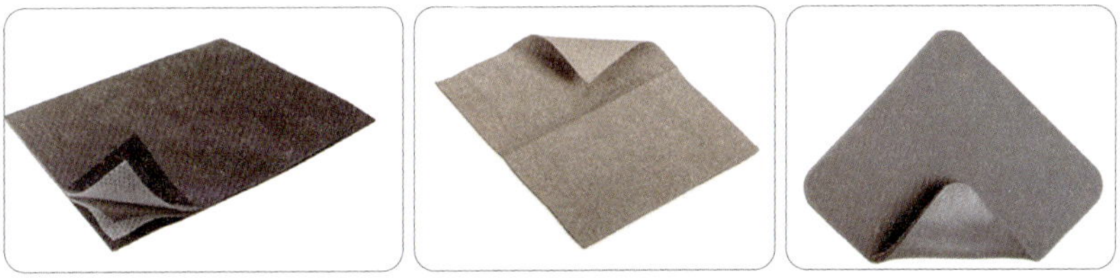

그림 6-8. 다양한 은드레싱.

(1) 성분

은 성뷴(nanocrystalline silver, charcoal-containing silver particle, ionic silver)을 포함하고 있는 드레싱(Ag^0: 항균작용이 없음, Ag^+: 약 600 종류이상의 세균, 바이러스, 곰팡이에 유효)

(2) 구성

HDPE (high density polyethylene) mash나 nonwoven nylon 등에 코팅되어 있고 hydrofiber 드레싱에는 CMC에 포함되어 있다.

(3) 적응증

감염이 의심되거나 감염의 우려가 있는 상처에 사용한다.

(4) 사용 방법

❶ 상처를 물이나 생리식염수로 세척한다.

❷ 오염상처인 경우 소독약으로 소독한다.

❸ 마른 거즈로 물기를 제거한다.

❹ 은이 코팅된 면이 상처와 접촉하고 상처가 완전히 덮이도록 부착한다.

❺ 삼출물이 많지 않을 때는 2~3일 간격으로 교환한다.

* Hydrofiber의 형태인 것은 그 형태의 드레싱 사용 방법과 동일

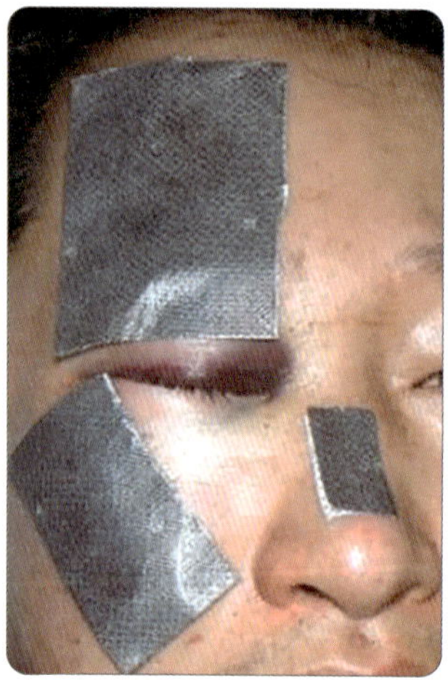

그림 6-9. 은드레싱 사용 증례.

8) 음압상처치료(Negative Pressure Wound Therapy: NPWT 또는 Vacuum Assisted Closure: VAC)

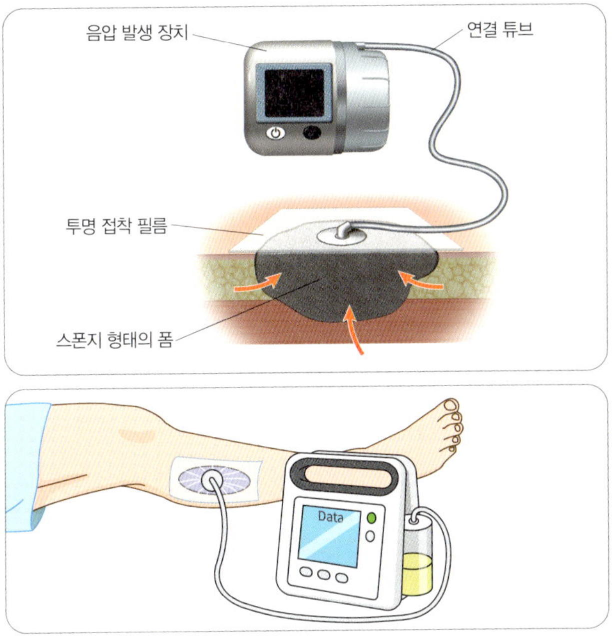

그림 6-10. 음압상처치료기 구성(위)과 적용(아래).

(1) 구성

- 음압발생장치, 스폰지형태의 폼, 밀봉을 위한 투명 접착필름, 연결 튜브(배액관)

(2) 적용방법

스폰지형태의 폴리우레탄 또는 폴리비닐알콜 폼(직경 400~600 μm)을 상처의 크기에 맞게 적절한 크기로 잘라서 상처에 채우고 투명 접착필름을 주위의 정상피부를 포함하도록 넓게 덮어 공기가 들어오지 못하게 밀봉한다. 이후 배액관을 폼과 음압 발생 장치 사이에 연결하면 폼이 음압(보통 125 mmHg)에 의해 쪼그라들고 상처에서 나온 진물이 배액관을 통하여 지속적으로 배액 된다.

(3) 장점

- 지속적인 진물 배액뿐만 아니라 상처주위의 부종 감소
- 세균집락(bacterial colonization)형성 저하
- 상처주위의 혈액순환 증가
- 세포증식과 육아조직형성 촉진

(4) 단점

- 음압발생장치와 연결되어 있어서 거동이 불편하다.
  (소형 음압발생장치인 경우 활동이 가능하다.)
- 장치에 비용이 많이 든다.

(5) 적응증

- 욕창, 당뇨발, 울혈성정맥궤양(venous stasis ulcer) 등의 만성상처
- 조직결손이 큰 심한 외상을 입고 즉시 재건수술이 어려울 때
- 수술상처가 벌어졌을 때(surgical wound dehiscence)
- 괴사성근막염(necrotizing fasciitis) (그림 6-11)

(6) 사용금지 (contraindication)

- 괴사조직과 섬유조직이 많은 상처(괴사조직 제거 후 적용)
- 국소허혈(localized ischemia)
- 악성 상처(malignant wounds)
- 치료되지 않은 골수염이 동반된 상처
- 혈관이나 신경, 주요 장기 등이 노출된 상처

(7) 사용 방법: 상치 매뉴얼 4 참고

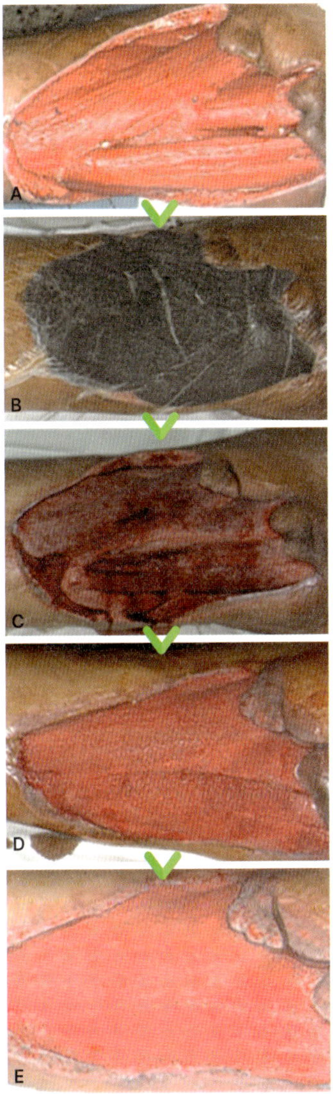

A. 허벅지 내측으로 피부, 피하지방, 그리고 근막이 모두 괴사되고 근육이 드러나 있다.

B. 음압드레싱을 한 상태로 밀봉이 잘 되어 음압상태를 잘 유지하고 있다.

C. 음압드레싱을 2~3차례 교환한 상태로 육아조직이 근육위에 덮이고 있다.

D. 육아조직이 근유사이를 메꾸면서 근다발의 윤곽이 사라지고 상처수축이 동반되어 상처의 넓이도 줄어 들었다.

E. 육아조직이 피부이식을 할 수 있을 정도로 잘 덮여 있다.

그림 6-11. 허벅지의 괴사성근막염 환자에서 음압상처치료를 시행한 예: 시간이 경과할수록 붉은 육아조직으로 피부결손부위가 잘 덮이고 있는 것이 보인다. 최종적으로 피부이식으로 상처치유를 얻었다.

상치(상처처치) 매뉴얼 4

음압드레싱

1. 준비물

NPWT set [음압발생장치, 스폰지형태의 폼, 밀봉을 위한 투명 접착필름, 연결 튜브(배액관)]

생리식염수, 10% povidone-iodine, 소수술용 세트(괴사조직절제수술이 필요할 때)

소독포, 의료용 소독장갑, 세척용 주사기, 거즈(suction set: 수술실에서 시행할 때)

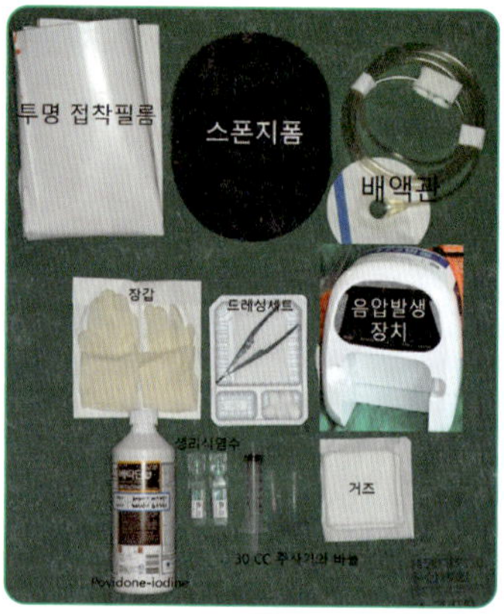

2. 다음의 순서대로 따라 하세요.

① 이전의 드레싱을 피부에 손상이 가지 않도록 조심스럽게 제거합니다. 상처에 남아 있는 스펀지폼 조각 등을 완전히 제거하고 상처의 상태를 확인합니다.

② 상처바닥(괴사조직 절제 등)을 정리한다. 상처를 생리식염수로 충분히 세척하고 오염상처인 경우 생리식염수와 povidone-iodine을 1:1로 섞어서 세척합니다.

③ 마른 거즈로 물기를 제거합니다.

④ 스폰지 폼을 상처 보다 약간 크게 잘라서 준비합니다. 상처의 모양과 깊이에 따라 여러 개가 필요할 수 있습니다.

③ 스폰지폼을 상처에 삽입하고 투명 접착필름으로 밀봉합니다(음압이 잘 걸려야 하므로 완전 밀봉이 매우 중요합니다).

④ 상처 중심부위의 밀봉 부위를 일부 제거하여 구멍을 냅니다.

⑤ 구멍을 통해 배액관의 흡입구를 삽입하고 다시 접착필름으로 완전히 밀봉합니다.

⑥ 배액관을 음압 발생장치에 연결하고 작동상태를 점검합니다(폼이 완전히 쪼그라들면 밀봉이 잘 된 것입니다).

⑦ 제조회사의 권고사항을 참고하여 압력을 조절합니다(진물의 양이나 상처의 상태에 따라 2~3일에 한번씩 교환합니다).

음압드레싱

9) 생물제재드레싱(Biologic dressing)

(1) 정의: 생체유래 물질의 드레싱

(2) 종류

- 동종이식(allograft) - 사체피부(cadaver human skin)
- 이종이식(xenograft) - 돼지피부(porcine skin)
- 양막(amniotic membrane)
- 배양각질피부(cultured keratinocyte)
- 합성생물제재드레싱

(3) 효과

Biologic dressing은 일시적으로 피부 역할을 하여 상처를 보호하고, 손상된 피부를 덮어 줌으로써 아래와 같은 효과를 얻는다.

- 통증을 줄여준다
- 체액의 증발과 단백질의 손실을 막는다.
- 인체 중요 구조물이 건조되는 것을 막는다.
- 세균의 숫자를 감소시킨다.

(4) 사체피부(Cadaver human skin): glycerol preserved skin (GPS)

❶ 사체에서 채취한 피부를 glycerol이 든 용기에 담궈 4°C 냉장고에 2년간 보관 가능

❷ 필요시 피부를 건져내어 생리식염수에 4~10분씩 두 번 세척하여 glycerol을 제거한 후 사용

❸ 적응증

- 2도 화상에서 치유목적
- 깊은 2도 이상의 화상에서 피부이식하기 전에 일시적으로 피부대용 및 상처치료 목적

▶ 깊은 2도 이상은 반드시 피부이식이 필요하다.

❹ 장점과 단점

일반적인 생물제재드레싱의 장점과 동일하며, 사체피부 공여자의 질병이 수혜자에게 전파될 우려가 있다.

(5) 생양막(Amniotic membrane)

❶ 양막은 태반(placenta)의 가장 바깥층을 형성하는 얇은 막으로 양수(amniotic fluid)와 직접 접촉하고 있다(그림 6-12). 생양막은 1900년대 초반부터 화상 등의 상처치료에 사용되어 온 오래된 생체유래 물질의 드레싱 제재 중 하나이다.

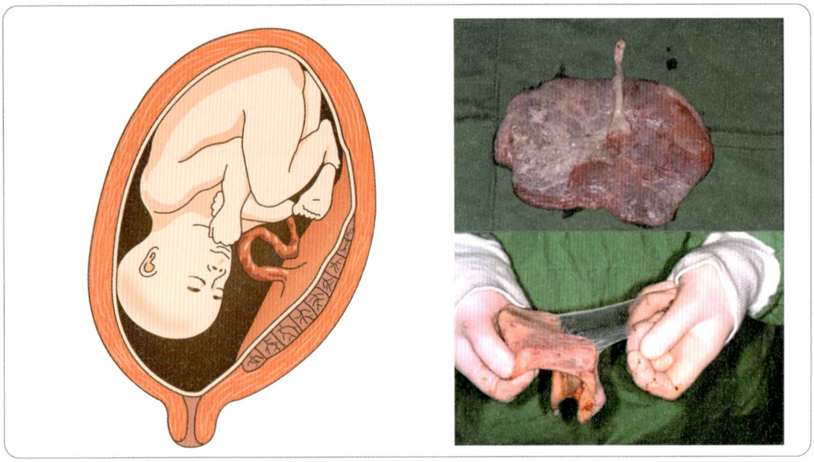

그림 6-12. 태반과 연결된 태아 모식도(왼쪽), 분리된 태반에서 양막을 분리하고 있다(오른쪽).

❷ 치료용 양막의 제작과정(강진성 저: 강진성 성형외과학, 군자출판사, p 513, 2004)

- 양막을 태반과 융모막(chorion: 양막 바로 아래층)으로 부터 분리한다.
  - ···› 생리식염수로 여러 번 세척한다.
  - ···› 0.025% sodium hypochloride 용액에 5회 헹군다.
  - ···› 생리식염수에 다시 여러 번 세척한다.
  - ···› 양막을 펴서 소독붕대 위에 놓고 폭에 맞추어 자른 후 붕대처럼 말아서 소독된 용기에 담아 4°C 냉장고에 보관한다.

❸ 장점

- 통증을 줄인다.
- 세균의 오염을 감소시킨다.
- 체액과 단백질, 열손실을 감소시킨다.
- 다양한 성장인자(growth factors: EGF, IGF, VEGF, TGF-α, HGF, TIMP1,2)를 방출하고 있어 상처치유를 촉진시킨다.

❹ 단점

- 오래 보관할 수 없다(생양막의 경우 냉동보관시 1주일 이내에 사용하여야 한다.)
- 공여자의 질병이 수혜자에게 전파될 우려가 있다.
- 인체유래물질 사용에 대한 법적 제한이 있다.

❺ 적응증

- 얕은 2도 화상
- 깊은 2도 이상의 화상에서 피부이식 직전까지 일시적인 피부대용 드레싱
- 안구표면질환

(6) 동결건조 양막(Freeze dried amniotic membrane)

❶ 장점

생양막의 단점을 보완하여 개발된 제재로 보관이 용이하고 사용이 간편하다. 법적인 문제가 없고, 수직감염의 위험이 없다. 일정한 크기로 제작되어 용도에 맞게 편리하게 사용할 수 있다(그림 6-13).

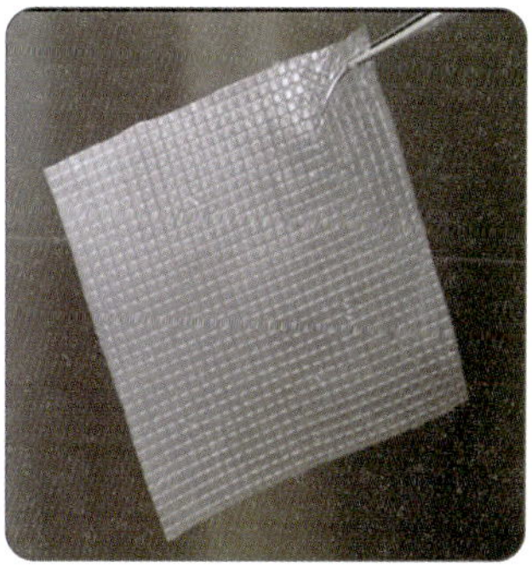

그림 6-13. 동결건조 양막.

❷ 적응증(그림 6-14)

얕은 2도 화상, 찰과상에 준하는 깊이의 상처, 당뇨발, 정맥궤양

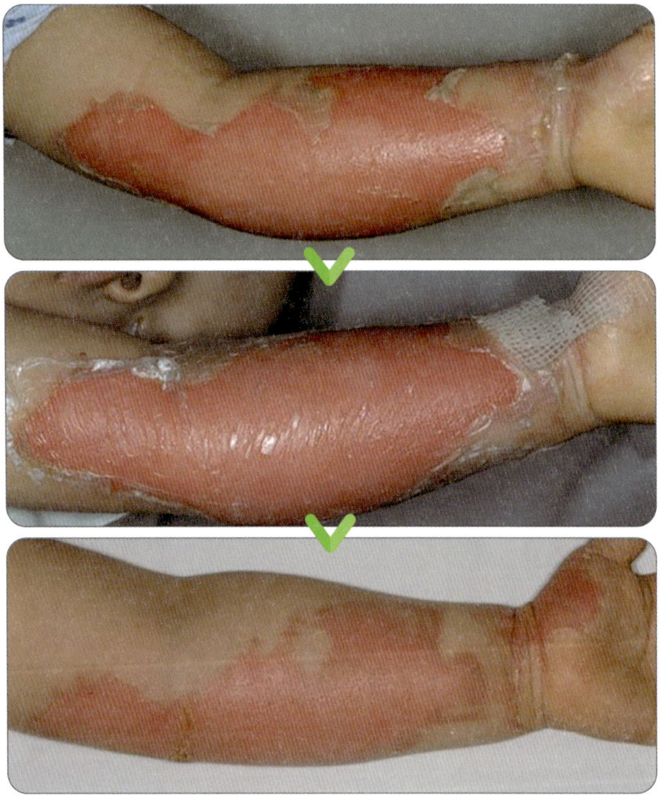

그림 6-14. (윗쪽) 2세 소아에서 팔에 2도 화상을 입음, (중간 사진) 건조 양막으로 드레싱한 상태, (아래 사진) 8일째 건조양막이 저절로 벗겨지고 상처가 완전히 깨끗하게 상피화 되어 치유되었다. 건조양막 드레싱은 소아에서 한 번의 드레싱으로 치료될 때까지 교환이 필요 없기 때문에 더욱더 유용하게 사용될 수 있다.

❸ 사용 방법

- 상처를 물이나 생리식염수로 세척한다.
- 오염상처인 경우 소독약으로 소독한다.
- 마른 거즈로 물기를 제거한다.
- 동결건조 양막을 상처위에 얹고 골고루 펴서 잘 밀착되도록 붙인다.
- 밀착된 양막이 잘 유지되도록 거즈나 폼으로 2차 드레싱을 한다.
- 드레싱 다음날 2차 드레싱을 제거하였을 때 양막이 잘 부착되어 있으면 2차 드레싱은 제거한다.
- 건조한 상태로 잘 부착된 양막이 상처가 나으면서 저절로 떨어져 나올 때까지 그대로 유지한다.

동결건조 양막 사용 방법

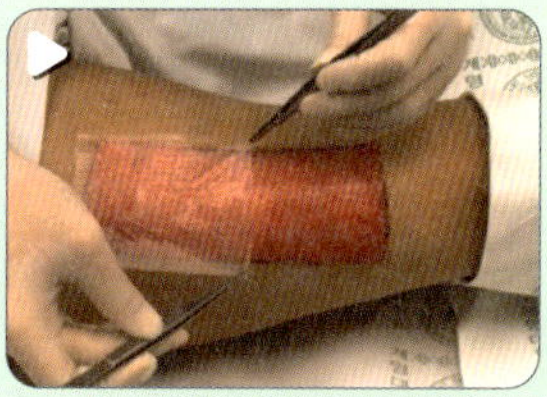

10) 주요 드레싱 제재의 기능 비교

표 6-1. 주요 드레싱 제재의 처치기능 비교

드레싱 종류/기능	죽은 조직 제거 능력	감염조절력	진물 흡수 능력
Gauze	+	–	+
Films	–/+	–	–
Foams	–	–	+++
Hydrogels	++	–/+	++
Hydrocolloids	+++	–/+	++
Alginate	++	+	+++

– 없음, + 약함, ++ 중간, +++ 강함

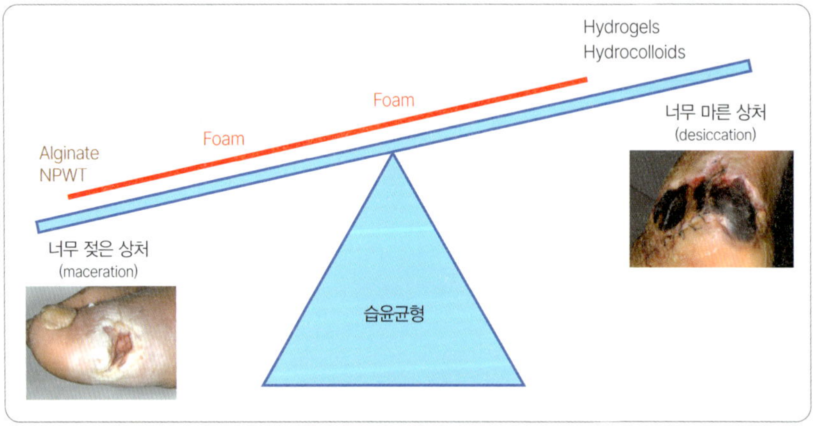

그림 6-15. 상처의 습윤 상태에 따른 드레싱제재의 선택범위: 상처가 젖어있을수록 alginate나 NPWT를 사용하고, 상처가 말라 있을수록 hydrogel이나 hydrocolloid를 선택한다. Foam dressing은 웬만한 습윤상태에서도 선택이 가능한 사용범위가 넓은 드레싱 제재이다.

표 6-2. 국내창상피복재 품목분류기준

연번	품목명	영문명	등급	분류번호	정 의
1	점착성투명 창상피복재	Dressing, fluid–impermeable film	2	B07070.01	삼출액이 적은 창상의 보호를 위해 사용하는 점착성의 투명한 필름상 피복재
2	비고착성 창상피복재	Dressing, non–adhesive	2	B07070.02	창상 보호를 위해 사용하는 바셀린 등의 물질이 코팅 또는 함성되어 있는 거즈상 또는 패드상의 비고착성 피복재
3	국소하이드로겔 창상피복재	Dressing, occlusive, hydrogel	2	B07070.03	삼출액의 흡수, 출혈 또는 체액손실 및 오염 방지를 위해서 사용하는친수성 폴리머제 피복재
4	2차치유 하이드로겔 창상피복재	Dressing, secondary treatment, occlusive, hydrogel	3	B07070.04	2차 치유를 목적으로 삼출액의흡수, 출혈 또는 체액 손실 및 오염방지를 위해서 사용하는 친수성 폴리머제 피복재
5	국소생리 식염수 창상피복재	Sterile saline, wound irrigation	2	B07070.05	창상의 세정 및 이물제거를 위해서 사용하는 생리식염수 함유 피복재
6	2차치유 생리식염수 창상피복재	Dressing/wound saline solution, secondary treatment	3	B07070.06	2차 치유를 목적으로 창상의 세정 및 이물제거를 위해서 사용하는 생리식염수 함유 피복재
7	생체유래 흡수성창상 피복재	Dressing, absorbable, wound, biological origin	4	B07070.07	창상의 오염방지 및 보호에 사용하는 기구 및 재료로서 생체 유래흡수성 재료를 사용한다. 생체유래 흡수성 콜라겐을 사용하는 콜라겐흡수성창상피복재는 여기에서 제외한다.
8	생체유래 비흡수성 창상피복재	Dressing, non–absorbable, wound, biological synthetic	4	B07070.08	창상의 오염방지 및 보호에 사용하는 피복재로 생체유래 비흡수성재료를 사용한다.
9	항균성창상 피복재	Dressing, antimicrobial	4	B07070.09	창상의 오염방지 및 보호에 사용하는 기구 및 재료로서 항균제 등이 코팅 또는 함성되어 있어 항균작용을 한다.
10	콜라겐흡수성 창상피복재	Dressing, collagen, wound	3	B07070.10	창상의 오염방지 및 보호에 사용하는 피복재로 생체유래 흡수성 콜라겐 재료를 사용한다.

연번	품목명	영문명	등급	분류번호	정 의
11	국소폼제 창상 피복재	Dressing, high-absorbent, foam/sheet/liquid/powder	2	B07070.11	삼출액이 많은 창상의 보호를 위해서 사용하는 친수성 폼제 창상피복재로 폼형, 시트형, 액상형, 분말형을 포함한다.
12	2차치유폼제 창상피복재	Dressing, secondardy treatment, high-absorbent, foam/sheet/liquid/powder	3	B07070.12	2차 치유를 목적으로 삼출액이 많은 창상의 보호를 위해서 사용하는 폼제 창상피복재로 폼형, 시트형, 액상형, 분말형을 포함한다.
13	상호작용 창상 피복재	Dressing, interaction, wound	3	B07070.13	직접 또는 간접적인 신체조직과의 상호작용에 의한 창상 또는 열상의치유 촉진을 목적으로 사용하는 천연 또는 합성소재의 피복제
14	심부체강 창상 피복재	Dressing, deep-cavity wound	3	B07070.14	근골에 이르는 심부체강의 유착을 방지하는 목적으로 사용되는 천연 또는 합성소재의 창상피복재
15	가온밀봉 창상 피복재	Dressing, occlusive, heated	3	B07070.15	공기 및 세균에의 노출을 방지하기 위해서 창상을 밀봉하는데 사용하는 것으로서 치유촉진을 위해 가온하여 사용한다.
16	비유지놀계 치주창상 피복재	Dressing, periodontal, non-eugenol	2	B07070.16	치주 치료 후 창상을 보호하기 위해 수술 부위에 부착하는 비유지놀계 피복재
17	유지놀계 치주 창상 피복재	Dressing, periodontal, eugenol	2	B07070.17	치주 치료 후 창상을 보호하기 위해 수술 부위에 부착하는 유지놀계 피복재
18	합성재료 흡수성 창상피복재	Dressing, absorbable, wound, synthetic polymer	4	B07070.18	창상의 오염방지 및 보호에 사용하는 기구 및 재료로서 흡수성 합성재료를 사용한다.

출처: 의료기기 제품정보방(https://emed.mfds.go.kr/), 식품의약품안전처 「의료기기 품목 및 품목별 등급에 관한 규정」에 따른 의료기기 품목 분류 기준

표 6-3. 세부 품목별 창상피복재 업체현황, 2017

품목 분류	생산업체	수입제조업체
B07070.01 점착성투명 창상피복재[2]	한스바이오메드㈜, ㈜네오팜, ㈜원바이오젠, 다은메디칼, ㈜제네웰 화성지사, ㈜화인메디, ㈜우창엠피, ㈜프로스터 외 7개	A MERNARINI ASIA PACIFIC HOLDINGS PTE LTD, Molnlycke Health Care AB, Smith & Nephew Medical Ltd., Advanced Bio-Technologies, Inc 외 30 개
B07070.02 비고착성 창상피복재[2]	큐앤큐팜㈜, ㈜한국젬스, ㈜소연메디칼, ㈜티앤엘 안성공장	Scion Cardio-Vascula, Coloplast A/ S, TZ MEDICAL INC., Marine Polymer Technologies, Inc, Smith & Nephew Medical Ltd. 외 5개
B07070.03 국소하이드로겔 창상피복재[2]	보령제약㈜, ㈜제네웰 화성지사, ㈜시지바이오, ㈜티앤엘 안성공장	Burnshield(PTY) LTD, BAP Medical BV, Abigo Medical AB, Biodermis, Paul Hartmann AG, AKLA AB 외 6개
B07070.04 2차치유하이드로겔창상피복재[3]	㈜원바이오젠, ㈜티앤엘 안성공장	Convatec Inc., ConvaTec Limited, Coloplast A/S, Arthrocare Corporation, Advanced Medical Solutions Limited, Biokosmes S.r.l. 외 3개
B07070.05 국소생리식염수 창상피복재[2]	-	ConvaTec Limited, B.Braun Medical AG, Sonoma Pharmaceuticals, Inc.
B07070.06 2차치유생리식염수창상피복재[3]	-	-
B07070.07 생체유래흡수성창상피복재[4]	㈜시지바이오, 에스케이바이오랜드㈜, ㈜디림디센	Syntacoll GmbH, MedSkin Solution Dr. Suwelack AG, Olympus Terumo Biomaterials Corp.
B07070.08 생체유래비흡수성창상피복재[4]	에스케이바이오랜드㈜	MEDICEM Technology s.r.o.
B07070.09 항균성창상피복재[4]	㈜제네웰 화성지사	3M Health Care, Avery Dennison Belgie BVBA, Covalon technologies Inc, 3M Brookings, Ethicon, Inc.
B07070.10 콜라겐흡수성창상피복재[3]	㈜한국팜비오, ㈜한국비엔씨, ㈜다림티센, 에스케이바이오랜드㈜	Zimmer Dental Inc., Gunze Limited, Integra LifeSciences Corporation, Codman & Shurtleff, Inc., Maxigen Biotech Inc., MedSkin Solutions Dr. Suwelack AG
B07070.11 국소폼제 창상피복재[2]	㈜제네웰 화성지사, 보령제약㈜, ㈜덕성, 에버레이드㈜, ㈜가나알엔디, ㈜티앤엘 안성공장	Convatec Inc., ConvaTec Limited, Coloplast A/S, Huizhou Foryou Medical Devices Co., Ltd., B.Braun Hospicare Ltd, Merz Pharmaceuticals GmbH, Molnlycke Health Care AB

품목 분류	생산업체	수입제조업체
B07070.12 2차치유 폼제 창상피복재[3]	㈜제네웰, ㈜시지바이오, ㈜제네웰 화성지사, ㈜다림티센, 미와인, ㈜티앤엘 안성공장, 에스케이바이오랜드㈜, ㈜한국비엔씨, ㈜에스씨엘, 디메드리소스	Molnlycke Health Care AB, Coloplast A/S, Abigo Medical AB, Smith & Nephew Medical Ltd., KCI USA, Inc., Convatec Inc., Molnlyche Health Care AB 외 10개
B07070.13 상호작용 창상피복재[3]	–	–
B07070.14 심부체강 창상피복재[3]	㈜제네웰, 신풍제약㈜, ㈜시지바이오, ㈜한국비엠아이, 유니메드제약㈜, ㈜엘지화학익산공장, ㈜한국비엔씨, ㈜차메디텍, 디메드리소스	FzioMed, Inc., Baxter Healthcare SA, Genzyme Bio-surgery A Division of Genzyme Corporation, BAX-TER AG, Polyganics B.V 외 4개
B07070.15 가온밀봉 창상피복재[3]	–	–
B07070.16 비유지놀 계치주창상피복재[2]	티비엠㈜	GC AMERICA INC
B07070.17 유지놀계 치주 창상피복재[2]	–	–
B07070.18 합성재료 흡수성 창상피복재[4]	–	–
기타	–	Paul Hartmann AG, Spectrum Designs Inc, Smith & Nephew Medical Ltd., Implantech Associates Inc., Vygon S.A., MEDTRONIC XOMED, INC.

출처 : 식품의약품안전처 제품정보방

* 세부품목명으로 분류되지 않은 기존 창상피복재의 경우, 기타 창상피복재로 분류하여 정리

memo

SECTION

II

급성상처

Acute wounds

급성은 어떤 증세가 갑자기 나타나 빠르게 진행한다는 뜻이죠.

급성상처!

네, 그렇습니다.

갑자기 나타난 상처입니다. 한마디로 사고죠!

상처가 나기 직전까지는 멀쩡하였습니다.

그렇다 보니 다친 사람이나 보는 사람이 모두 당황하여 어쩔 줄 몰라 우왕좌왕 하게 됩니다.

그래서 급성상처는 응급처치가 매우 중요합니다.

이 때에 매뉴얼이 필요합니다.

차근차근 순서대로 따라할 수 있는 매뉴얼 말이죠.

우리는 현대생활을 윤택하게 해주는 수많은 기기와 제품들을 사용합니다.

정말 편리하고 유용한 도구들이지만 우리의 순간적인 실수까지 용납하지는 않습니다.

아이들을 키울 때 모든 것이 흉기로 보이셨죠?

우리나라는 이제 초고령화 사회입니다.

어르신들에게는 작은 상처도 큰 부담으로 다가옵니다.

이번 두번째 섹션을 보시는 여러분!

멍들고 까지고 찢어진 상처는 한번쯤 생기셨죠. 흉터가 생기지는 않았나요?

동물에 물린 상처 처치는 이제 꼭 아셔야 합니다. 반려동물이 많잖아요.

화상 상처 처치는 상처전문가를 전문가 답게 성숙시켜요.

사고는 순간이지만 결과는 영원히 신체에 남아요.

그렇지만 잘 치료하면 신체에 남는 흉터를 최소화하고 상처에서 잘 회복할 수 있어요.

잘 치료된 상처와 힘든 과정을 겪은 상처의 결과는 참 크답니다.

이번 섹션을 통해 급성상처를 보는 안목이 키워지기를 기대합니다!

CHAPTER 7 멍(타박상) - 피하출혈, 혈종

1 정의

구타나 외상으로 피부아래의 작은 혈관이 손상되어 혈액이 혈관밖으로 유출되어 주위 조직에 모인 것을 피하출혈 또는 혈종이라고 한다. 이런 경우 흔히 보라색으로 멍(bruise)이 들었다라고 표현하는데, 손상된 혈관에서 나온 혈종의 양과 깊이 그리고 피부색에 따라 피부밖으로 비쳐 보이는 양상은 조금씩 다르지만 검붉고 푸르거나 보라색으로 보인다(그림 7-1).

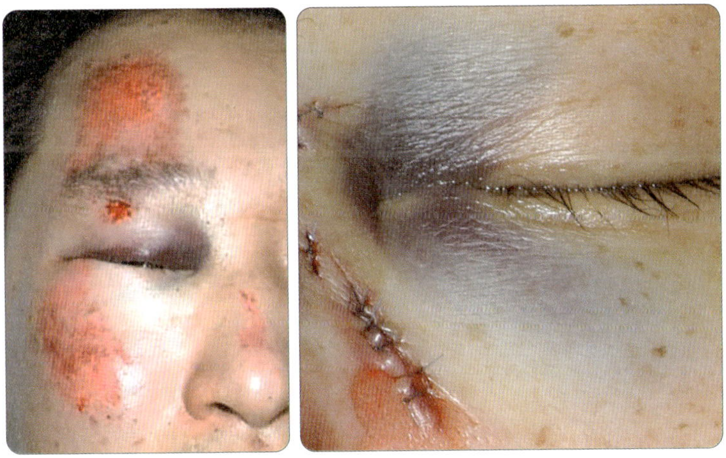

그림 7-1. 눈주위의 멍.

→ **혈종**은 비교적 굵은 혈관이 손상되어 많은 혈액이 한곳에 모여 있어서 배액이 필요한 경우를 일컫는다. 혈종이 생긴 직후는 혈액응고작용으로 인해 피가 엉겨 있어서 주사기로는 뽑아낼 수 없는 경우가 많고 수술칼로 피부를 조금 절개하여 배출해야 하며, 시간이 지나서 응고된 혈액이 분해되기 시작하면 주사기로 뽑아낼 수 있다.

2 증상

- 혈종의 양에 따라 붓고, 압통과 열감이 있다.
- 혈종이 좁은 공간에 많이 생겼을 때는 주위 조직을 압박하여 통증을 유발한다.
- 상처치유의 과정이 진행되면 염증작용으로 인해 통증이 동반될 수 있다.
- 처음의 혈종은 응고되어 단단하지만 점차 분해되면서 말랑말랑하게 되고 보라색의 피부는 노란색으로 바뀐다.
- 혈액 화학물질들은 대사로 분해되어 흡수되면서 자연적으로 치유되는데 약 2~3주가 걸린다. 피부색이 완전히 정상으로 돌아오는 데는 시간이 더 걸릴 수 있다.

3 치료

- 얼음찜질: 냉찜질용 팩을 이용하거나 비닐봉지에 얼음을 넣고 수건으로 감싼 다음 멍이 있는 부위에 올린다.
- 압박: 압박붕대 등으로 지긋이 압박될 정도로 감아준다.
- 거상(elevation): 팔, 다리의 경우 타박상을 입은 부위를 높여준다. 손에 타박상을 입은 경우 손이 팔꿈치보다 높고 팔꿈치는 심장높이보다 높으면 좋다. 하지의 경우 누워있을 때 다리 밑에 베개를 넣어 높여준다.
- pain medication: 통증이 심하면 진통제를 복용한다.

→ 대부분의 작은 멍은 특별한 치료 없이 낫는다.

4 작은 외상에도 피하출혈이 잘 오는 경우

- 혈소판이 적거나 혈액응고장애가 있는 환자
- 아스피린이나 warfarin 등의 항혈전제를 복용하는 환자

→ 특별한 이유가 없는데도 멍이 잘 들 경우 반드시 의사를 찾아 진료를 받아야 한다.

5 손톱아래의 혈종

손톱이나 발톱이 좁은 틈에 끼이거나 망치나 떨어지는 물체에 맞았을 때 손·발톱 밑에 혈종이 생긴다.

- **증상**: 작은 혈종이 생겨도 좁은 공간에 혈종이 갇혀 있기 때문에 통증이 있고 손·발톱 밑이 검게 보인다.
- **치료**: 주사바늘이나 전기소작기 등으로 손·발톱에 작은 구멍을 내어 혈종을 배출하여 주면 즉시 통증이 해소된다. 이 구멍을 통하여 혈종이 충분히 배출되도록 하고 간단한 폼드레싱으로 덮어주어 배출되는 혈액이 흡수되게 해준다 (그림 7 2).

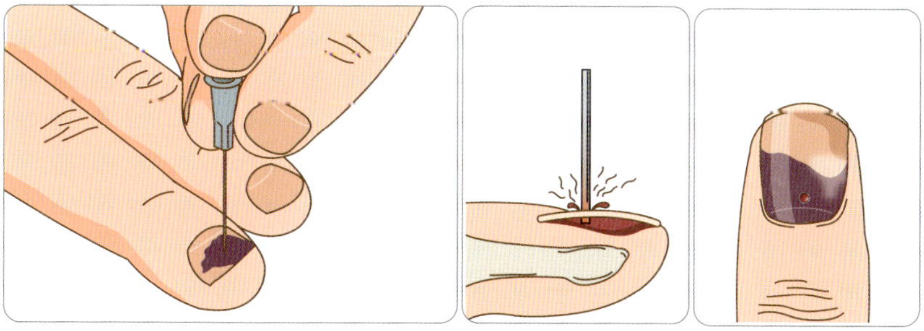

그림 7-2. 손톱아래 혈종을 치료하는 방법.

통증이 없고 배출되는 혈종도 없으면 드레싱을 중단한다. 아직 손·발톱 밑에 검게 착색된 부분이 남아 있는 경우도 있지만 그대로 두면 점차 손·발톱이 새로 자라나오면서 착색된 부분을 밀어내어 정상을 되찾게 된다.

- **빠진 손톱은 다시 자란다:** 손톱바닥(nail bed)과 손톱뿌리(germinal matrix)에서 손톱이 조금씩 자라고 있을 때는 손톱이 저명하지 않기 때문에 알아차리지 못하는 경우가 많다. 처음에는 울퉁불퉁하고 못생겨서 잘못 자라는 것으로 오인할 수 있는데 기다리면 점차 정상적인 손톱 모양을 찾아간다(그림 7-3).

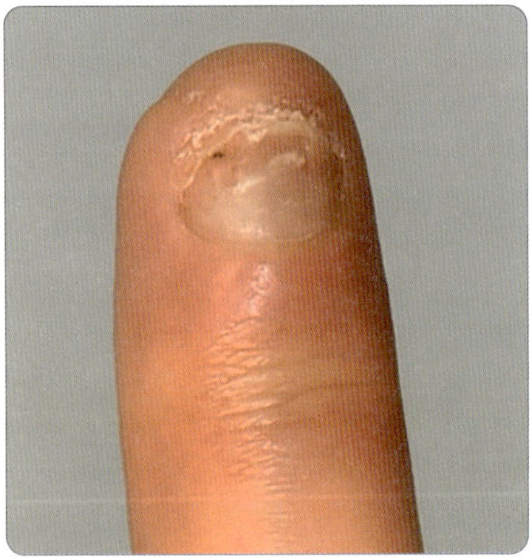

그림 7-3. 손톱이 반정도 정상적으로 자라고 있다.

CHAPTER 8 까진 상처(찰과상)

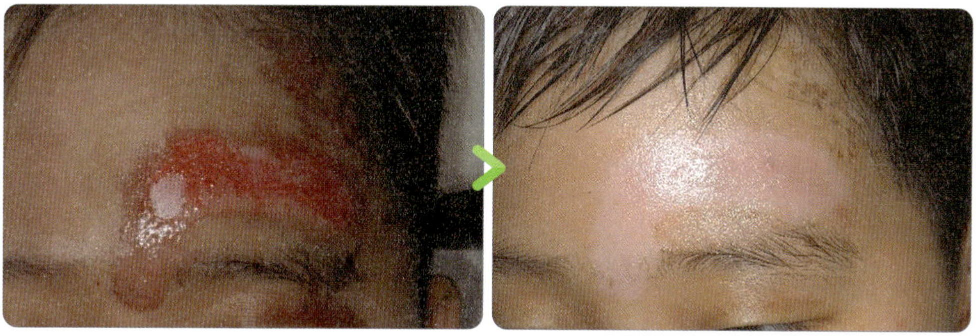

그림 8-1. 이마의 찰과상: 드레싱 만으로 깨끗하게 치유됨(오른쪽).

1 정의

미끄러지거나 떨어지는 등의 외상으로 피부가 거친 표면과 마찰에 의해서 긁히거나 벗겨지거나 까진 상처이다. 상처의 깊이로는 표피와 진피의 일부까지 손상을 밀한다. 얼굴에서 이마나 광대, 턱 뿐만 아니라 팔다리에서 정강이와 무릎, 팔꿈치, 손등의 피부 아래의 뼈가 잘 만져지는 부위에서 흔히 발생한다.

2 증상

- 출혈: 피부의 가장 바깥 층인 표피는 혈관이 없기 때문에 표피만 손상되었을 때는 출혈이 없다. 그러나 혈관이 있는 진피의 일부가 같이 긁히거나 벗겨지는 경우가 많기 때문에 대부분 가벼운 출혈을 동반한다.
- 통증: 손상된 피부로 인해 감각신경이 외부로 노출되기 때문에 통증이 있다.

3 치료 (··· 3장 상처의 소독과 초기 처치 참고)

1) 압박과 지혈

- 촉촉한 거즈로 상처를 압박하여 지혈을 유도하고 이물질을 닦아낸다.

2) 세척

- 생리식염수 혹은 수돗물을 이용한다.
- 물살을 약간 세게 한 미지근한 물로 상처와 상처주위를 샤워하듯이 깨끗이 씻어 낸다.
- 오염이 심한 상처인 경우 생리식염수와 povidone-iodine액을 1:1로 섞어서 사용한다.

  ➔ 이물질이 박혀 있는 경우에는 국소마취제를 주사한 후 솔(brush)로 세게 문질러서 이물질을 완전히 제거하여야 한다. 이물질이 남은 상태로 상처가 나은 경우 외상성 문신(traumatic tattoo)으로 남게 된다.

3) 드레싱

- 상처가 얕고 진물이 거의 없을 경우: 필름 드레싱
- 피가 나고 진물이 있을 때: 폼드레싱 또는 hydrocolloid dressing

  ➔ 하루에 한번씩 같은 요령으로 교환한다. 샤워를 할 때는 드레싱을 완전히 제거하고 샤워한 후 물기를 잘 닦아내고 드레싱을 다시 한다.

- 찰과상은 보통 1~2주 안에 표피로 완전히 덮여 낫는다.
- 2주 내에 낫지 않을 것으로 예상되면 전문가에게 의뢰한다.

4 합병증

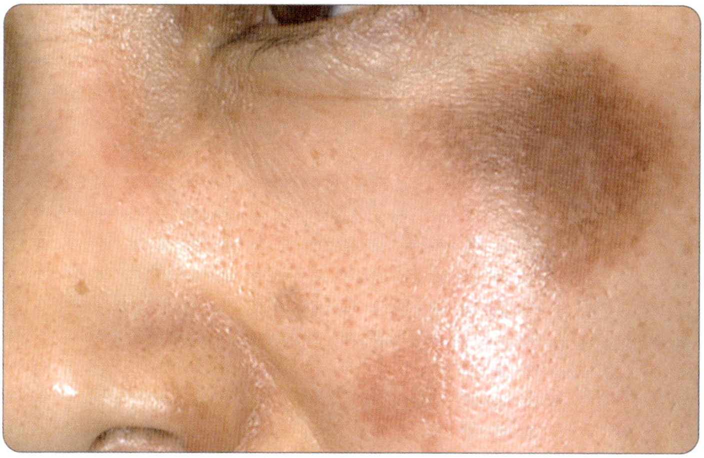

그림 8-2. 뺨부위의 갈색 착색.

- **착색**(pigmentation): 새로운 상피로 덮인 새살은 주위의 피부색깔보다 옅은 분홍색을 띄는데 이때 자외선을 받으면 회갈색으로 착색될 수 있다(그림 8-2). 그러므로 완전히 상피화가 이루어 진 후에는 자외선을 피하고 자외선차단크림을 바른다. (···› **11장. 강한 햇빛에 의한 손상 – sun block 사용법**)
- **비후성흉터**(hypertrophic scar): 찰과상은 대부분 2주 이내에 낫기 때문에 흉터가 생기지 않는다.
- 그러나 부분적으로 상처가 깊은 부분이 있고 치료기간이 2주를 넘길 경우에는 흉터가 생길 수 있기 때문에 철저한 관리가 필요하다. [···› **19장 비후성 흉터와 흉터종(켈로이드)**]

CHAPTER 9 찢어진 상처(열상)

1 정의

피부가 찢어져 벌어진 상처를 열상이라고 한다. 단단한 물체에 신체의 노출된 부위가 심하게 부딪히는 경우에 생길 수 있다. 얼굴에서는 이마나 눈 주위, 광대, 턱의 골성부위 그리고 사지에서도 피부 아래에 뼈가 바로 만져지는 골성부위에 열상을 입는 경우가 많다. 손은 작업중에 외상으로 인해 열상을 흔히 입는 부위이기도 하다. 칼이나 도구에 의해 신체의 어느 부위에도 열상을 입을 수 있다.

2 증상

- **출혈**: 대부분의 열상은 진피이상의 깊이이므로 출혈을 동반한다. 피하지방이 노출될 정도로 깊은 열상을 입을 경우 피하지방층의 혈관이 터져서 출혈로 인해 당황할 수 있지만, 근육사이 또는 근육을 뚫고 올라오는 동맥분지가 손상되지 않은 경우에는 가벼운 압박만으로 지혈할 수 있다.
- **통증**: 신경이 노출되는 경우가 많고 붓기 때문에 신경을 자극하여 대부분 통증을 동반한다.
- **신경손상**: 깊은 지방층이나 근육층에 달하는 깊은 열상의 경우에는 항상 신경손상의 가능성을 염두에 두어야한다. 안면부와 손의 깊은 열상이 있을 때 쉽게 손상을 받는 신경은 다음과 같다.

1) 안면신경의 측두분지(temporal branch of facial nerve)

측두분지는 운동신경으로 귓구멍 바로 앞쪽에서 시작하여 눈썹외측 끝에서 1.5 cm 상방으로 주행하며 이마근육에 분포한다(그림 9-1). 따라서 이 주행부위에 깊은 열상이 있으면 이마근육을 움직일 수 없기 때문에 눈썹을 위로 치켜 뜨지 못하고 이마에 주름을 만들지 못한다. 즉, 눈썹외측 쪽의 측두부와 이마에 깊은 열상이 있는 경우에 이를 의심하고 이마에 주름을 지어보게 하여 신경손상을 확인하여야 한다.

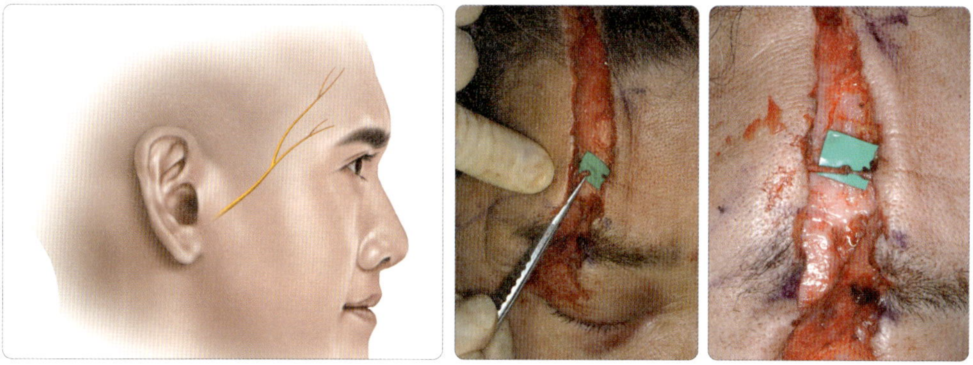

그림 9-1. 측두분지의 주행경로(왼쪽), 측두분지의 손상 수술 전(가운데), 수술 후(오른쪽).

2) 안면신경의 하악분지(아래턱신경, mandibular nerve)

하악분지는 운동신경으로 턱선을 따라 주행한다. 턱선을 중심으로 위, 아래 2 cm 범위내에 깊은 열상이 있는 경우 손상을 의심한다. 입술을 내밀게 하여 좌, 우 대칭이 되는지를 확인한다. 열상이 있는 쪽의 입술 구석이 아래로 처지거나 모양이 이상하면 이 신경의 손상을 의심한다(그림 9-2).

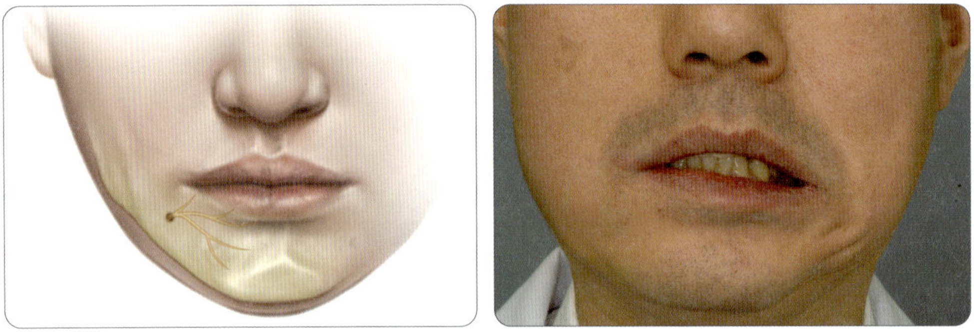

그림 9-2. 안면신경의 하악분지 해부학(왼쪽), 오른쪽 하악분지 마비 사진(오른쪽).

3) 안와상신경(눈확위신경, supraorbital nerve)

이 신경은 감각신경으로 눈썹부위와 이마에 깊은 열상이 있는 경우 손상될 수 있으며, 손상을 받으면 이마와 두피 쪽의 감각이 떨어진다. 이 신경은 근육 밑에 있기 때문에 전층의 근육손상이 있는 경우에 신경손상을 의심한다(그림 9-3).

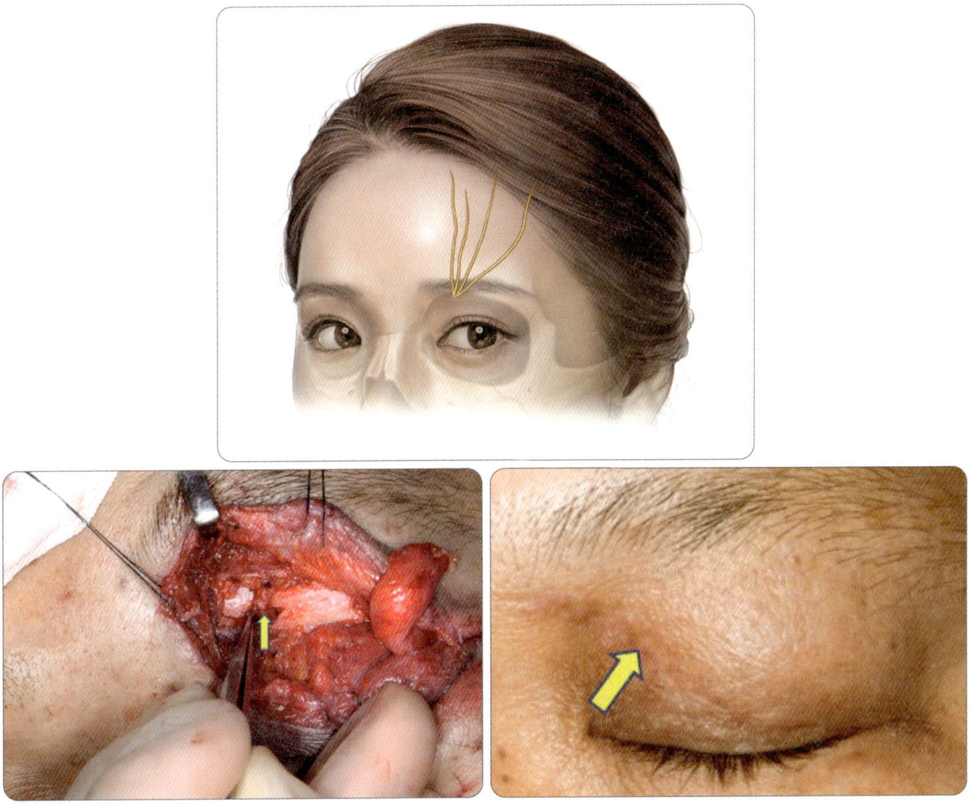

그림 9-3. 안와상신경의 주행경로(위), 좌측 눈썹아래 뼈가 노출된 깊은 열상으로 인해 안와상 신경(화살표)이 손상되었다. 현미경하에서 미세신경봉합수술로 연결한다(아래 왼쪽), 수술 후(아래 오른쪽).

4) 안면신경의 협부분지(볼가지, buccal branch of facial nerve)

뺨에 깊은 열상이 있으면 안면신경의 볼가지와 귀밑샘관(parotid duct)이 손상을 입을 수 있다(그림 9-4).

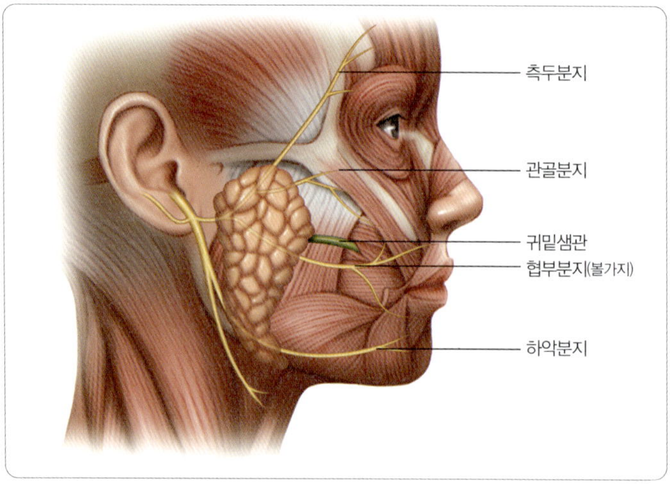

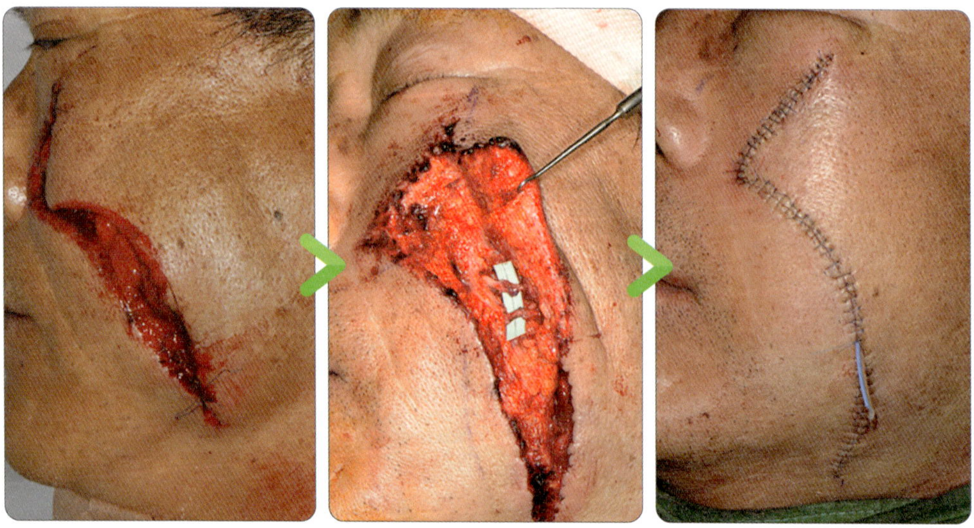

그림 9-4. 안면신경의 볼가지와 귀밑샘관의 해부도(위). 뺨에 입은 깊은 열상을 안면신경의 볼가지와 귀밑샘관을 미세수술로 연결하였다. 봉합을 완성한 직 후의 사진.

3 치료

1) 모든 열상은 봉합하여야 하는가?

이 질문에 대한 판단 기준은 첫째, 상처가 낫는데 걸리는 시간과 둘째, 최종적으로 남을 흉터의 크기 일 것이다. 만약 **상처가 2~3 mm 이상 확실히 벌어져 있다면 봉합**을 하는 것이 봉합하지 않고 보존적으로 치료하는 것에 비하면 상처도 빨리 낫고 흉터도 적게 남는다. 그러나 이 보다 좁고 애매할 경우는 판단이 어려운 경우도 있는데, 봉합을 하면 대부분 일주일 이내에 상처가 낫기 때문에 **보존적인 치료기간이 7~10일이 넘을 것으로 예상이 되면 봉합**을 하는 것이 좋다.

2) 손톱에 긁힌 상처는 봉합이 필요한가?

이런 경우의 판단 또한 낫는데 걸리는 시간과 예상되는 흉터의 크기이다. 긁힌 상처에서는 길이보다는 깊이와 폭이 봉합결정에 더 중요한 요소이다. 폭이 넓더라도 **깊이가 얕은 진피층 정도이면 찰과상에 준하여 보존적으로 치료**하면 좋은 결과를 얻을 수 있다. 그러나 그 이상의 깊이로 파여 있으면 가장자리를 예리하게 절개하여 변연절제술 후 봉합을 하는 것이 최종적으로 남는 흉터를 최소화할 수 있다.

3) 열상 후 병원에 오기 전 까지의 응급처치

(1) 출혈이 많을 경우

먼저 주변에서 쉽게 구할 수 있는 깨끗한 천, 손수건, 거즈 등으로 상처를 압박하여 출혈을 멈추게 한다. 그 위를 반창고나 압박붕대 등으로 감고 지혈 부위를 높게 유지하고(손에 열상이 있을 경우 손을 팔꿈치보다 높게) 가까운 응급실을 방문한다.

(2) 출혈이 많지 않을 경우

촉촉한 거즈로 상처를 압박하여 어느 정도의 지혈을 유도하고 미지근한 수돗물로 상처에 있는 오물을 어느정도 씻어낸다. 촉촉한 거즈를 상처위에 얹고 마른 거즈를 더 덮은 후 반창고나 붕대로 고정한다.

➔ 어떤 경우이든 허가 받지 않은 물질이나 오래된 가정 상비약 등으로 상처를 오염시키지 않도록 하여야 한다.

4) 응급실에 열상환자가 내원하였을 때 봉합하기 전까지의 처치

(1) 상처를 조심스럽게 노출시키고 세밀하게 관찰하고 기록한다.

기록에 포함되어야 할 내용

- 상처의 깊이(□ 진피층, □ 피하지방층, □ 근육층)
- 상처의 넓이와 길이(□ × □ cm)
- 상처의 위치를 구체적으로 기록한다(예: 오른쪽 상외측 이마, 눈썹 외측 등).
- 깊은 상처의 경우 신경학적 검사를 시행한다(예: 안면신경, 수지신경, 요골신경의 표재분지 등).
- 이물질이나 오염 유무와 정도
- 조직의 상태(괴사조직, 혈관이나 신경의 노출, 피하출혈이나 혈종 등)

(2) 통증이 있을 때는 상처를 세척하기 전에 국소마취를 시행한다.

2% lidocaine에 1:100,000 epinephrine이 혼합된 국소마취제를 주로 사용하며, 절개창을 통해 절개부위에 골고루 충분히 주사한다. 주사 후 5~7분 정도 기다리면 혈관수축효과가 나타나기 시작하므로 이때 다음 시술을 시작한다.

(3) 지혈과 세척

촉촉한 거즈로 상처를 압박하여 지혈을 유도하고 이물질을 닦아낸다. 생리식염수로 이물질, 괴사된 조직, 감염된 균이 제거되도록 철저히 상처를 세척한다. 일반 주사기나 세척용 syringe를 이용하여 상처에 수직방향으로 압력(4~15 psi)을 가하여 물살을 세게 하여 쏘듯이 상처를 씻어낸다.

- 35 mL 주사기에 19-gauge blunt needle을 사용하면 7 psi의 압력이 생긴다.
- 이물질이 상처에 박혀 있는 경우에는 솔을 이용하여 제거한다.

(4) wet dressing

봉합하기 전까지 조직이 마르지 않도록 젖은 거즈를 상처 위에 충분히 얹고 그 위에 마른 거즈를 추가로 덮고 고정한다.

(5) Tetanus vaccination protocol

표 9-1. 상처 치료 시 파상풍 예방(질병관리청 예방접종 지침)

과거 파상풍 접종횟수	깨끗하고 작은 상처		기타 다른 상처[a]	
	TT 또는 Td[b]	TIG[c]	TT 또는 Td[b]	TIG[c]
미상 또는 3회 미만	접종 필요	접종 불필요	접종 필요	접종 필요
3회 이상	접종 불필요[d]	접종 불필요	접종 불필요[e]	접종 불필요

*TT : 파상풍 단독 백신, Td : 성인형 파상풍, 디프테리아 백신, TIG : 파상풍 인면역글로불린
a 토양, 분변, 오물, 타액 등에 오염된 상처 및 천자, 결박외상, 압착외상, 화상, 동상, 총상 등에 의한 상처가 포함
b 7세 이상의 경우에는 TT 또는 Td (파상풍 단독 백신보다는 Td를 우선적으로 사용)를, 6세까지의 소아는 DTaP를 접종
c TIG가 없을 경우에는 TAT (tetanus anti-toxin) 사용가능
d 마지막 접종을 한 후 10년 이상이 경과하였으면 Td를 1회 접종
e 마지막 접종을 한 후 5년 이상이 경과하였으면 Td를 1회 접종한다. 단 불필요한 추가 접종은 이상반응 발생률을 높일 가능성이 있으므로 주의 요함

5) 열상의 봉합

안면부 열상은 가급적이면 6~12시간 이내에 봉합하고, 상황이 허락하지 못하면 24시간 내에 봉합하도록 한다. 봉합할 때까지 상처를 개방된 상태로 오래 두면 감염의 위험성이 증가한다.

(1) 죽은조직제거술(변연절제술, debridement)

먼저 죽은 조직을 깨끗하게 제거하고 정리해야 한다. 상처의 찢어진 가장자리가 불규칙적이고 짓 눌려서 손상을 받은 조직 등을 포함하여 활력을 잃었다고 판단되는 조직은 No. 15번 수술용 blade knife나 sharp Metzenbaum scissors를 이용해서 예리하게 완전히 절제한다.

(2) 지혈

- Bovie 또는 bipolar electrocautery 등의 전기소작기를 이용하여 출혈 부위를 철저하게 지혈한다.
- Bipolar electrocautery는 전류가 두개의 tip 사이에서만 흐르기 때문에 조직의 손상이 적고 더 예리하게 지혈할 수 있다.

(3) 일차봉합(primary closure) (그림 9-5, 6, 7)

골막이 찢어진 경우는 골막을 단단한 monofilament 흡수성 봉합사로 봉합하고, 이어서 근육과 피하지방층을 원래의 해부학적 위치로 층층이 흡수성 봉합사로 봉합한다. 이때 피하봉합 매듭은 피부면 반대쪽으로 향하게 하여 매듭부위가 봉합면 사이에 끼이지 않고 아래로 묻이게 하는 것이 좋다(그림 9-6). 피부는 얼굴의 경우는 6–0 혹은 5–0 nylone으로 simple interrupted 또는 continuous suture를 시행한다.

피부봉합의 가장 중요한 원칙은 "just approximation without tension"이다. 즉, 양측의 조직이 봉합선에서 긴장 없이 맞닿아 있어야 한다. 봉합매듭을 너무 조여서 봉합선에서 양측 조직이 과하게 충돌하거나 반대로 너무 느선하여 조직사이에 틈(gap)이 발생하면 안된다. 열상이 낫는 과정은, 비록 봉합사를 이용하여 물리적으로 봉합선에 양측 조직을 당겨서 맞닿게 하지만 물리적으로 붙이는 것이 아니라, 상처치유의 생리적과정을 통하기 때문에 봉합부위에 혈액순환이 원활해야 하며 최적의 상처치유 환경을 유지해야 최상의 결과를 얻을 수 있다. 만약 피부에 긴장이 갈 정도로 상처가 벌어져 있을 때는 피하지방층 혹은 근막층 위로 박리(undermining)하여 긴장을 줄여 주어야 한다(Staples - 두피열상에서 유용하게 많이 사용한다).

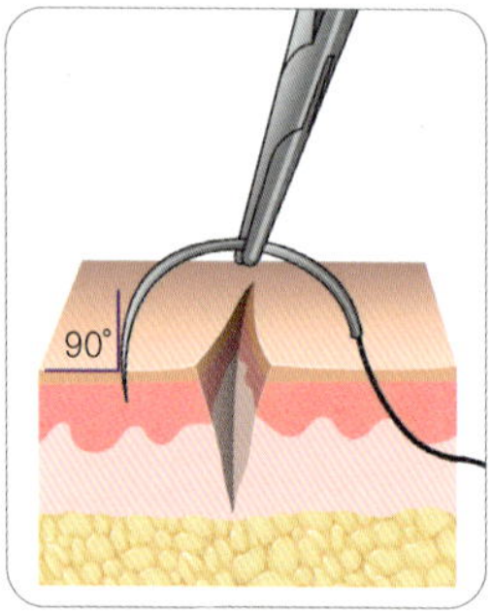

그림 9-5. 봉합 시 바늘이 피부를 90도 각도를 이루며 뚫고 들어가는 것이 바람직하다.

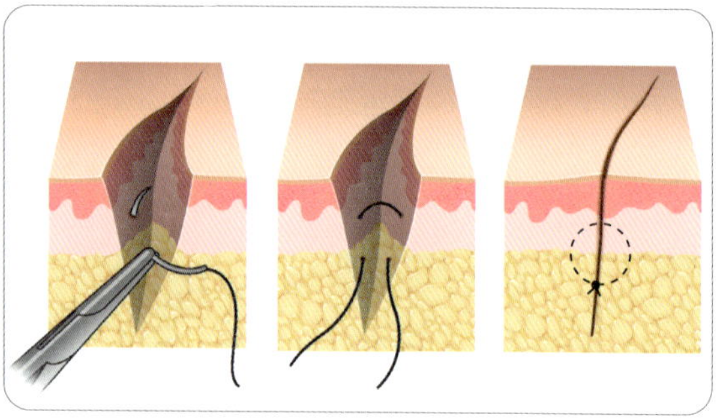

그림 9-6. **피하지방층 봉합:** 진피의 일부를 조금 포함한 피하지방층을 봉합사의 매듭이 아래로 가도록 봉합한다. 피하 봉합으로 양측 절개면이 거의 맞닿도록 한다.

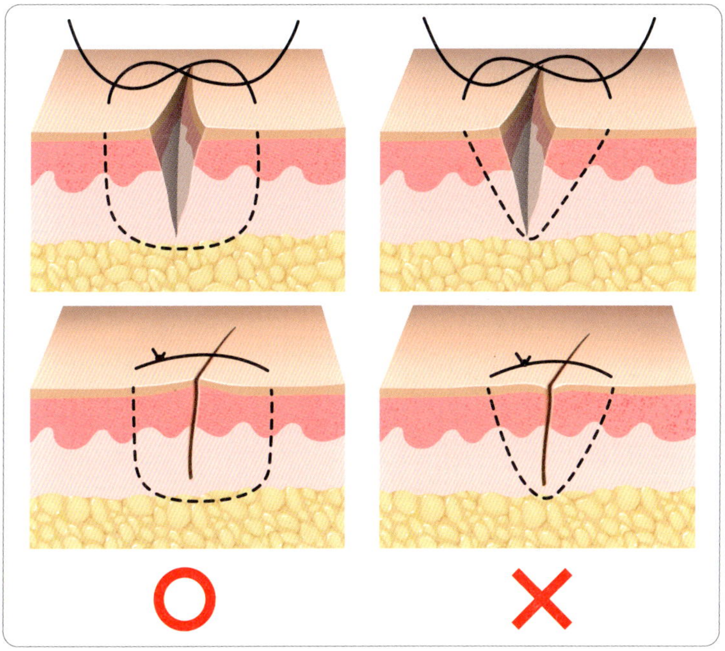

그림 9-7. **봉합 후 맞닿은 양측 피부가 함몰되지 않고 살짝 밖으로 뒤집어 져야한다.** 점선으로 표시된 봉합사가 사각형모양이 되어야 봉합사 안에 조직이 충분히 포함되어 조직을 위로 밀어 올릴 수 있어 봉합선에서 조직이 올라오게 할 수 있다(o). 삼각형 모양이 되면 조직이 충분하지 않아 봉합면을 밀어 올릴 수 없어 함몰된다(x).

6) 피부접착제를 이용한 봉합(그림 9-8)

- 제품: 2-octyl-cyanoacrylate, n butyl-cyanoacrylate
- 적응: 긴장이 없는 곳, 편편하고 물기가 없는 곳, 짧고 깨끗한 일자형 열상에 사용
- 사용 방법: 상처의 전처치는 동일하게 한다. 피부를 건조시킨 다음 열상부위를 손으로 잘 모으고 접착제를 피부표면에 바르고 마를 때까지 약 30초 정도 유지한다. 조직 안으로 스며들어가지 않도록 조심한다.
- 특별한 추가적인 드레싱은 필요 없으며, 접착제는 5~7일 정도에 저절로 떨어져 나가면서 상처는 치유된다. 소아에서 특히 유용하게 사용된다.

- 수술 절개상처에서 피하봉합을 시행한 후 최종적인 피부봉합으로 피부접착제를 이용할 수 있다.

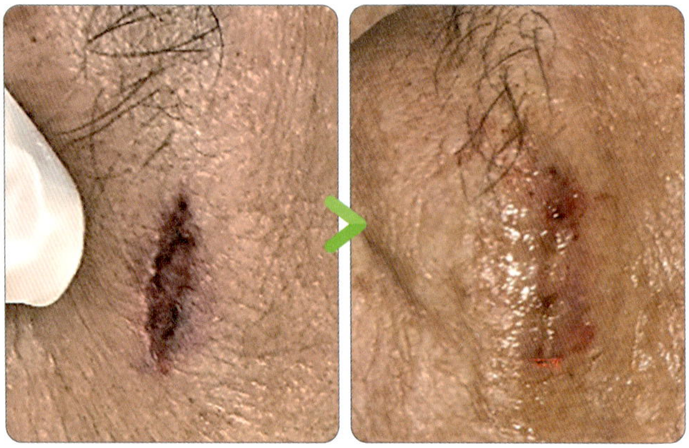

그림 9-8. 피부접착제를 이용한 봉합.

7) 봉합 후 상처관리

봉합 후 상처의 관리는 일반적인 절개를 통한 외과적수술 시의 피부절개 봉합부위의 관리와 동일하다. 그러므로 개별 외과수술의 특성을 고려한 특별한 상처관리를 제외하면, 대부분의 봉합상처 관리는다음과 같은 방법으로 관리한다.

❶ 드레싱은 하루에 한 번씩 교환하는 것을 원칙으로 한다.

상처에서 배출물(discharge, oozing, seroma, hematoma 등)이 많을 경우에는 정도에 따라 2~4회 추가한다. 교환 간격을 판단하는 기준은 드레싱을 가볍게 눌러 보았을 때 드레싱에 배어 있는 배출물이 외부로 흘러나올 정도이면 교환해 주어야 한다. 그리고 교환할 때 상처가 희게 보이고(maceration) 불어 있으면 더 자주 교환이 필요하다는 증거이다.

❷ 기존의 드레싱을 제거하고 상처에 묻은 배출물과 피딱지(scab) 등을 생리식염

수를 묻힌 cotton ball 등으로 깨끗하게 닦아낸다. 거즈 등으로 봉합부위를 지긋이 눌러서 봉합부위 내에 고인 삼출물과 주변의 물기를 깨끗이 제거한다. 봉합할 때와 비교하여 붓기가 지나칠 경우에는 혈종 등을 의심하고 봉합부위를 벌려보거나 주사기로 천자(aspiration)해서 혈종을 반드시 확인하여야 한다.

3. 상처가 붉게 보이거나 감염의 위험이 있을 때 povidone-iodine을 바르거나(painting) 항생제 연고를 바를 수 있다.

4. 드레싱을 봉합부위만 아니라 처음의 상처 혹은 수술부위를 완전히 덮을 정도로 여유 있게 잘라서 상처와 밀착이 잘 되도록 붙인다(일반적으로 foam dressing이 무난하며 삼출물의 양에 따라 film 또는 hydrocolloid dressing도 가능하다. 깨끗한 상처는 거즈를 사용해도 괜찮다).

5. 봉합사는 안면부의 경우는 5~7일, 사지와 몸통의 경우는 10~14일 정도에 제거한다. 긴장이 많은 부위나 봉합사를 오래 두어도 봉합자국(stitch mark)이 남지 않는 부위(손, 발바닥 등) 혹은 당뇨 등의 기저질환이 있는 경우에는 봉합부위의 치유 정도에 따라 2주 이상 유지하는 경우도 있다.

6. 봉합사 제거 후의 흉터관리(··· 18장. 흉터 줄이기)

II. 급성상처

Q & A

Q: 샤워는 언제부터 가능합니까?

A: 대부분의 가벼운 열상은 봉합 후 다음날부터 샤워가 가능합니다. 그러나 봉합부위를 문지르거나 자극하면 좋지 않습니다. 봉합부위는 12~24시간이 지나면 봉합부위의 틈이 밀봉(sealing)되기 때문에 조직안으로 물이 들어 가지 않고, 설사 조금 들어 가더라도 샤워 후 봉합부위를 거즈나 수건으로 가볍게 누르면서(tap dry) 물기를 잘 닦아 내고 다시 드레싱을 해 주면 문제되지 않습니다.

① 샤워하기 전에 드레싱을 완전히 제거하고 봉합부위를 노출한 상태로 샤워합니다.

② 감염이 의심되거나 붓고 통증이 있을 때는 샤워가 가능한지 상처전문가로부터 판단을 받습니다.

▶ 샤워(피부 소독으로 생각) → tap dry (물기 제거) → 드레싱

Q: 사우나는 언제부터 가도 되나요?

A: 수술 후 약 3주 이후에 가실 것을 권유합니다. 왜냐하면, 사우나에서는 샤워뿐만 아니라 탕이나 습식 혹은 건식 사우나 룸에 들어가는 것을 의미하므로 실밥을 완전히 제거하고 봉합부위에 장력이 정상의 약 20% 정도로 회복하는 시기인 3주를 적절한 시기로 생각합니다. 실밥을 제거한 직후는 봉합부위의 장력이 정상의 3%에 지나지 않습니다. 그러므로 봉합부위에 힘이 가해지면 벌어질 가능성이 항상 있습니다. 3주가 지나더라도 너무 뜨거운 물에 들어가는 것은 좋지 않습니다. 더운 물에 의해 혈관이 확장되면 봉합부위가 더 붉게 보일 수 있지만 특별한 문제는 생기지 않으니 걱정하지 않아도 됩니다.

Q: 운동은 언제부터 가능합니까?

A: 사지나 몸통에 열상을 입은 경우에 운동은 봉합부위에 영향을 줄 수 있습니다. 운동의 종류와 강도 등이 판단의 기준이 될 것이므로 운동가능여부를 담당 주치의에게 확인을 받는 것이 좋습니다. 그러나 일반적으로 봉합부위의 장력이 정상의 80%가 되는 것이 수술 후 3개월이기 때문에 심한 운동은 이때부터 시작하는 것이 좋습니다.

상치(상처처치) 매뉴얼 5

가벼운 상처나 수술 후 봉합상처 처치 매뉴얼 (집)

가벼운 상처나 수술 후 봉합상처를 집에서 치료하면 된다는 의료인의 지시가 있었습니다. 집에서 봉합상처를 처치하는 방법입니다.

1. 준비물

거즈, 드레싱 제재(폼 혹은 하이드로콜로이드 드레싱 또는 의료인이 추천하는 드레싱), 반창고, 탄력붕대

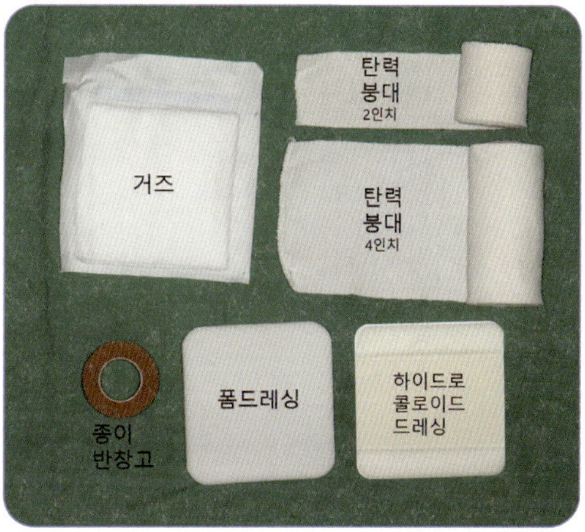

2. 다음의 순서로 처치합니다.

① 먼저 드레싱을 제거합니다.

② 샤워실에서 물살을 약간 세게 한 미지근한 물로 상처나 봉합부위를 씻어줍니다.
쉽게 제거되는 피딱지는 제거합니다. 단단하게 붙어 있는 딱지를 억지로 떼어내지 않습니다.

③ 거즈나 수건 등으로 누르면서 물기를 닦아줍니다.
상처나 봉합부위 틈으로 약간의 진물이 나올 수 있습니다. 눌러서 닦아내면 됩니다.

④ 의료인이 권한 드레싱을 상처나 봉합부위보다 크게 잘라서 붙입니다.

⑤ 드레싱이 봉합부위나 상처에 잘 밀착되게 반창고나 탄력붕대 등으로 고정합니다.

▶ 드레싱 과정에서 다음의 증상이 있으면 병원을 방문합니다.

① 봉합부 주위가 벌그스레하고 그 다음날 색깔이 더 붉어진다.
② 봉합부에서 진물의 양이 많아지거나 냄새가 난다.
③ 봉합사 주위에 노랗게 농이 생긴다.
④ 새로운 통증이 생기거나 통증이 심해진다.

가벼운 상처나 수술 후 봉합상처 처치 매뉴얼 (집)

CHAPTER 10

물린 상처(교상) - 사람, 동물(개, 고양이)

2021년 4월 농림축산식품부 조사에 의하면 국내에서 반려동물을 키우는 가구가 600만 가구를 넘었다고 한다. 국내 가구의 약 4분의 1이 개와 고양이 등 반려동물 키우고 있다는 의미이다. 이로 인해 반려동물에 의한 교상 또한 늘어나고 있다. 어른 보다는 소아 특히, 남아에서 교상이 많이 발생하며, 5~6세 이하 소아의 교상이 전체의 1/4 정도를 차지한다고 한다. 남성은 개에 의한 교상이 여성에서는 고양이에 의한 교상이 상대적으로 많다고 한다. 어린 아이들에게 교상이 많이 발생하기 때문에 더욱 더 주의가 필요하고 물린 상처의 예방과 관리에 대해서 잘 알아야 하겠다. 소아에게는 물리는 상처를 입는 상황 자체도 충격적인 기억으로 남을 것이지만, 깊은 상처로 인해 흉터가 남을 경우에는 정신적인 문제가 동반될 수 있다는 점을 염두에 두어야 한다.

다른 상처에 비해서 감염의 위험이 높은 교상 상처치료의 핵심은 감염을 막는 것이다. 그러므로 교상 직 후 일차봉합을 할 것인지 개방 상태로 그대로 치료할 것인지에 대한 판단이 치료자에게는 늘 고민이 되는 부분이다.

사람이나 동물에게 물린 상처의 공통적인 특징과 치료방법 그리고 각각의 상처의 특징과 대처방법에 대해서 알아보자.

1 정의

사람의 치아나 동물의 이빨에 물리거나 외력에 의해 자기의 치아에 의해 입안에 손상을 입는 경우를 포함하여 교상이라고 한다. 동물교상의 약 60~80%는 개, 20~30%는 고양이라고 한다.

2 물린 상처의 특징

간단한 찰과상에서부터 좌멸창(crush wound, 으깨진 상처), 탈장갑손상(degloving injury, 장갑이 벗겨지듯이 손가락이나 손의 피부가 벗겨지는 손상), 조직결손 등 매우 다양하다. 심하게 물릴 경우 특히, 상처가 으깨지면서 주위 조직의 활력이 소실되어 조직괴사가 심하게 나타날 수 있다.

70~80%의 교상은 손이나 팔 다리에서, 10~30%는 두경부(head and neck)에서 그리고 5세 이하의 소아에서는 90%이상이 얼굴과 앞쪽 목에서 발생한다.

3 공통된 치료

1) 상처세척(cleansing)

물린 상처치료에서 상처 세척은 감염의 위험을 줄이기 위해 매우 중요하다. 생리식염수나 povidone-iodine을 생리식염수에 희석한 용액으로 물린 부위를 깊숙이 철저하게 세척한다. 상처에 이물질이 완전히 없어지고 깨끗해질 때까지 세척한다. 그러나 세척 압력을 너무 과하게 하면 깊은 조직으로 균이 확산될 수 있으므로 적질한 세기로 세척한다. 응급상황에서 생리식염수가 없을 때에는 비누를 이용해서 수돗물로 먼저 깨끗이 씻어 낸 후 가까운 응급실을 방문한다.

2) 죽은 조직 제거(debridement of devitalized tissue)

활력을 잃은 조직과 너덜너덜한 조직을 깨끗하게 정리한다. 절제한 조직은 호기성 및 혐기성 균배양을 시행한다. 괴사조직이 많거나 조직의 활력을 구별하기 어려울 때는 1~2일 후에 다시 판단하여 절제한다(second-look).

* Second-look; 1차 변연절제술(debridement) 1~2일 후 2차로 시행하는 변연절제

3) 일차봉합

얼굴은 혈액순환이 풍부하고 비교적 잘 낫는 부위이므로 철저한 세척과 죽은 조직제거 후 일차봉합을 시도해 볼 수 있다. 봉합부위에 혈액순환을 좋게 하기 위해서 피하지방층 봉합을 너무 조이지 말고 또 많이 하지 않도록 한다. 진물이나 혈종이 고일 것으로 예상되면 penrose drain을 삽입한다.

일차봉합 이후에도 염증소견이 있는 지 매일 봉합 부위를 세밀히 관찰한다. 만약 부분적으로 염증소견이 있거나 진물이 고여 있는 부위가 있으면 그 부위의 봉합사를 제거하여 진물이 잘 배출되도록 드레싱한다. 봉합사 제거는 상처가 완전히 나을 때까지 충분히 기다린 후 천천히 하도록 한다.

4) 지연 이차봉합 또는 보존적 치료

상처가 깊을 경우(특히 고양이에 의한 교상), 손의 교상, 얼굴을 제외한 부위의 사람에 의한 교상, 교상 6~12시간 이후에 병원을 방문하였을 때, 그리고 second-look을 하는 경우는 지연 이차봉합 또는 보존적치료를 계획한다.

지연 이차봉합의 시기는 상처수축으로 상처가 약간 오므라드는 시점이다. 일반적으로 깨끗한 상처가 수축을 시작하는 시기는 1~2주 사이이지만 염증이나 조직 결손이 심할 때는 더 연장될 수 있다. 대부분의 상처는 처음에는 다소 커지다가 작아지기 시작하는 데 그때가 수축이 시작되는 시점이다. 봉합하기 전에 상처 가장자리의 수축과 상피화가 시작되는 부분은 예리하게 절제한 후 봉합하여야 좋은 결과를 얻을 수 있다.

지연 이차봉합이나 보존적치료로 상처가 완전히 닫히지 않는 경우도 발생할 수 있다. 이때는 피부이식 혹은 피판술로 상처를 덮어 주어야 한다.

4 감염의 위험과 치료

1) 감염의 위험

일반적으로 약 10~20%의 교상에서 감염된다. 고양이 교상이 30~40%로 가장 높고, 개 교상이 5~25%, 사람 교상이 20~25%에서 감염된다고 한다.

2) 감염의 위험이 높은 상처

손, 발, 성기, 골, 관절, 건을 침범하였을 때, 깊은 상처, 오염이 많은 상처, 조직 파괴가 많고 혈액관류(poor perfusion)가 저하된 상처에서 감염의 위험이 높다. 전신적으로 당뇨가 있거나 면역기능이 저하된 경우에 감염위험이 높아진다.

3) 감염이 의심되는 소견

붉은 발적, 붓기, 화농성 진물(고름), 심한 통증, 열이 날 때 감염을 의심하고 혈액검사와 균배양검사를 시행한다. *Pasturella multocida*에 의한 감염은 비교적 일찍 12~24시간 내에 증상이 나타나며, 심한 통증과 염증을 동반한다.

4) 감염의 진행

감염이 진행되면 봉와식염(cellulitis), 농양(abscess), 손과 발에서는 건초염(tenosynovitis), 관절축농(joint empyema)이 생길 수 있다.

5) 감염의 치료

감염은 예방이 가장 중요하며, 초기 상처에 대한 철저한 세척과 죽은조직절제를 과감하게 시행하고 예방적 항생제를 처방한다. 감염이 진행되어 봉와직염이나 농양으로 진행하면 절개배농(incision & drainage)을 시행하고 화농성 진물이 잘 배출될 수 있도록 penrose drain을 삽입한다. 상처 치료를 할 때 마다 povidone-iodine과 생리식염수를 1:1로 혼합한 용액으로 철저히 세척한 후에 potadine wet to dry dressing을 시행한다. 우선 경험적 항생제를 투여하고 이후 균배양검사가 나오면 이에 적합한 항생제를 IV로 투여한다. 손, 발의 경우 덧대(splint)를 하여 고정(immobilization)하고 상처부위를 심장보다 높게 유지한다.

- 항생제 사용기간; 봉와직염 또는 농양(1~2주), 건초염(tenosynovitis, 2~3주), 골수염 또는 관절염(3~4주)
- 예방적 항생제 요법; 대부분의 교상 환자에서 예방적 항생제를 3~5일 정도 처방하는 것을 권유한다. 만약 환자가 교상 24시간 이상 경과한 상태에서 내원하였고, 감염의 증상이 없으면 항생제를 처방할 필요가 없다.

5 사람에 의한 교상

1) 특징

교상의 약 2~3% 정도가 사람에 의한 교상으로 보고하고 있다. 사람의 치아는 뾰족하기 보다는 둥글기 때문에 물린 자국을 따라 얼룩출혈(ecchymosis)이 있고 찰과상에서부터 열상 혹은 심할 경우 조직이 뜯겨 나가거나 으깨진(crushing) 경우도 있다. 특히, 주먹으로 턱이나 안면부를 강하게 맞았을 때 본인의 치아에 의해서 입안에 깊고 심각한 상처를 입을 수 있다.

서로 싸우는 중에 귀나 코를 물어 뜯겨 연골이 손상되는 경우도 있다. 이 때는 손상되고 노출된 연골을 조기에 완전히 절제해 내고 철저하게 소독하여야 한다. 왜냐하면 만약 연골에 염증이 생겨 연골막을 통하여 감염이 귀 전체에 퍼지면 귀를 구제할 방법이 없어지기 때문이다.

2) 흔한 균

사람의 침에는 많는 종류의 박테리아와 바이러스가 상제하는데 대표적인 균주는 *Staphylococcus, streptococcus, eikenella corrodens* (anaerobic)이며 바이러스는 hepatitis, HIV(AIDS), herpes simplex 등이다. 가장 흔하게 동정되는 균은 *eikenella corrodens*이다.

3) 일차봉합

안면부에 교상을 입거나 본인의 치아에 의해서 입안에 상처를 입은 경우 철저하게 세척하고 죽은 조직에 대한 변연절제를 시행한 후 1차 봉합을 시행한다. 얼굴 이외 부위의 사람에 의한 교상 상처는 보존적인 치료를 하는 것을 원칙으로 한다.

6 개에 의한 교상

1) 특징

내부분은 잘 알고 있는 개에 의해 물리는 경우가 많고, 5~6세 이하의 소아에서 많이 발생한다. 소아에서는 얼굴과 목에 그리고 어른에서는 오른쪽 손과 나리가 잘 물리는 부위이다. 개의 이빨의 특징으로 으깨지는 손상이 많다.

2) 흔한 균

- *Pasturella spp., Pasturella multocida*
- 치료하지 않을 경우 약 5%에서 감염으로 이어질 수 있으므로 반드시 항생제를 처방한다.

3) Tetanus와 Rabies immunization을 원칙에 따라 시행한다.

- 5년 이내에 파상풍 예방주사를 맞지 않았다면 상처의 경중에 관계없이 tetanus immunization을 시행한다.
- 교상 동물을 10일간 관찰하여 광견병 증상을 보이지 않으면 rabies immunization은 필요 없다.

4) 예방

소아의 경우 잘 모르는 개는 피하게 하고, 어른이 있는 경우에 개와 놀게 하며 개가 자거나, 먹거나, 새끼를 돌보고 있는 동안에는 건드리지 않도록 조심 시켜야 한다.

7 고양이에 의한 교상

1) 특징

손과 팔에 많이 물린다. 날카로운 이빨을 가지고 있어서 피부를 뚫고 깊이 박히는 상처(punctate injury)가 많다. 이빨이 피부를 뚫은 후 단단한 조직에서 미끄러지면서 다른 위치에서 깊이 박힐 수 있어서 피부상처의 깊이를 얕은 것으로 잘 못 판단할 수 있다. 방치할 경우 피부상처는 작지만 깊은 곳에 농양이 생기거나 손과 발에서는 뼈에까지 상처를 만들어 골수염이 발생할 수도 있다.

2) 흔한 균

- *Pasturella spp., Streptococcus, staphylococcus*

3) 고양이 교상으로 손의 관절에 손상을 입은 경우 감염의 위험이 높다.

관절연골이 손상되지 않았을 때는 철저하게 세척하고 배액(drainage)이 잘 되도록 한다. 관절이 손상을 입었을 때는 힘줄윤활막절제(tenosynovectomy)를 포함하여 괴사된 조직을 광범위하게 절제(extensive debridement), 세척, 배액하며 1~2일 후에 다시 관찰하여 추가적인 변연절제술을 시행한다(second look).

☑ 요점정리

- 동물교상 상처 처치의 목표는 감염을 막는 것
- 동물교상의 약 60~80%는 개이고, 20~30%는 고양이
- 대부분 잘 아는 개나 고양이에게 물림
- 어린이가 어른에 비해 동물교상이 월등히 많이 발생
- 70~80%의 교상은 손이나 팔 다리에서, 10~30%는 얼굴과 목에 발생
- 5세 이하의 소아에서는 90% 이상이 얼굴과 앞쪽 목에 발생
- 감염: 약 10~20%의 교상에서 감염, 고양이 30~40%로 가장 높고, 개 교상이 5~25%, 사람 교상이 20~25%에서 감염
- **감염의 위험이 높은 상처**: 손, 발, 성기, 골, 관절, 건을 침범하였을 때, 깊은 상처, 오염이 많은 상처, 조직 파괴가 많고 혈액순환이 떨어진 상처
  (특히, 고양이에게 손을 물린 경우)
- **감염이 의심되는 소견**: 붉은 발적, 붓기, 화농성 진물(고름), 심한 통증, 열이 날 때
- **일차봉합 가능한 경우**: 안면부나 본인의 치아에 의해서 입안에 상처를 입은 경우
- **예방적 항생제 요법**: 대부분의 교상 환자에서 예방적 항생제를 3~5일 처방
- Tetanus와 Rabies immunization
  - ▶ 5년 이내에 파상풍 예방주사 맞지 않았다면 상처의 경중에 관계없이 tetanus immunization 시행
  - ▶ 동물을 10일간 관찰하여 광견병 증상을 보이지 않으면 광견병예방주사 필요 없다.

CHAPTER 11 물린 상처(교상) - 뱀

전세계적으로 약 3000여종의 뱀이 있으며 이중 10~15%는 독사로 분류된다. 국내에는 16종의 뱀이 있고 이중 독사는 살모사과의 살모사, 까치살모사(칠점사), 쇠살모사와 뱀과의 유혈목이 4종이며, 전체의 약 25%를 차지한다.

밭에서 일하다가 손, 팔, 다리에 잘 물린다. 농사철인 4월부터 10월 사이에 환자가 많이 발생한다.

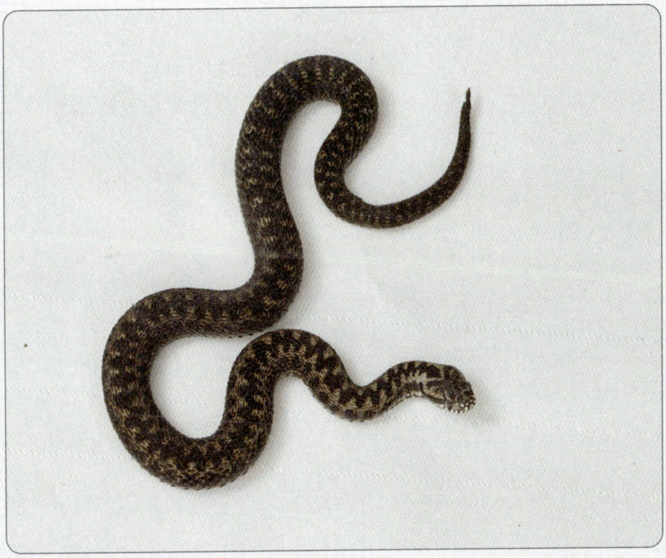

그림 11-1. 살모사.

1 병태생리

뱀의 다양한 독은 신경, 근육, 혈액응고방해, 심장, 신장 등의 장기에 독성을 나타낸다.

1) 국소 중독

- 통증과 압통, 종창, 발적, 림프절의 팽대, 조직의 괴사, 말초신경병변
- 장액성 혹은 출혈성 수포(교상 후 수 시간 내에 나타난다.)
- 반상출혈(3~6시간 경과 후 교상 부위의 경계를 넘어서 나타날 수 있다.)

2) 전신 중독

- 저혈압과 쇼크, 혈관내 용혈, 심부전, 신경독성, 전신적 횡문근 융해증 등

2 초기 처치

1) 압박과 고정(Pressure immobilization)

상하지의 물린 부위를 포함하여 몸쪽(proximal)으로 압박붕대 등으로 감아서 뱀독이 전신으로 퍼지는 것을 늦추어 준다. 이때 너무 꽉 조이지 않고 손가락 하나가 들어갈 정도로 압박하는 것이 좋다. 너무 조을 경우 오히려 말초혈액순환을 방해하여 상처가 더 악화될 수 있다. 그리고 필요하면 덧대(splint)를 추가하여 뱀에 물린 상하지를 움직이지 못하게 고정한다.

- 물린 부위는 심장과 같은 중립 위치에 유지하는 것이 추천된다.
- 물린 부위를 절개하여 입으로 독을 빨아내는 것은 효과가 없고 오히려 감염을 높일 수 있다.

2) 항뱀독소(anti-venom) 주사

Antivenom을 주사하기 전까지 고정한 것을 풀지 않는다. 너무 늦게 주사하거나 양이 충분하지 않을 때 효과가 나타나지 않을 수 있다.

국내에서 사용하는 항뱀독소는 중국 살모사인 Agkistrodon halys를 항원으로 하여 만든 사독중화글로불린이다(Kovax freeze-dried Agkistrodon halys Antivenom inj. 6000 IU/viral, 한국백신, Korea).

- 유혈목이에 대한 항뱀독소는 없다.
- 주사 부작용의 우려가 있는 환자는 다음과 같다.
  - 항독소에 대한 부작용이 있었던 환자, 천식이 있는 환자, 항혈청거부반응, A-adrenergic blockers 또는 angiotensin converting enzyme inhibitors를 복용하는 환자
  - 항뱀독소의 이상반응이 10분에서 3시간 이내에 발현할 수 있다. 가려움, 두드러기, 기침, 구토, 복통, 저혈압, 기관수축 등의 이상반응이 나타나면 항뱀독소의 투여를 멈추고 항히스타민제와 스테로이드를 투여한다.

3) 상처의 관찰과 처치

항뱀독소의 투여와 전신적인 상태에 대한 응급처치 그리고 IV line을 확보한 후 교상부위를 압박한 탄력붕대 등을 제거한다. 수포, 종창, 조직괴사 등의 상처에 대한 관찰과 더불어 이빨 자국이 몇 개인지 확인한다. 시간의 경과에 따라 붓기가 어느 정도로 번지고 있는지 국소 임파선이 부어 있는지를 관찰하고 기록한다.

(1) 수포와 상처에 대한 처치: 절대 수포를 완전히 제거하지 말 것!

수포의 가장자리의 한 곳을 절개하여 장액성 또는 출혈성 배출물(discharge)을 배출시키고 수포의 막(껍질)은 상처에 그대로 남겨 두어 수포바닥의 상처를 덮고 있도록 한다.

(2) 구획증후군(Compartment syndrome)

신체의 정해진 해부학적 구획 안의 압력이 증가하여 혈액공급이 불충분해지는 것을 말한다.

상하지 뱀교상 부위가 급격하게 부어올라 말초로 가는 혈액공급이 불충분해지면 동맥이 약하게 촉지 되고 압통이 심하며 피부색의 변화가 나타나면 구획증후군을 의심한다.

뱀교상은 주로 피하지방층이 부어오르기 때문에 근막을 절개할 정도의 구획증후군은 드물게 나타나지만 손가락, 발가락 등에서 이러한 증상이 나타나면 근막절개술을 시행할 것인지를 판단하여야 한다.

(3) 드레싱

뱀교상이 심하면 조직의 괴사가 일어나고 감염의 위험이 있으므로 povidone-iodine wet to dry dressing을 주로 시행한다. 상처가 경하고 조직괴사가 경미하면 foam dressing이나 hydrocolloid dressing을 한다(그림 11-2).

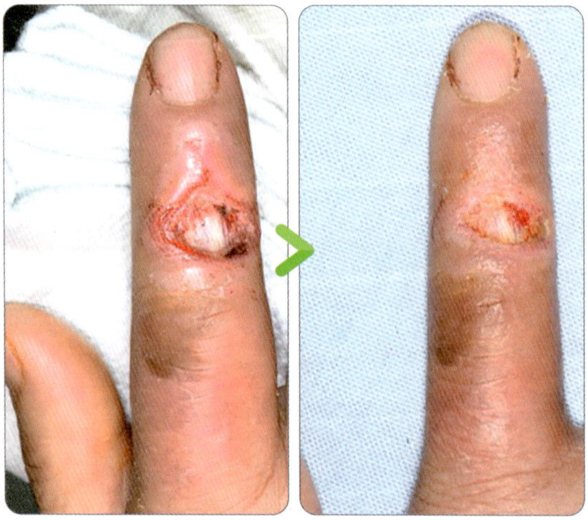

그림 11-2. 둘째손가락 뱀교상으로 죽은조직을 제거한 후 결손이 발생하였고 힘줄이 노출되었다(왼쪽). 보존적인 치료 1주일 후 상처는 많이 줄었지만 건이 노출되어 있기 때문에 건막염(tenosynovitis)이 오지 않도록 감염관리와 드레싱을 철저하게 시행하여야 한다(오른쪽).

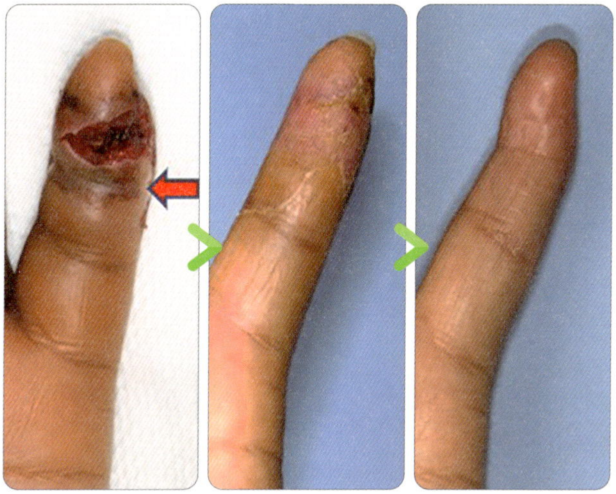

그림 11-3. 새끼손가락 뱀교상 후 붓기가 심하고 말초혈액의 순환장애가 있어서 외측에 절개(붉은화살표)를 넣어서 혈액순환을 회복시키고 국소적으로 산소치료를 병행하였다(왼쪽), 교상 약 3주 후에 상처가 완전히 나은 모습 (중간), 뱀교상 1년 후 교상이 있었던 손가락이 휘어지고 위축되는 후유증을 남겼다(오른쪽).

4) 고압산소치료

뱀교상 후 조직의 괴사가 심하고 말초혈액순환이 불충분 할 경우 고압산소치료를 병행할 수 있다. 고압산소치료 챔버 안에서 2기압의 압력으로 100% 산소를 하루에 90분간 약 1주일 정도 시행하거나 손, 발일 경우 국소적으로 비닐백을 만들어 약 1기압의 압력으로 100% 산소를 주입하는 방법으로 시행하기도 한다.

3 재건수술

뱀교상 후 조직괴사가 국소적이고 심하지 않을 때는 적절한 드레싱으로 대부분 낫지만 조직괴사가 광범위할 경우 조직결손이 생기고 신경, 건, 골과 같은 중요구조물이 노출될 수 있다. 이 때는 피부이식이나 국소피판수술을 통해서 피복해 주어야 한다(그림 11-4).

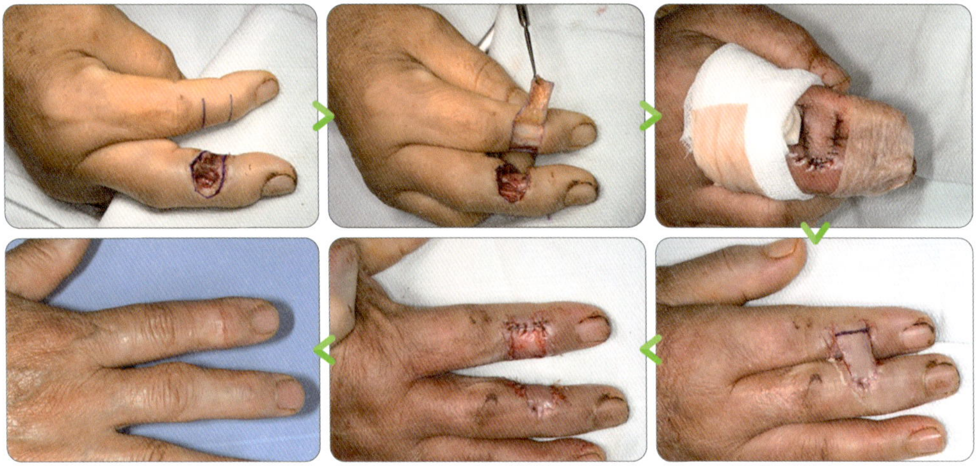

그림 11-4. 중지에 뱀교상 후 조직결손 발생(윗쪽 왼쪽), 두번째 손가락에서 교차손가락 피부피판을 일으킨 모습(윗쪽 중간), 피부피판으로 결손부위를 덮고 피판을 일으킨 곳에는 피부이식을 시행(윗쪽 오른쪽), 피판을 붙인지 3주째의 모습(아랫쪽 오른쪽), 피판으로 결손부위를 완전히 덮어주고 봉합(아랫쪽 중간), 수술 후 1년째의 모습(아랫쪽 왼쪽).

CHAPTER

12 화상

질병관리청에서 2018년 발표한 제8차 국가손상종합통계에 따르면 2016년 국민 건강 보험 통계 상 화상으로 진료받은 환자는 약 59만 명이었으며 이 중 2만 8천명은 입원 치료를 받았다. 이 같은 통계는 매년 우리나라 인구의 약 1% 정도의 사람이 화상으로 치료를 받았다는 뜻이며 병원에서 치료를 받지 않은 분들까지 포함한다면 이보다는 훨씬 많을 것으로 추정된다. 나무 등의 땔감으로 조리나 난방을 하던 옛날보다 화상이 많이 줄었을 것으로 생각하는 분들이 많으시겠지만 아직도 생각보다 많은 화상환자가 발생하고 있다. 가정에서 흔히 발생하는 경우는 끓인 물, 국, 라면, 커피 등을 엎질러거나 뜨거운 조리기구에 피부가 닿아서 손이나 팔, 다리에 화상을 입는 경우가 많다.

화상이라고 하면 무엇이 먼저 떠오를까? 몇 도 화상인가? 신체 부위의 몇 %에 화상을 입었는가? 초기 처치는 어떻게 해야 하는가? 소독과 치료는 화상전문병원에서만 해야 하는 것이 아닌가? 등 많은 의문이 있을 것입니다.

화상 역시 큰 범주에서는 일반적인 상처치유와 같은 경과를 밟는다. 즉, 모든 상처는 치유의 큰 흐름을 따라 낫는 쪽으로 흘러간다. 그러므로 상처치유의 큰 그림아래서 화상의 특징적인 사항들을 익히신다면 큰 어려움없이 화상에 대처할 수 있다.

화상은 크게 강한 햇빛, 뜨거운 물이나 물체, 불, 마찰열에 의한 열화상, 선기에 의한 전기화상, 화학물질에 의한 화학화상으로 나눈다. 그러면 화상환자의 평가, 초기 처치, 그리고 치료방법에 내해서 일아보자.

1 강한 햇빛에 의한 손상

여름휴가를 다녀온 후 얼굴이 검게 타고 노출 부위인 팔과 등이 따끔따끔하다가 하얗게 허물이 벗겨진 경험이 모두 있을 것이다. 이것이 일광화상 즉 햇빛에 의해 1도 정도의 화상을 입었기 때문에 나타난 현상이다. 강한 햇빛으로부터 피부를 보호하기 위해 표피에서 멜라닌을 많이 생산하기 때문에 햇빛을 많이 받은 부위가 검어지고, 1도 화상에 의한 염증반응으로 피부에 붉은 홍반이 생기고 약간 붓기도 한다. 그러나 특별한 처치가 없어도 피부의 자연치유의 결과로 허물이 벗겨지면서 낫게 된다.

1) 자외선의 종류

- 자외선A (320~400 nm): 진피층까지 들어와 콜라겐과 엘라스틴 손상, 피부노화, 피부색소침착 유발
- **자외선B** (290~320 nm): 표피층에 영향을 주어 **일광화상**을 일으키고 DNA 손상으로 **피부암**유발
- 자외선C (200~290 nm): 살균작용

2) 빈도

약 1,2000명/2019년 국내(2019년 건강보험공단심사평가원 통계자료)

3) 증상과 진단

강한 햇빛에 짧게는 30분 보통은 2~3시간 정도만 노출되어도 1도 정도의 화상이 발생할 수 있다. 더 오랫동안 무방비로 노출된다면 물집이 생기는 얕은 2도 정도의 화상이 발생할 수 있다. 1도 화상은 노출부위의 피부가 붉게 변하고 따끔거리는 통증과 함께 피부에 붓기가 동반될 수 있는 정도이다. 물집이 있으면 그 부위는 얕은 2도로 진단한다.

4) 치료와 예후

발생초기에는 차가운 탕에 들어가거나 차가운 물로 샤워를 한 후 수건으로 눌러서 물기를 적당히 닦아내고 보습제를 바른다. 통증이 심할 때는 진통제를 사용하고 가렵거나 염증증상이 있으면 국소스테로이드 연고를 바른다.

작은 물집은 그대로 두는 것이 좋다. 혹시라도 큰 물집이 있을 경우에는 물집의 가장자리에 주사기 바늘로 작은 창을 내어 배출시키고 물집을 싸고 있었던 표피는 그대로 피부를 덮고 있도록 한다. 합병증은 거의 없으며 대부분 1주일 이내에 허물이 벗겨지면서 낫는다. 간혹 피부가 얼룩덜룩하게 될 수도 있지만 시간이 지나면 모두 정상으로 돌아 오기 때문에 걱정하지 않아도 된다.

5) 예방

햇빛이 강한 오전 10시에서 오후 4시에는 장시간의 일광노출을 피하고 부득이할 경우에는 선글라스와 모자 그리고 옷으로 눈과 피부를 잘 보호하도록 한다. 노출부위는 반드시 자외선차단크림(선크림)을 반드시 바른다.

SPF 2~15는 저, SPF 15~30 중, SPF 30~50 고, SPF 50 이상은 최고 일광차단으로 분류한다.

자외선차단크림 바르는 요령

일광에 **노출되기 15~30분전 SPF 30 이상의 선크림**을 노출부위에 골고루 잘 바르고 **매 2~3시간 마다** 다시 발라야 한다(소아의 경우는 SPF 15 이상).

** 일광차단지수(Sun protective factor: SPF)는 자외선 A, B의 차단효과를 나타내는 지수로 SPF 2~15는 저, SPF 15~30 중, SPF 30~50 고, SPF 50 이상은 최고 일광차단으로 분류한다.

2 열화상(열탕화상, 접촉화상, 화염화상)

1) 열화상의 기전

화상은 열에 의한 조직의 손상이다. 44°C 이상이면 단백질이 변성되고 세포와 조직이 손상된다. 이보다 낮은 온도에서도 오랫동안 닿아 있으면 조직에 손상을 줄 수 있는데, 감각이 떨어진 부위에 찜질용 핫팩을 오랫동안 올려 놓거나, 만취 혹은 의식을 잃은 상태로 온돌방에서 한 자세로 오랫동안 한 부위를 접촉하고 있을 경우 등이 여기에 속한다.

2) 화상 깊이 평가

화상의 깊이는 화상의 원인(열탕, 접촉, 화염), 온도, 접촉시간, 나이에 따라 화상을 입은 직후에 거의 결정이 된다. 그러나 2~3일 시간이 지나면서 더 깊어질 수 있으며, 화상을 입은 부위도 항상 같은 깊이로 화상을 입는 것은 아니고 깊은 부위와 얕은 부위가 공존하는데 다음과 같은 패턴을 가지고 있다. 즉, 강한 열에 의해 조직 괴사가 일어난 중심부위를 응고지역(zone of coagulation)이라 하고 이를 둘러싸고 있는 중간 지역을 울혈지역(zone of stasis), 그리고 가장 바깥쪽 변연부를 충혈지역(zone of hyperemia)이라고 한다. 중간 지역인 울혈지역은 상황이 나빠지면 언제든지 응고지역으로 변해 조직이 괴사될 수 있기 때문에 **적절한 화상처치라는** 것은 **울혈지역의 조직이 괴사되지 않도록 하고** 응고지역의 **괴사된 조직은 빨리 제거하여 치유를 유도**하는 것이라고 할 수 있다.

화상의 깊이를 1, 2, 3도로 구분하는 것이 가장 일반적이다.

(1) 1도 열화상(First degree burn)

표피층에 화상을 입은 경우를 말한다(그림 12-1). 피부가 붉게 변하고 따끔거리는 통증과 함께 피부에 붓기가 동반될 수 있는 정도이다. 앞서 설명한 강한 햇빛에 의해 화상을 입었을 때가 대표적이며, 2도 이상의 화상 주변에도 1도 화상이 있을 수 있다.

1주일 이내에 치유되고 흉터를 남기지 않는다.

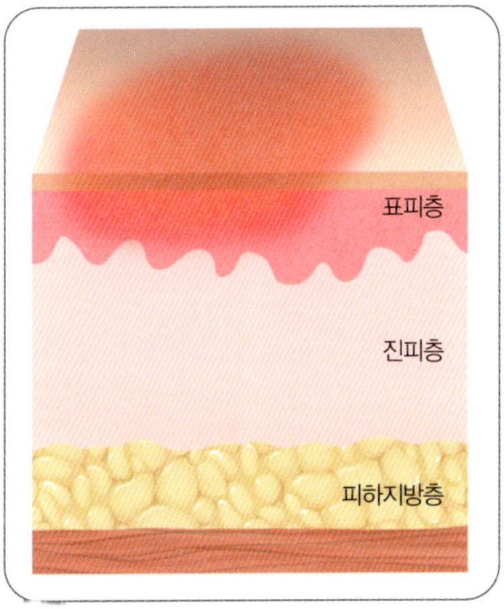

그림 12-1. 1도 화상 모식도.

(2) 2도 열화상(Second degree burn)

진피층까지 화상을 입는 경우이며 물집이 생기고 진물이 나며 심한 통증을 호소한다. 깊이에 따라 다음의 두 가지로 분류한다.

가. 얕은 2도 열화상(Superficial second degree burn)

진피의 유두층(papillary dermis)까지 화상을 입은 경우이다(그림 12-2). 물집을 살짝 터뜨리고 벌려서 그 바닥을 자세히 보면 분홍색의 진피바닥이 보이고 주사기 바늘로 건드리면(pin prick test) 심한 통증을 느낀다. 털을 뽑으면 통증을 느낀다. 대부분 2주 이내에 치유되고 흉터를 거의 남기지 않는다(그림 12-3).

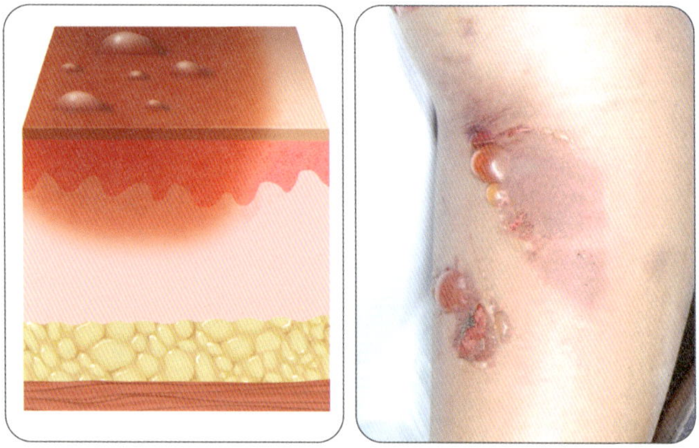

그림 12-2. **얕은 2도 화상 모식도(왼쪽), 팔의 얕은 2도 화상(오른쪽):** 물집이 잡혀 있고 물집이 벗겨진 부분의 진피바닥이 분홍색을 띄고 있다.

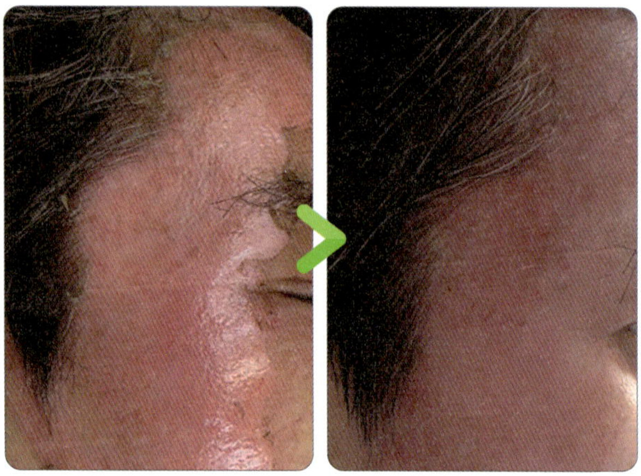

그림 12-3. **얼굴의 얕은 2도 화염화상:** 물집은 벗겨 졌고 핑크색의 진피가 드러나 있다(왼쪽). 치료 6일째에 상피화가 많이 일어나 거의 나아가고 있다(오른쪽).

물집 처치 참고 동영상

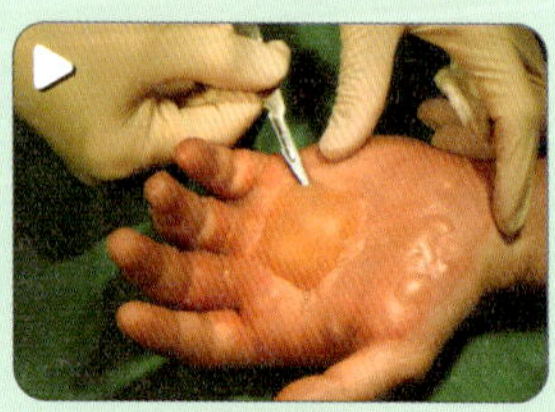

나. 깊은 2도 열화상(Deep second degree burn)

진피의 그물층(reticular dermis)까지 화상을 입은 경우이다(그림 12-4). 물집의 바닥은 분홍색 보다는 흰색에 가까우며, pin prick test를 하면 통증을 잘 느끼지 못한다. 얕은 2도 화상에 비하여 진물이 더 많고 치유 기간이 2주를 넘기는 경우가 많기 때문에 **화상 흉터를 남길 수 있다.**

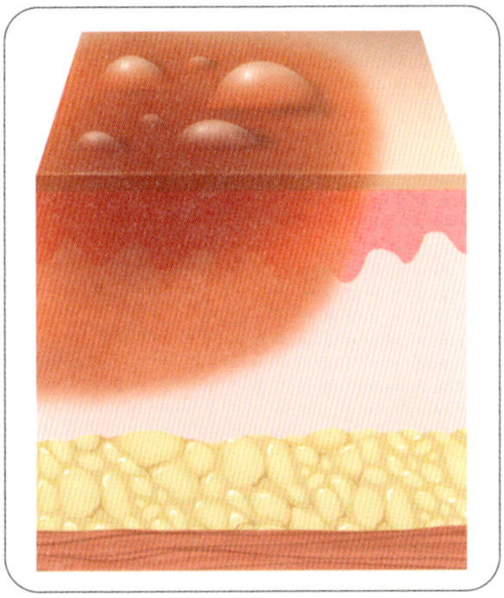

그림 12-4. 깊은 2도 화상 모식도.

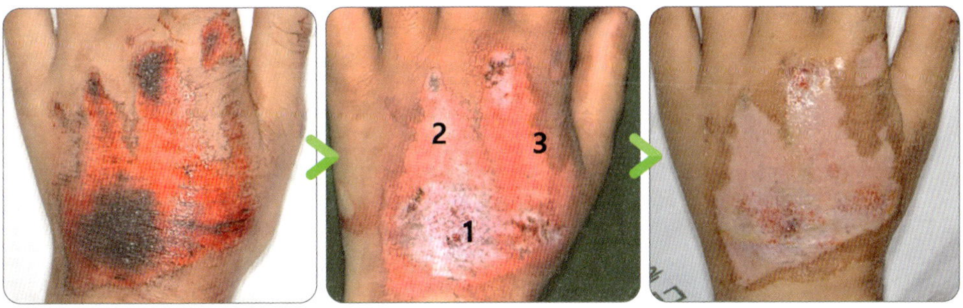

그림 12-5. **손등의 접촉화상**:수상직후(왼쪽), 이물질을 완전히 제거한 상태(중앙): 1. 화상이 제일 깊은 곳으로 진피층의 대부분이 소실되고 피하지방층도 조금 보인다(깊은 2도 화상). 2. 얕은 진피층이 소실되어 약간 희게 보인다(얕은 2도 화상). 3. 표피층의 손상으로 분홍색을 띈다(1도 화상), 2주 치료 후 대부분 상피화가 이루어졌지만 가장 깊었던 부위는 아직 완전히 낫지 않았다(오른쪽).

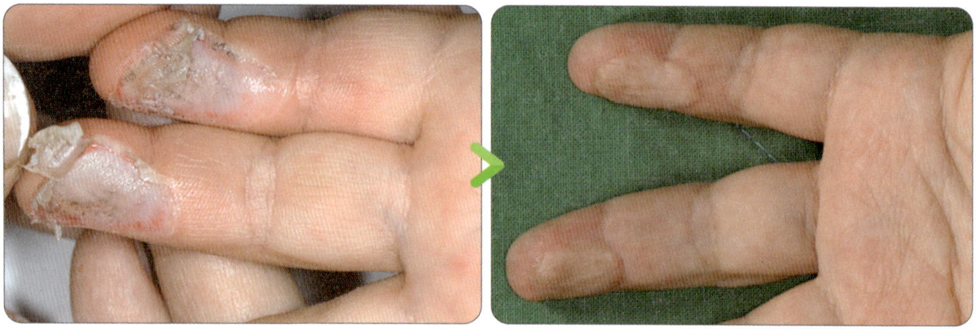

그림 12-6. **손가락의 깊은 2도 화상:** 피부가 벗겨지고 흰색의 진피가 드러나 있고, 자극을 해도 통증을 느끼지 못하는 전층 화상(왼쪽), 전층피부이식 수술 후(오른쪽).

(3) 3도 열화상(Third degree burn)

피하지방층까지 피부의 전층이 화상을 입은 경우이다.

물집이 없고 탈수되어 피부가 밀랍이나 가죽처럼 보인다. 자극을 가해도 통증을 느끼지 못한다. 자연치유는 어렵고 반드시 피부이식수술이 필요하다(그림 12-8).

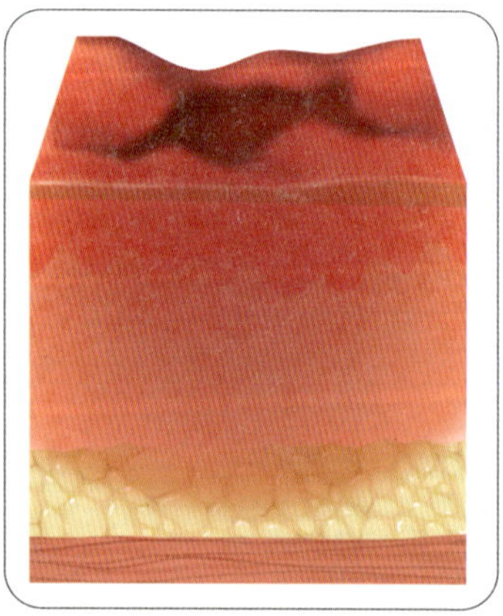

그림 12-7. 3도 화상 모식도.

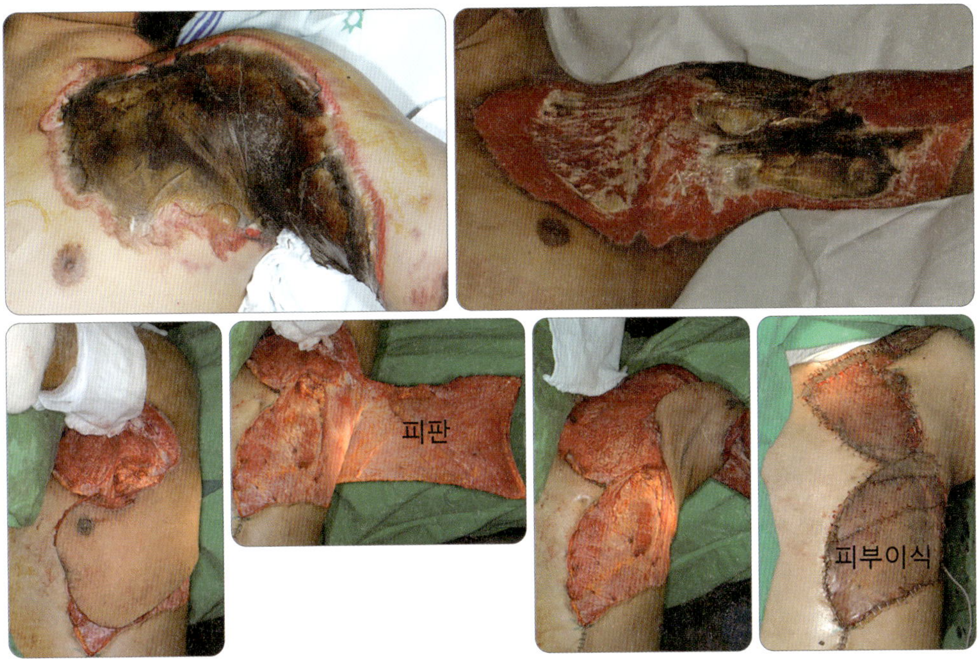

그림 12-8. 가슴과 겨드랑이 팔부위의 3도 열화상: 화상직후 사진으로 피부가 가죽처럼 보인다(위쪽 왼쪽), 가피절제수술과 드레싱으로 붉은 육아조직이 많이 생겼지만 검은색의 가피가 아직 남아있다(위쪽 오른쪽), 가슴에서 피판을 일으켜 겨드랑이 부분으로 옮겨 겨드랑이로 지나가는 큰 혈관과 신경을 보호하고 동시에 팔의 움직임을 원활하게 하였다. 피판으로 덮이지 않은 부위는 부분층 피부이식수술을 시행하였다(아래).

(4) 4도 열화상(Fourth degree burn) (그림 12-9, 10)

근육과 뼈까지 화상을 입은 경우이다.

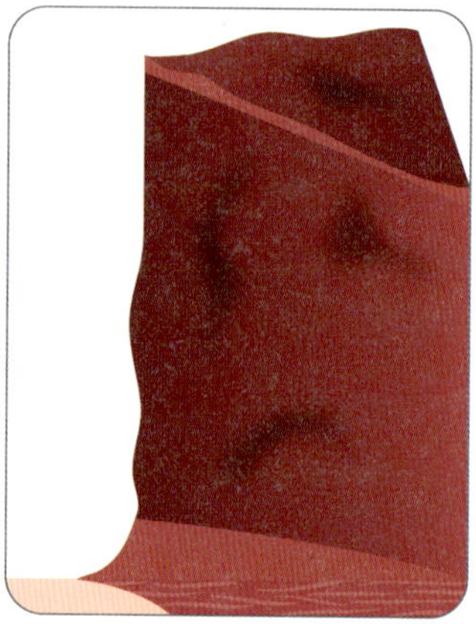

그림 12-9. 4도 화상 모식도.

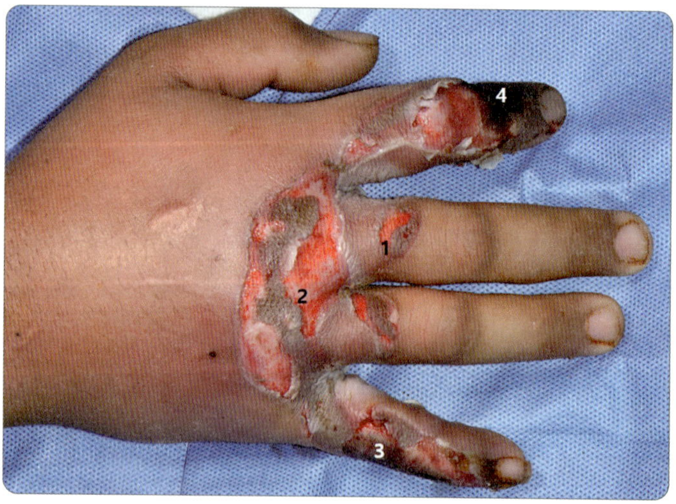

그림 12-10. **과열된 프레스에 의한 접촉화상: 1.** 표피가 벗겨지고 붉은 진피가 노출되어 있다(얕은 2도 화상). 2. 표피가 벗겨지고 흰색의 진피가 노출되어 있다(깊은 2도 화상). 3. 피부가 탈수되어 가죽처럼 보인다(3도 화상). 4. 검게 탄 화상으로 근육과 뼈까지 화상을 입었다(4도 화상).

화상을 입은 직후에 바로 환자의 상처를 보았다면 위에서 설명한대로 관찰하고 테스트해서 구분이 어느 정도 되지만 며칠 후에 보게 된다면 이미 물집은 터지고 딱지가 생기는 등의 이유로 정확하게 판단하기 어렵다. 그리고 화상의 정도는 digital scale이 아니라 analogue scale이기 때문에 각각의 얕은 2도 혹은 깊은 2도 화상 내에서도 매우 다양한 정도의 화상이 존재한다. 이런 경우에 판단에 도움이 되는 것은 **나을 때까지 걸리는 시간**이다. 2주 이내에 완전히 나았다면 분명히 얕은 2도 화상이었고, 흉터를 거의 남기지 않을 것이기 때문에 낫는데 걸리는 시간은 환자와 보호자에게 정확하고 유용한 판단을 해 줄 수 있는 중요한 지표이다.

"화상의 깊이를 정확하게 진단하는 것도 중요하지만 최선의 치료방법으로 2주 이내에 화상을 낫게 하여 흉터를 생기지 않게 하는 것이 더 중요하다."

만약 낫는 데 2~3주 이상이 걸릴 것으로 예상이 되면 피부이식을 시행하여야 한다. 이식된 피부는 색깔이 다르고 피부의 탄력성은 줄어들지만 보기 흉한 화상흉터 소위 "떡살"은 생기지 않는다.

3) 화상 면적 추정

화상의 면적은 피부 체표면적 전체(total body surface area: TBSA)를 100으로 보았을 때 몇 %가 화상을 입었는지 %로 표시한다. 1도 이하의 단순 홍조부위는 제외하고 2도 이상의 화상을 면적에 포함한다.

면적측정은 다음의 세가지 방법을 주로 이용한다.

(1) 손바닥 1% 법칙

손목 주름선을 경계로 손가락을 포함한 손바닥 전체를 1%로 본다(그림 12-11).

넓지 않은 국소부위에 화상을 입은 경우에 매우 유용하게 사용된다.

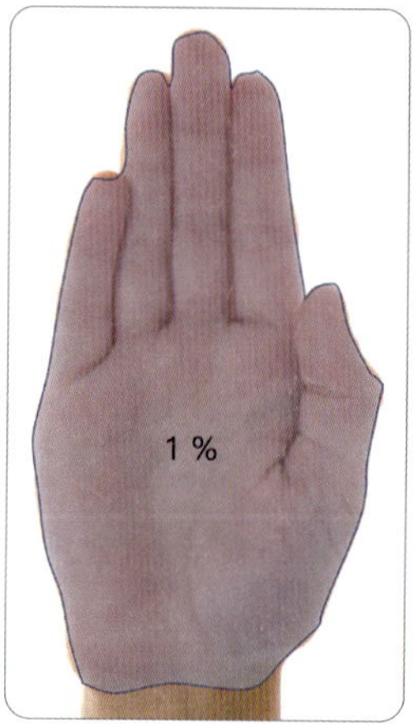

그림 12-11. 손바닥 전체를 1% 신체표면적으로 본다.

(2) 9의 법칙 (Rule of nines)

신체를 머리(목포함), 몸통, 상지, 하지로 나누고 9의 배수로 계산한다(그림 12-12).

> 머리와 목 - 9%
> 몸통 앞면 - 18%, 몸통 뒷면 - 18% (합: 36)
> 한쪽 상지(손과 팔) - 9% (양측 합: 18)
> 한쪽 하지 전체 - 18% (양측 합: 36)
>
> (전체 합 99% + 생식기를 포함한 회음부 1% = 100%)

화상면적을 빨리 추정할 수 있지만 정확하지는 않다. 소아는 성인과 체표면적의 비율이 다르므로 15세 이상에서 9의 법칙을 적용한다.

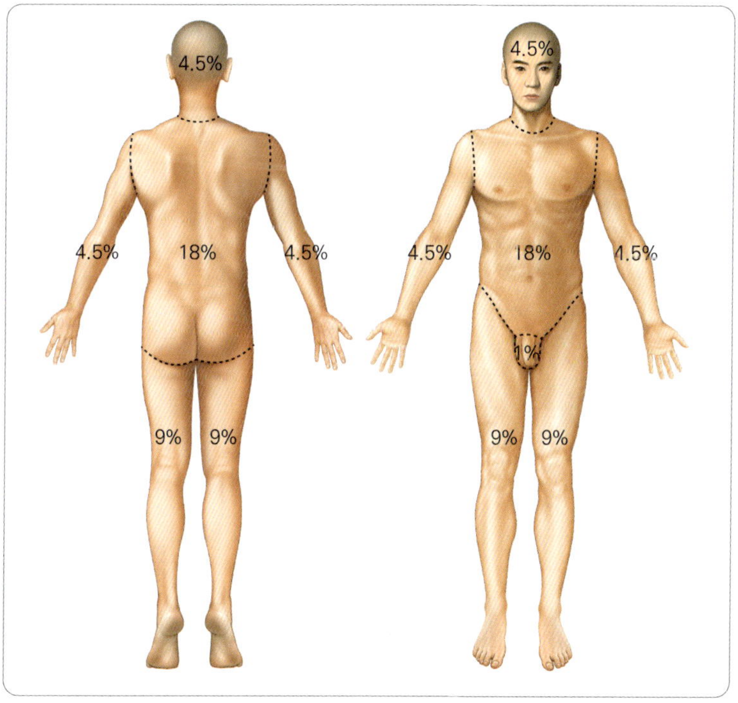

그림 12-12. 9의 법칙.

(3) Lund-Browder 화상 챠트

유아와 어린이는 신체의 비율이 어른과 다르기 때문에 이를 감안하여 연령별로 신체부위별 면적을 더 정확하게 계산할 수 있게 만들었다(그림 12-13).

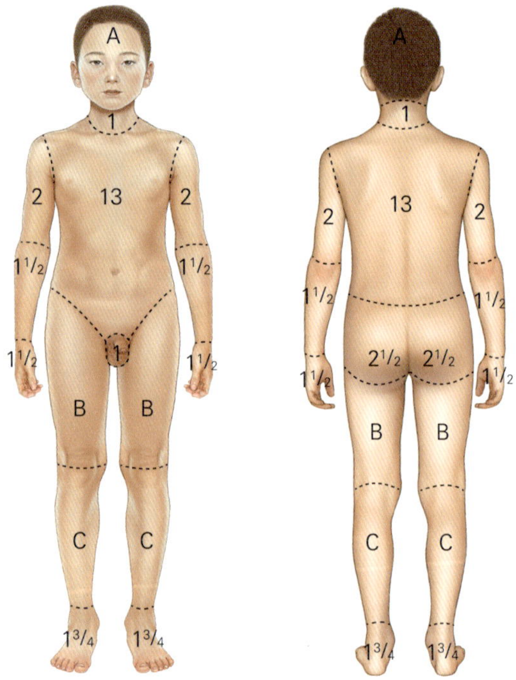

Area/Age	0	1	5	10	15	Adult
A=1/2 of head	9 1/2	8 1/2	6 1/2	5 1/2	4 1/2	3 1/2
B=1/2 one thigh	2 3/4	3 1/4	4	4 1/2	4 1/2	4 3/4
C=1/2 one lower leg	2 1/2	2 1/2	2 3/4	3	3 1/4	3 1/2

그림 12-13. Lund-Browder 화상 챠트.

4) 화상의 초기 처치

(1) 화상부위의 노출

옷을 입고 있는 부위에 화상을 입은 경우에 그대로 두면 접촉시간이 길어져서 화상이 심해지기 때문에 빨리 가위로 잘라 옷을 제거해야 한다. 왜냐하면 무리하게 옷을 벗거나 벗기려고 하다가 오히려 화상부위에 손상을 더 줄 수 있기 때문이다.

(2) 화상부위의 냉각

2~15°C 흐르는 찬물로 20분간 화상부위를 식혀준다. 화상을 입은 후 **3시간 이내**에 시행해야 유용하다. 얼음이나 얼음물로 냉각시키는 것은 피해야 한다. 왜냐하면 과도한 혈관수축으로 혈액순환을 오히려 방해하여 화상이 더 깊어질 수 있다. 전신냉각은 체온저하에 빠지기 쉬우므로 화상 부위만 냉각한다.

(3) 병원에 도착하기 전 까지의 드레싱

화상부위에 아무것도 바르지 않는 것이 좋다. 치약이나 기름, 소주, 계란 등을 절대로 바르지 않도록 한다. 제거할 때 환자는 매우 아프고, 제거하기 위해 시간이 많이 걸리고 상처치유에는 오히려 방해가 되기 때문이다. 거즈나 손수건과 같은 얇은 천을 물에 적신 후 물기를 짠 후 펴서 화상부위에 얹고 붕대로 조이지 않게 감아준다.

"물집은 터뜨리거나 제거하지 말고 그대로 두어야 한다."

5) 화상 정도에 따른 치료 지침 (American Burn Association)

표 12-1. 화상 정도에 따른 구분과 치료 방침

화상 정도	기준	치료 방침
경증	• 체표면적의 10% 미만의 화상(성인) • 체표면적의 5% 미만의 화상(어린이, 성인) • 체표면적의 2% 미만의 전층화상	외래 치료
중증도	• 체표면적의 10~20% 화상(성인) • 체표면적의 5~10% 화상(어린이, 성인) • 체표면적의 2~5%인 전층화상 • 고압손상 • 흡인성 손상이 의심 • 몸이나 팔다리 전체를 둘러싸는 화상 • 감염에 걸리기 쉬운 동반질환이 있을 때(당뇨 등)	입원 치료
중증	• 체표면적의 20% 이상의 화상(성인) • 체표면적의 10% 이상의 화상(어린이, 성인) • 체표면적의 5% 이상인 전층화상 • 고압전기 화상 • 흡인성 손상이 있는 화상 • 얼굴, 눈, 귀, 성기, 관절부위 화상 • 골절과 같은 주요 손상이 동반될 경우	화상센터로 이송

* 어린이: 10세 미만, 성인: 10~50세, 노인: 50세 이상

6) 화상 상처 드레싱

(1) 미지근한 생리식염수나 수돗물로 상처를 깨끗하게 세척한다.
오염물질이나 이전에 드레싱한 항균제 등도 말끔히 제거한다.

(2) 감염이 의심될 경우 Chlorhexidine이나 povidone-iodine으로 소독을 추가할 수 있다.

(3) 마른 거즈로 조금씩 누르면서 물기를 제거한다.
온전한 물집은 가장자리에 창을 내어 물을 빼 주고, 이미 손상된 물집의 껍질(표피)은 가위로 지저분한 부분만 제거한다.

(4) 상황별 상처 드레싱에 따른 사용법

■ **폼드레싱을 할 경우: 얕은 2도 화상으로 중등도의 삼출물이 있을 때**

❶ 폴리우레탄필름층(끈적한 접착면)이 화상 상처와 잘 접촉하도록 덮고 반창고로 고정한다.

❷ 움직임이 많은 부위여서 반창고로 고정이 어려울 경우에는 탄력붕대 등으로 감아서 고정한다.

❸ 하루에 한번씩 드레싱을 교환하지만 삼출물이 많을 경우 횟수를 추가한다 (감염이 의심될 경우 지속적으로 은이온 방출하는 Nanocrystalline silver가 포함된 폼드레싱을 사용할 수 있다).

■ **Hydrocolloid 드레싱을 할 경우: 삼출물이 중등도 이하이고 마를 우려가 있을 때**

❶ 하이드로콜로이드 드레싱의 보호막을 벗겨낸 접착면이 화상 상처와 접촉하도록 부착한다.

❷ 삼출물이 많지 않을 때는 2~3일 간격으로 교환한다.

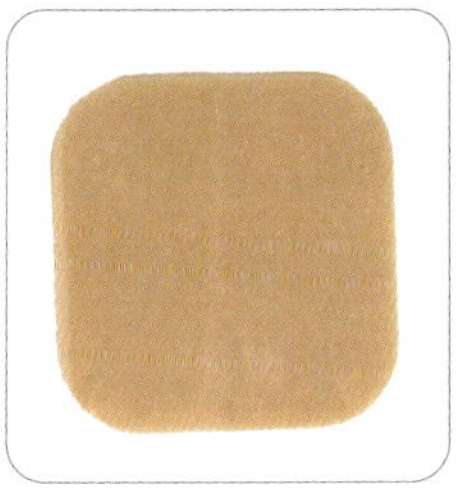

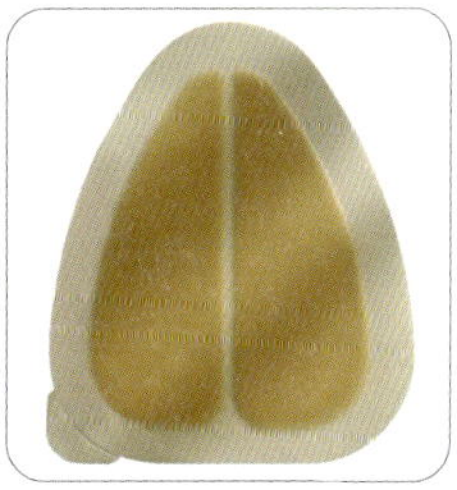

■ **동결건조 양막을 사용할 경우: 얕은 2도 화상으로 삼출물이 적어질 시점에 사용**

❶ 동결건조 양막을 상처위에 얹고 골고루 펴서 잘 밀착되도록 붙인다.

❷ 밀착된 양막이 잘 유지되도록 거즈나 폼으로 2차 드레싱을 한다.

❸ 드레싱 다음날 2차 드레싱을 제거하였을 때 양막이 잘 부착되어 있으면 2차 드레싱은 제거한다.

❹ 건조한 상태로 잘 부착된 양막이 상처가 나으면서 저절로 떨어져 나올 때까지 그대로 유지한다.

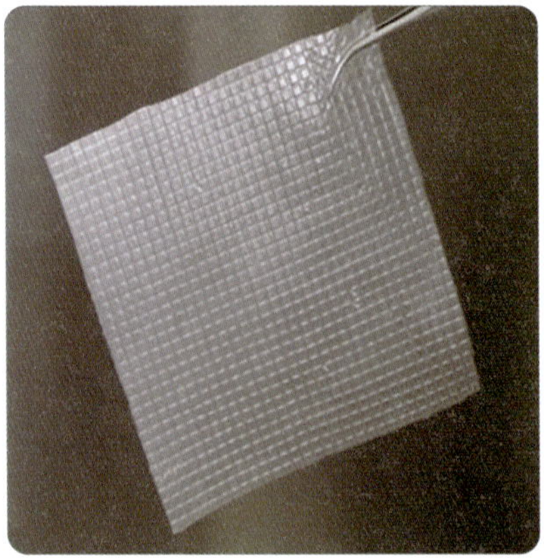

■ **Silver sulfadiazine 항균제 크림을 사용할 경우: 깊은 2도 이상의 화상**

Silver sulfadiazine은 예전에 화상에서 가장 널리 사용되었던 흰색의 은 함유 항균제 크림으로 그람양성균, 그람음성균, candida albicans에 효과가 있다. 깊은 2도 이상의 화상에서 피부이식하기 전까지 세균감염으로부터 화상상처를 보호하고 괴사딱지를 녹여내어 상처를 깨끗하게 할 목적으로 사용하여 왔다. 그러나 은이온이 표피세포와 섬유모세포에 독성이 있고, 은이온이 세균을 죽이기 위해서는 30~40 ppm을 일정하게 유지하여야 하기 때문에 최근에는 Silver sulfadiazine 크림을 거의 사용하지 않는다. 대신 은제재로서는 nano-crystalline silver 제품이 개발되어 사용되고 있다.

Silver sulfadiazine 항균제 크림은 다음과 같이 드레싱한다.

❶ Silver sulfadiazine 크림을 설압자로 2 mm 정도의 두께로 골고루 상처에 바른다.

❷ 크림을 dry거즈에 조금 묻히고 함께 비벼서 크림을 머금은 wet거즈로 만든 다음 펴서 크림을 바른 상처 위에 추가로 덮는다.

❸ 마른 거즈를 충분히 더 덮은 다음 붕대로 감아서 고정한다.

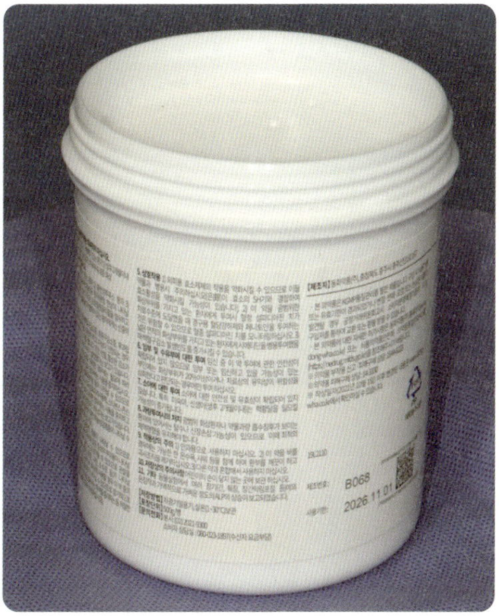

상치(상처처치) 매뉴얼 6

화상치료

가정에서 국소 부위에 1% 정도의 얕은 2도 정도의 화상을 입었다고 가정합니다.

1. 준비물

소독 주사기 바늘, 폼드레싱, 거즈, 반창고

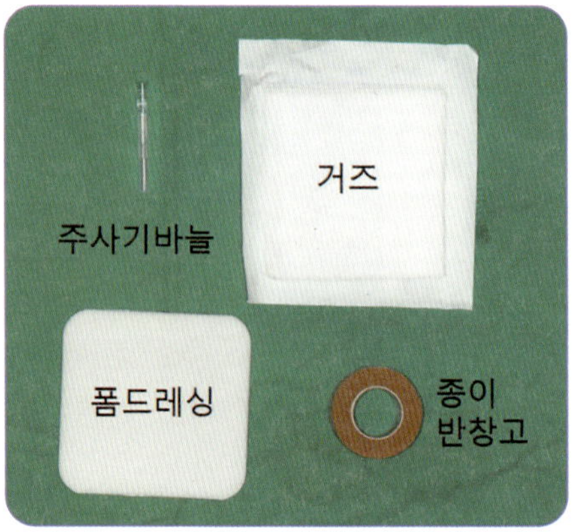

2. 다음의 순서로 따라하세요.

① **냉각**: 흐르는 차가운 수돗물에 화상부위를 20분정도 냉각시킵니다.

② **물집**: 좁쌀 정도의 작은 물집은 그대로 둡니다.
콩보다 큰 물집은 가장자리에 주사기 바늘로 창을 내어 물을 뺍니다(집에 소독된 주사기 바늘이 없다면 그대로 두고 가까운 병원에 갔을 때 합니다).

③ 거즈로 눌러서 물기와 진물을 닦아줍니다.
터진 물집 막이 피부에 그대로 붙어 있도록 조심합니다.

④ **폼드레싱**을 화상부위보다 넓게 잘라서 준비합니다.

⑤ 폼드레싱을 화상부위에 얹고 반창고로 잘 고정해줍니다[화상면이 폼드레싱과 항상 접촉되어 있는 것이 매우 중요합니다. 폼드레싱이 상처에서 들떠 있으면 폼이 진물(삼출물)을 충분히 흡수하지 못하여 바깥으로 흘러나오거나 진물이 적을 때는 상처가 마를 수 있습니다].

⑥ **교환**: 하루에 한번씩 드레싱을 교환합니다.
물이 묻거나 진물이 많을 경우에는 갈아주어야 합니다.

▶ **감염**: 진물이 점점 많아지고 화상부위에 붉은 발적이 있거나 냄새가 나면 감염을 의심하고 병원에 갑니다.

⑦ **상피화**: 상처 가장자리에서 또는 얇은 딱지 아래에서 하얀 새살(상피)로 덮이는 것이 보입니다. 얇은 딱지가 저절로 떨어져서 완전히 상피로 덮일 때까지 계속 드레싱을 합니다.

3 전기화상

전기화상은 1000볼트 이상의 고압전기화상과 그 이하의 저압전기화상으로 구별한다. 고압전기에 의한 손상은 야외 전기시설 공사 중 감전사고가 주요한 원인이 되고, 저압전기화상은 가정에서 가전제품을 수리하거나 전기 플러그, 콘센트 등에 의해 감전되어 발생한다. 특히, 어린이가 호기심에 쇠젓가락을 콘센트에 넣거나 플러그를 입에 무는 등의 예상치 못한 사고로 입이나 손에 전기화상을 입는 경우가 있으므로 주의가 필요하다.

1) 전기화상의 분류

전기화상은 전기가 직접 피부에 닿아 전류가 몸을 흐르면서 손상을 주는 **전류화상**(electric current burn)과 직접 닿은 부위는 아니지만 관절이 수축하면서 전류가 관절을 뛰어 넘으면서 피부 및 하부조직에 손상을 주는 **아크화상**(arc burn), 그리고 전기 합선으로 발생한 스파크의 화염에 의한 **전기화염화상**(electric flame burn)으로 나눈다.

2) 전기화상의 특징

(1) 전기저항은 인체의 조직에 따라 다르다.

조직을 전기저항이 센 순서로 배열하면 뼈, 지방, 힘줄, 피부, 근육, 혈관, 신경 순이다. 피부는 건조한 상태에서 저항이 크고 젖었을 때는 저항이 1/100로 줄어든다. 피부 저항이 셀수록 국소화상이 심하고 반대로 약할수록 전신 손상이 더 심하다.

욕실에서 피부가 물에 젖어 있으면 피부저항이 약하기 때문에 전류가 쉽게 전신으로 전달되어 100볼트의 저전압에서도 감전사가 일어날 수 있으므로 주의가 필요하다.

(2) 전류화상은 반드시 입구(inlet)와 출구(outlet)가 있다.

전기에 피부가 직접 닿아 전기화상을 입은 부위가 입구가 되고 전류가 빠져나간 곳이 출구가 된다.

손이나 팔이 입구가 되었다면 출구는 접지된 발이 되는 경우가 많고 겨드랑이나 팔꿈치 또는 무릎관절이 될 수도 있다.

(3) 전기화상은 다른 화상에 비해 깊다(그림 12-14, 15).

전류가 들어가는 입구는 좁은 면적에 센 전류가 흐르기 때문에 고열에 의해 조직손상이 심하게 일어난다. 입구의 중심부위는 조직이 완전히 검게 타버려서 숯구역(charred zone)이라 하고, 그 주위는 건조한 회백색구역(gray-white zone)으로 피부전층과 그 밑으로도 조직의 괴사가 있다. 가장 변두리는 적색구역(red zone)으로 부분적인 괴사가 있다. 출구는 입구보다는 덜하지만 피부전층과 심부조직에 괴사를 동반한다.

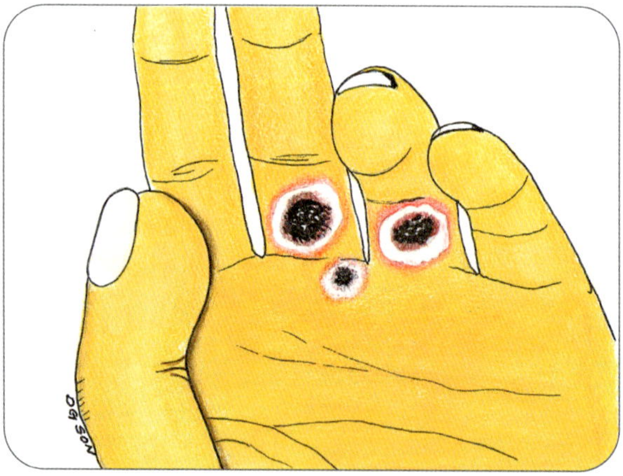

그림 12-14. 전기화상의 입구.

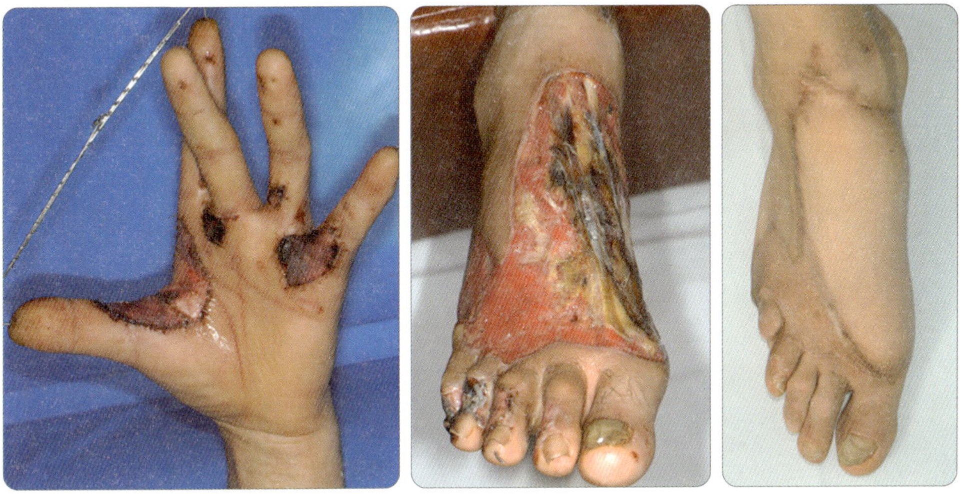

그림 12-15. 22000 볼트 고압전기 화상(입구-손, 출구-발): 고압전기 화상의 입구: 변연절제술 후 피부이식한 모습(왼쪽), 변연절제술 후 사진으로 검은색의 괴사조직이 아직 남아있고 그 아래로 힘줄(화살표)이 노출되어 있다. 붉은색의 육아조직이 보인다(중간), 허벅지 외측에서 가져온 피판으로 덮은 후의 사진. 힘줄이 노출되어 있으므로 피부이식보다는 피판수술로 재건하였다(오른쪽).

(4) 변형을 남긴다.

어린이가 가정에서 손에 전기화상을 입은 경우에도 이처럼 화상이 깊어서 피부, 인대, 손가락 뼈까지 손상을 입을 수 있기 때문에 치료가 쉽지 않다. 또한 성장과정에서 손가락에 변형이 올 수 있다는 것을 환자나 보호자에게 반드시 설명해 주어야 한다(그림 12-16). 그렇기 때문에 전기화상은 반드시 경험이 많은 전문가에게 의뢰하여야 한다.

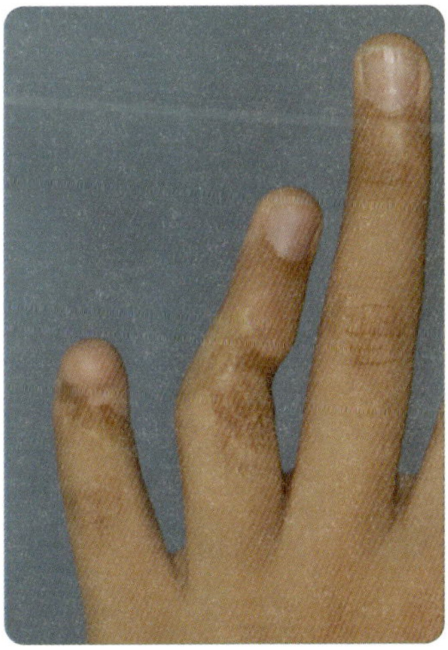

그림 12-16. 소아 전기화상 후 손가락의 변형: 220 V 가정용 전기에 의한 전기화상 후 4번째 손가락의 근위지관절(PIP joint)이 손상되어 변형이 왔다.

3) 치료와 합병증

고압전기화상은 사망률이 높기 때문에 초기에 적극적인 소생술이 필요하고, 생존한 경우에도 매우 광범위한 조직의 손상을 가져오기 때문에 반드시 재건수술이 필요하다. 고압전기에 의한 감전사고를 예방하는 것이 가장 중요한 이유이다.

여기에서는 저압전기화상에 대한 국소 상처치료와 합병증에 대해서 살펴본다.

(1) 전류화상에 대한 국소 상처치료

입, 출구가 있는 전류화상은 드레싱만으로는 상처가 낫기 어렵다. 그러므로 **5장 상처 처치와 관리**에서 설명한 변연절제, 감염방지, 습윤드레싱의 원칙을 적용하여야 한다. 즉, 죽은 조직을 완전히 제거하고(변연절제) 습윤드레싱을 계속하여 상처를 감염이 없는 깨끗한 상태로 만든 다음, 피부이식이나 피판수술(flap surgery)로 상처를 덮어서 치료한다.

- 부분층 피부이식: 피부 공여부(제공하는 부위)에서 피부를 아주 얇게(0.01~0.02 mm) 채취하여 수혜부(받는 부위, 이식할 곳)에 이식하는 것.
- 전층 피부이식: 피부전층(표피+진피)을 공여부에서 채취하여 수혜부에 이식하는 것.
- 피판수술: 혈관경(피가 들어오는 부분)을 제외하고 피하지방을 포함한 피부전층을 필요한 크기로 일으킨 후 결손부위를 덮어주는 수술

☑ 전류화상상처를 치료하는 방법

❶ 전날 시행한 드레싱을 풀어 상처를 개방하고 생리식염수나 chlorhexidine으로 상처를 깨끗하게 닦아 낸 후 조직의 상태를 관찰한다. 죽은 조직을 잘 구별하기 위함이다.

❷ 죽은 조직을 수술용 가위로 조금씩 제거한다(변연절제).
점상출혈(모세혈관에서 점점이 나오는 피)이 조금 있으면 절제를 중단한다.
손일 경우 힘줄이나 관절낭이 개방되어 있는지를 확인한다.
노출된 힘줄이나 신경은 조금 말라 보이더라도 가능하면 보존한다.

❸ 감염이 의심되면 변연절제 전후에 povidone-iodine으로 소독을 추가할 수 있다.
이때는 povidone-iodine wet to dry dressing을 시행한다.

❹ 드레싱은 삼출물의 양이나 습윤정도, 감염유무에 따라 폼, hydrocolloid, povidone wet to dry dressing 중에 선택하여 시행한다.

❺ 손, 발일 경우 덧대(splint)를 추가한다. 전류화상이 손바닥 쪽일 경우는 손등 쪽에 손등 쪽일 때는 손바닥 쪽에 덧대를 댄다.

(2) 전기화염화상에 대한 국소 상처치료

열화상이므로 일반적인 화상처치와 같은 요령으로 치료한다.

4 화학물질에 의한 화상

"화학물질은 우리에게 많은 유익을 주지만 항상 사고의 위험을 내포하고 있다."

그렇기 때문에 사용하기전에 반드시 사용 방법과 유의사항, 경고표시 등을 꼼꼼히 확인하여야 한다.

산업장에서 취급하는 **유기화합물**(세척제, 희석제, 발포제, 화학물질 합성 원료)과 **산 알칼리류**(화학반응 촉매제, 물질추출제, 산화제, 환원제, 비료원료)는 피부질환과 피부화상을 일으킬 수 있다. 뿐만 아니라 가정에서 일상 생활에서 많이 사용하는 청소세제(소독제, 세정제, 살균제), 섬유유연제, 빨래세제, 얼룩제거제, 곰팡이 청소제 등도 화학물질의 화학작용을 이용한 것이기 때문에 항상 조심하여야 한다.

화학화상의 특징, 응급처치법, 그리고 화학물질별로 화학화상의 치료방법에 대해서 알아보도록 한다.

1) 화학화상의 특징

학화화상의 가장 큰 특징은 화학물질이 피부에 닿은 후 중화되거나 제거될 때까지 계속해서 조직에 손상을 준다는 것이다. 그렇기 때문에 어느 시점에 화상의 범위와 깊이를 정확하게 알기가 어렵다.

손상의 정도는 화학물질의 종류, 농도, 접촉시간 등이 결정요소이다.

산과 알칼리는 다른 물질과 결합이 쉬워 불순물을 제거하는 세척작업에 많이 사용된다. 상온에서 대부분 액체상태이며 증발을 잘 해서 공기 중에 확산되어 호흡기를 통해 흡입하거나 직접 피부에 접촉하여 손상을 입는다. **산**(acid)은 응고괴사 즉, 피부표면이 응고되어 딱딱 해지기 때문에 비교적 표층조직에 손상을 주고, **알칼리**(alkali, 염기)는 액화괴사 즉, 지방이나 조직액과 반응하여 열을 내기 때문에 조직파괴가 더 심하고 심부조직까지 손상을 준다.

유기성 용해제(organic solutions)인 아세톤, 에틸아세트산, 에테르, 클로로포름, 알콜 등은 지질막을 녹여서 생리기전을 방해하고, **무기성 용해제**(inorganic solutions)는 다양한 기전으로 조직에 손상을 준다.

2) 화학화상의 응급처치

(1) 즉시 세척

묻은 즉시 세척하여 화학물질을 철저하게 제거하는 것이 가장 중요하다.

일단 따뜻한 물(샤워기 수돗물)로 **30분 ~ 2시간 동안 세척**하는데, 물살을 너무 세게 하여 세척한 물이 다른 곳에 튀어 또다른 화학화상이 생기지 않도록 조심한다. 화학화상의 조직손상은 72시간까지 지속될 수 있으므로 여건이 허락하면 3~4시간 간격으로 12시간 동안 샤워기로 씻어준다.

화학물질이 가루이면 솔 등으로 털어낸 후 세척한다.

나트륨, 칼륨, 리튬 원소는 물이 닿으면 열이 발생하므로 **물로 세척하지 말아야 한다.**

중화제를 사용하려다 오히려 추가로 열이 발생할 수 있으므로 득과 실을 따져서 결정한다.

(2) 상처 평가

국소 혈액순환을 판단하기가 어렵지만 표면온도, pin prick test, capillary refill 등을 시행하여 짐작하는데, 시간이 경과할수록 상처가 깊어질 수 있으므로 일정 시간간격으로 재평가를 해야 한다.

대부분은 깊은 2도 혹은 전층화상으로 깊어지는 경우가 많기 때문에 **조기에 적극적으로 죽은 조직을 제거하여 상처가 더 깊어지는 것과 감염을 방지하고, 피부이식수술이나 피판수술**로 치료한다.

3) 화학물질별 화상의 특성과 치료방법

(1) 시멘트(Cement)

젖은 시멘트(calcium oxide)는 알칼리성으로 처음에는 괜찮다가 접촉 몇 시간 후에 손상이 나타난다. 그러므로 시멘트 작업 시에는 장갑 등 보호구를 착용하고 피부에 묻었을 때에는 즉시 철저하게 물로 세척하여야 한다.

(2) 타르(Tar)

과열된 액체타르에 의해 열화상과 화학화상을 동시에 입을 수 있다. 즉시 제거하지 않으면 액화괴사를 일으키고 식으면 피부에 달라붙는다. 피부에 붙었을 때는 억지로 떼려고 하지말고 미네랄오일로 제거하여 2차 손상을 막아야 한다.

(3) 산화상(Acid)

산업장에서 산이 가장 많이 사용되는 작업은 도금하려는 물질의 표면 오염물질을 제거할 때이다.

실험실 등에서 산성 화학물질에 노출되었을 때는 10분 이내에 즉시 세척하여야 하고, 세척 해독제로 묽은 중탄산나트륨($NaHCO_3$, sodium bicarbonate)을 사용할 수 있다.

❶ **염산(HCL,hydrochloric acid)**

- 대표적 강산, 금속 부식, 유기 화합물 생산에 사용

❷ **황산(H_2SO_4, sulfuric acid)**

- 화학공업 기초원료, 고무에 탄력을 주기 위한 첨가물, 폐수처리장 응집제, 축전지 전해액, 금속 녹 제거 등으로 사용

❸ **질산(HNO_3, nitric acid)**

- 폭발물 제조, 비료 제조, 화학실험실에서 중금속 분석 용제로 사용
  (중국과 일본에서는 질산을 초산이라고 부름)

❹ **석탄산(phenol, 페놀)**

- 폭발물, 비료, 페인트, 고무, 수지 및 섬유와 같은 다양한 제품의 생산에 사용된다.
- 페놀은 또한 살균 소독제로 상업용 비누, 스프레이 및 연고의 제작에 사용된다. 피부에 묻은 페놀을 세척하면 희석된 페놀이 피부에 더 쉽게 흡수될 수 있다는 논란이 있지만 세척하는 것이 좋다.
- **화학적 안면 박피술**(chemical facial peeling): 희석한 페놀 용액을 일정시간 동안 얼굴에 발라서 얕은 2도 정도의 화상을 입히는 방법으로 주름을 제거하여 얼굴을 팽팽하게 하는 술기를 말함.

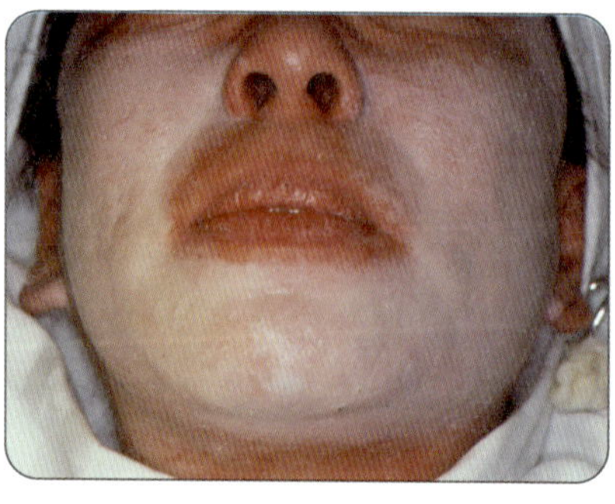

❺ **플루오르화수소산**(hydrofluoric acid: HFA, 불산, 플루오르산)

반도체 제조, 유리세공, 플라스틱, 도자기 유약, 녹제거, 세정제, 부식액 등에 사용하는 부식성이 강한 무기산(inorganic acid)이다. 작은 양에 노출되어도 국소, 전신적으로 **심각한 문제를 일으킨다**. 반도체 공장의 불산 누출사고의 아픔을 경험한 만큼 철저한 안전점검과 교육으로 사전에 예방하여야 한다.

불산의 고농도의 수소이온이 피부를 부식시켜 액화괴사가 일어나고 전신적으로 저칼슘혈증, 저인산염혈증, hypokalemia, hypomagnesemia, 심장 부정맥, 복통, 그리고 구토를 유발한다.

묽은 용액이 피부에 묻었을 때라도 즉시에 철저히 물로 세척하여야 한다.

Fluoride ion 불활성화와 통증을 줄이기 위해 2.5% calcium gluconate 화상젤을 바르고, 10% calcium gluconate 용액을 한번에 0.1~0.2 cc씩 국소에 여러 군데 주사한다.

(4) 알칼리화상(Alkali)

알칼리는 세정 및 세탁 기능이 탁월하여 비누와 같은 계면활성제로 주로 사용된다. 하수구 막힌 것 뚫을 때, 오븐 청결제, 정원에 사용하는 석회, 비료, 시멘트 등 많은 화학제품에 알칼리화학물질이 포함되어 있다. 알칼리화상은 액화손상을 일으키고 처음은 얕게 보여도 48~72시간까지 지속적으로 괴사가 일어나 피부전층괴사로 진행된다.

❶ **차아염소산 나트륨**(NaOCl, sodium hypochlorite): 염소계 소독제 대표물질, 락스의 주요성분(**표 12-1** 살균·소독제 유효성분별 유해성 정보 참고)

❷ **수산화나트륨**(NaOH, sodium hydroxide, 수산화소듐, 가성소다, 양잿물): 대표적 강염기, 업소용 주방기기 세정제, 카프로락탐(나일론원료)제조, 화학조미료 원료로 사용

❸ **수산화칼륨**(KOH, potassium hydroxide): 알칼리 전지에 사용

❹ **개미산(HCO_2H, formic acid):** 가축사료 방부제, 살균제, 가죽세탁시 탈색 방지용 고착제로 사용

❺ **무수암모니아(NH_3, anhydrous ammonia):** 비료, 합성 섬유 생산, 반도체 공정에 사용되는 자극적인 무색 가스, 냉장 용기에 저장되므로 누출될 경우 화학화상 및 한랭손상(cold injury)을 동시에 입는다. 특히 점막에 대한 친화력이 높아서 객혈, 인두염, 폐부종, 기관지확장증을 유발한다.

(5) 인화상(Phosphoric acids)

군무기, 비료, 불꽃놀이 불꽃, 살충제, 쥐약 등으로 사용된다.

백린(white phosphorus)은 30도 이상 온도에서 산소가 있으면 자연 발화하므로 즉시 제거하여야 한다. 피부에 박힌 인 입자는 완전히 중화되거나 산화될 때까지 계속 열을 발생하여 추가적으로 화상을 입힐 수 있다. UV light로 인을 구별하여 볼 수 있다.

0.5% copper sulphate (황산구리)용액으로 씻으면 검은색 인구리(cupric phosphide)가 형성되어 비교적 쉽게 제거할 수 있으며, 인구리도 피부에 남지 않도록 완전히 세척하여야 한다. 그러나 물세척과 별차이는 없다고 한다.

(6) 물질안전보건자료(Material safety data sheet, MSDS)

화학물질의 유해/위험성, 구성성분의 명칭 및 함유량, 응급조치요령, 취급 및 저장방법, 노출방지 및 개인보호 등을 설명해 주는 자료를 MSDS라고 한다. 이 자료는 화학물질 사용자에게 유해/위험정보를 알려 유해화학물질로 인한 중독 및 화재, 폭발 등 산업재해를 예방하기 위함이다.

- MSDS 검색: www.kosha.co.kr → MSDS [물질안전보건자료] 검색 바로가기 → MSDS/GHS 또는 화학물질정보 검색
- 화학물질을 사용하기전에 아래와 같은 경고표시를 반드시 확인하여야 한다. [GHS (global harmonized system of classification and labelling of chemicals) 심볼]
  (그림 12-17)

표 12-1 살균 · 소독제 유효성분별 유해성 정보

분류	대표 유효성분	유해성 정보
염소계 화합물 (차아염소산류)	차아염소산나트륨 차아염소산칼슘 차아염소산 이염화이소시아뉼산나트륨	• 피부에 자극을 일으킬 수 있음 • 고농도 차아염소산은 화학적 화상을 유발할 수 있음 • 락스 등은 산성세정제나 합성세제와 혼합하여 사용 시 유해가스 발생 • 강산과 격렬히 반응하여 유독가스를 발생할 수 있음 • 암모니아, 아민 등 환원제와 폭발적으로 반응할 수 있음 • 금속 표면을 부식시킴
알콜	에탄올(에틸알콜) 이소프로필알콜 (이소프로판올)	• 피부염을 유발할 수 있음 • 눈과 점막에 자극을 유발할 수 있음 • 고농도 알콜 증기 흡입 시 호흡기 자극 유발, 중추신경계에 영향을 줄 수 있음 • 강산화제와 격렬히 반응할 수 있음 • 에탄올 소독제는 인화성이 있으므로, 화기를 사용 중인 실내에서는 사용을 피하고, 사용 후 직사광선을 피해서 보관
4급 암모늄 화합물	벤잘코늄염화물	• 지속적으로 접촉 시 피부에 자극을 일으킬 수 있음 • 흡입으로 인한 호흡 곤란 등 급성독성 일으킬 수 있음
과산화물	과산화수소	• 고농도의 과산화수소는 피부와 눈에 화학적 화상을 일으킬 수 있음 • 과산화수소 소독제는 락스 등 염소계 표백제나 다른 세정제와 함께 사용하지 않아야 함 • 반응성, 폭발성
페놀화합물	클로록실레놀	• 피부와 눈에 자극을 일으킬 수 있음 • 피부에 과민반응을 일으킬 수 있음

출처: 코로나19 살균 · 소독제품 오 · 남용 방지를 위한 안내 및 주의사항
환경부 화학제품관리과 ('20.9.28.)

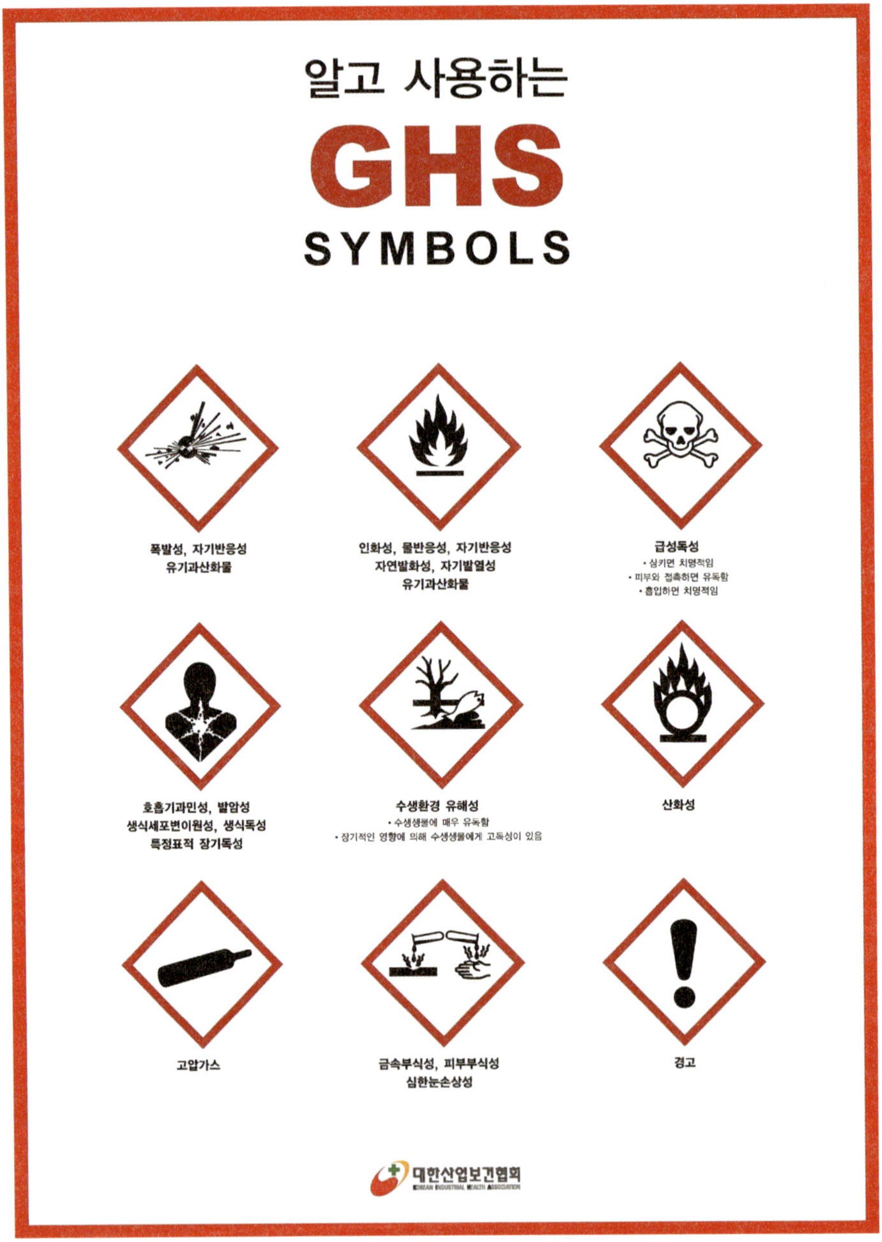

그림 12-17. GHS 심볼.
출처: 대한산업보건협회

응급상황에 보세요.

가정: 옷을 입은 상태에서 유해화학물질 용액이 팔과 손에 쏟아졌습니다.

1 옷을 가위로 제거합니다.
억지로 벗기다가 다른 부위에 손상을 입힐 수 있습니다.

2 따뜻한 수돗물로 화학물질이 묻은 부위를 세척합니다.
물살이 너무 세지 않도록 하여 세척한 물이 다른 부위로 튀지 않도록 합니다.

3 최소한 30분 이상 세척합니다.

4 거즈(거즈 손수건, 고운 천)를 물에 적신 후 조금 짠 후 상처를 덮고 수건(타올)으로 감싼 다음 붕대 또는 끈으로 조이지 않게 맵니다.

5 화학물질 정보를 확인하고 메모한 자료를 가지고 종합병원급 응급실로 빨리 후송합니다.

그림 12-18. 유해화학물질로 인한 손상 시 매뉴얼.

SECTION

III

만성상처

Chronic wounds

만성상처는 4주 이상 지나도 낫지 않는 상처로 정의합니다.
대표적인 만성상처에는 욕창, 당뇨발, 울혈성 정맥궤양이 있어요.
이외에도 방사선조사에 의한 만성 방사성궤양 그리고 오래된 흉터조직에서 생긴 만성상처가 있습니다.

만성이라는 용어를 '이미 만성화되었기 때문에 어떻게 할 수 없다'는 의미로 해석할 수 있습니다.
그러므로 잘 관리해야 할 일이지 치유할 수는 없겠구나 생각되시죠.
맞아요. 만성상처는 잘 관리하는 일이 무엇보다 중요해요.
상처가 생기지 않도록 예방과 관리를 철저히 해야 합니다.
한번 상처가 생기면 잘 낫지 않고 만성적인 경과를 밟고 상처가 생명을 위협할 수도 있기 때문이죠.
하지만 만성상처도 조기에 발견하면 치유될 수 있습니다. 그리고 만성상처가 생기는 이유를 잘 알면 예방과 관리가 훨씬 쉬워져요.

각각의 만성상처가 생기는 원인은 많이 다릅니다.
욕창은 다른 말로 압박상처라고 합니다. 원인이 압력 즉, 눌리는 힘 때문입니다.
예방과 치료에 압력을 해소해 주는 것이 가장 중요하겠지요.
이렇게 원인은 다르지만 만성상처의 결과는 비슷해요.
조직이 괴사되고 감염이 생기며 혈액순환장해가 오는 것이죠.
그래서 상처치료의 3가지 원칙인 죽은 조직을 제거하는 변연절제와 감염조절, 그리고 습윤균형을 철저히 하는 것은 급성상처 치료 때와 동일합니다.
만성상처에서 변연절제는 만성상처를 급성상처로 만들어 주는 의미가 있어요.
왜냐하면 만성상처에 있는 세포들은 이미 노화되어 자기가 해야 할 역할을 잊어버려요. 이러한 세포들을 제거하여 싱싱한 세포가 상처표면으로 나오게 해야 상처치유의 단계를 새롭게 시작할 수 있어요.

만성상처의 관리와 치료를 위해 상처전문가가 필요합니다.
바로 당신 입니다!

CHAPTER 13

욕창(압박상처)

압박상처는 신체의 일부분이 계속 압력을 받아 그곳의 혈액순환이 떨어지고 조직에 손상을 주어 생긴 상처이다. 정상인은 앉거나 누워있을 때 신체의 어느 한 부분이 지속적으로 압박되면 불편함을 느끼게 되어 몸을 뒤척이게 되므로 압박부위에 쏠린 압력이 해소된다. 그러나 의식이 없는 중환자, 사지마비, 또는 전신쇠약 등으로 몸을 스스로 뒤척일 수 없는 환자는 타인이 체위를 바꾸어 주지 않는 한 계속 한 자세로 있을 수밖에 없으므로 압박상처 즉, 욕창이 생길 가능성이 매우 높다.

신체에서 이렇게 압력을 많이 받을 수 있는 부위는 뼈가 튀어나와 있는 부위이다. 뼈가 튀어나와 있는 부위는 피부와의 사이에 연조직이 별로 없기 때문에 더 쉽게 조직이 눌려서 손상을 입는다. 반듯이 누워있을 때는 엉치뼈(sacrum, 천골), 발 뒤꿈치, 뒤통수, 팔꿈치에 잘 생기고, 옆으로 누워있을 때는 대퇴골의 큰돌기(greater trochanter of femur), 복숭아뼈, 무릎, 어깨 그리고 휠체어에 앉아 있는 경우에는 궁둥뼈 결절(ischial tuberosity, 좌골 결절)에 욕창이 잘 생긴다(그림 13-1). 마룻바닥에 반듯이 또는 옆으로 누워 보면 배기는 부위를 저절로 느낄 수 있다. 이 부위가 욕창이 잘 생기는 부위이다.

"욕창은 예방이 치료보다 더 중요하다." 모든 질환에서 예방이 중요하지만 욕창은 예방이 무엇보다 중요하고 일단 욕창이 생기고 나면 완치는 어렵다는 절실한 심정으로 환자를 대해야 한다. 그렇기 때문에 간호사회를 중심으로 욕창을 예방하기 위한 매우 자세한 욕창예방 및 관리지침, 욕창간호 실무지침 등이 마련되어 헌신적으로 환자를 돌보고 있다.

이 장에서는 상처치료자의 관점에서 압력상처의 조기진단과 평가 그리고 상처치료를 중심으로 자세하게 설명한다.

1 압박상처의 원인과 발생기전

1) 압박상처의 원인

(1) 압력

압박상처 발생의 가장 중요한 요인으로 다음의 3가지 힘이 조직에 손상을 입힌다 (그림 13-2).

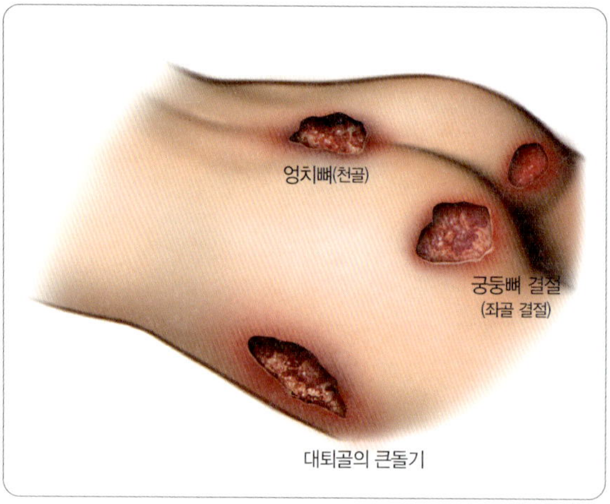

그림 13-1. 욕창이 잘 생기는 부위.

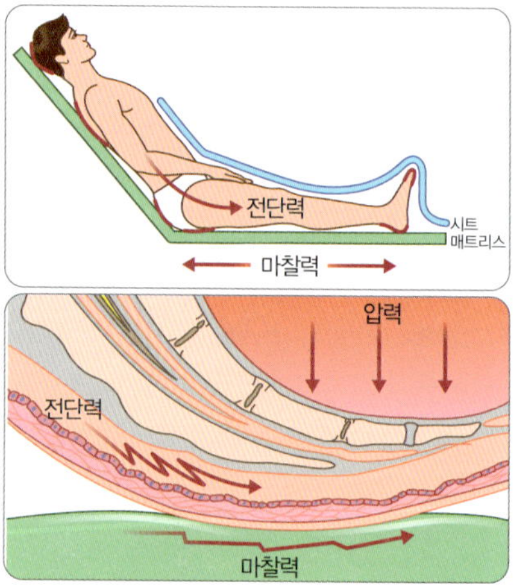

그림 13-2. 압박상처를 유발하는 압력, 전단력, 그리고 마찰력의 힘의 방향.

❶ **압력(pressure):** 조직에 수직으로 가해지는 힘

예) 반듯이 눕거나 꽂꽂하게 앉아 있을 때 침상이나 의자와 접촉하는 부위의 조직에는 수직의 압력이 가해진다.

❷ **전단력(shear force):** 조직에 대해서 접선 혹은 평행한 힘으로, 인접한 두개의 서로 다른 수평조직의 변형을 가져오는 힘. 전단력에 특히 약한조직은 **피하지방층**이다. 전단력은 **작은 압력으로도 조직에 손상을** 주기 때문에 **반드시 피해야 한다.**

예 1) 환자의 침상 머리 쪽을 조금만 올려도 엉치뼈를 덮고 있는 피부가 미끄러지고 전단력이 발생한다. 즉, 엉치뼈에 단단히 붙어있는 깊은 조직(한쪽 수평조직)과 잘 움직이는 얕은 조직(다른 수평조직) 사이에 변형을 가져오는 전단력이 생긴다.

예 2) 의자나 휠체어에 등을 기대고 비스듬히 앉아 있으면 좌골을 덮고 있는 피부가 미끄러지고 전단력이 발생한다.

❸ **마찰력(friction force):** 서로 접촉하는 두 물체의 상대적인 운동에 대한 저항력이다. 피부가 습하면 마찰계수가 높아져 더 쉽게 손상을 입는다. 마찰력으로 피부가 까지거나(abrasion), 물집이 생기거나 심하면 찢어질 수 있다.

예1) 환자의 시트를 세게 당기면 피부와 시트사이에 마찰력이 발생한다.

예2) 하지 다리 보조기를 착용하는 환자에서 보조기와 접촉하는 피부에 마찰력이 발생하여 피부가 까지고 상처가 날 수 있다.

(2) 습도

피부가 습하면 쉽게 파괴된다.

요실금(urinary incontinence) 또는 변실금(fecal incontinence)으로 피부가 축축하게 젖어 붙어 있으면 더 쉽게 욕창이 생긴다. 너무 건조한 피부도 마찬가지로 쉽게 손상을 받는다. 왜냐하면 건조한 피부는 피부장력이 감소하여 갈라지기 쉽고, 지질(기름기)의 양이 적기 때문에 표피의 고유한 방어기능이 떨어져 쉽게 손상을 입는다.

- **피부장력(tensile strength):** 피부가 늘어나는데 저항하는 힘. 만약 피부를 양측에서 계속 잡아당긴다고 하면 어느 순간에는 찢어질 것이다. 그러므로 피부장력을 다르게 표현하면 피부가 찢어지는데 저항하는 힘이다.

(3) 신경손상

척추 신경손상으로 사지나 하반신이 마비된 환자에서 욕창이 잘 생긴다. 움직일 수 없기 때문에 압박되는 부위를 뒤척일 수 없을 뿐만 아니라 감각도 없으므로 압박으로 인한 통증도 느끼지 못하기 때문이다. 축 늘어지는 이완마비 보다는 뻣뻣한 경직마비에서 욕창이 더 잘 생긴다.

2) 압박상처의 발생기전

손가락으로 신체의 일부분을 지긋이 누르면 그 부위에 핏기가 없어지면서 하얗게 색깔이 변하고, 손가락을 떼면 가장자리부터 피가 다시 몰려 들어와 정상피부 색깔로 돌아오게 된다. 이렇게 하얗게 핏기가 없는 상태를 허혈상태(ischemic condition)라 하고, 피가 다시 들어와 정상피부가 될 때까지 걸리는 시간을 모세혈관재충만시간(capillary refilling time)이라고 한다.

모세혈관재충만 시간은 보통 2초 정도이다. 너무 빠르면 정맥으로 피가 잘 빠져나가지 못하는 것으로 판단하여 정맥울혈(venous congestion)이라 부르고, 너무 늦으면 동맥을 통하여 피가 잘 들어오지 못하는 것으로 판단하여 동맥부전(arterial insufficiency)이라고 한다. 모세혈관재충만 시간은 병실의 온도와 조명, 환자의 전신상태, 국소염증 등에 따라 달라질 수 있기 때문에 진단의 보조수단으로 활용한다.

신체의 일부분에 혈액순환을 방해할 정도의 압박이 계속 가해지면 결국 조직은 허혈상태에 빠지게 되고 돌이킬 수 없는 손상을 입게 된다. 당연하겠지만 압박상처는 압력이 셀수록 압박기간이 길수록 잘생긴다. 그러므로 욕창예방의 핵심은 압박의 강도와 시간을 줄여주는 것이다.

피부보다 피하지방과 근육이 압력으로 인한 허혈상태에서 잘 견디지 못한다. 즉, 같은 압력에서 피부보다 근육이나 피하지방이 더 손상을 입는다. 피부의 상처는 작아 보이는데 밑으로 갈수록 괴사조직이 많고 넓어지는 이유이다.

모세혈관 재충만 시간 참고 동영상

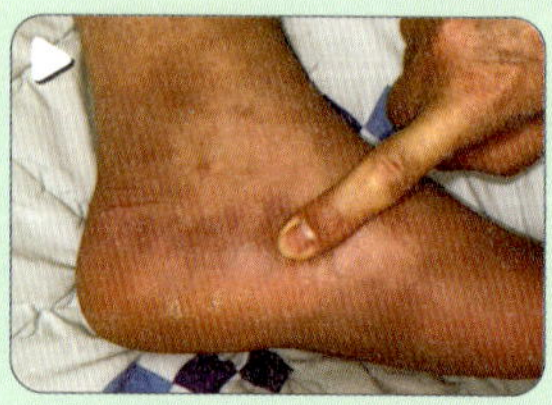

2 압박상처의 분류

1) Stage 1 (그림 13-3)

- 욕창이 잘 생기는 부위에 피부의 손상은 없이 붉은 발적(홍반)만 있을 때
- 발적된 부분을 손가락으로 눌렀을 때 하얗게 변하지 않고 붉은 색이 그대로 유지됨
- 압력이 해소된 지 30분 이내에 원상회복되지 않는 홍반
- 주위의 피부에 비해 약간 딱딱하거나 물렁물렁한지, 차갑거나 따뜻한지, 통증을 동반하는지
- 피부색깔이 어두운 경우에는 발견하기가 어려울 수도 있다.

1기 욕창은 정상으로 되돌릴 수 있기 때문에, 욕창이 시작된다는 것을 발견하는 것이 매우 중요하다.

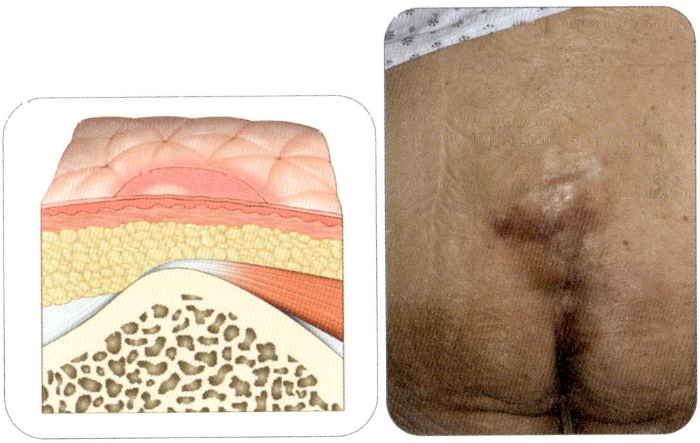

그림 13-3. 1단계 욕창의 모식도(왼쪽), 천골부 1단계 욕창: 발적 된 부분(오른쪽).

2) Stage 2 (그림 13-4)

- 표피가 벗겨지고 진피의 일부를 상실한 얕은 깊이의 궤양
- 진피가 드러난 바닥은 붉거나 분홍색을 띈다.
- 형태를 유지하거나 혹은 터진 맑은 물집(serum filled blister)
- 노란 혹은 황갈색의 허물(slough, 탈피)
- **깊은 조직의 손상을 의미하는 혈액이 찬 붉은 물집(blood blister) 또는 피멍(bruising)은 없다.**
- 매끈매끈하고 반짝거리는 또는 말라 있는 얕은 깊이의 궤양

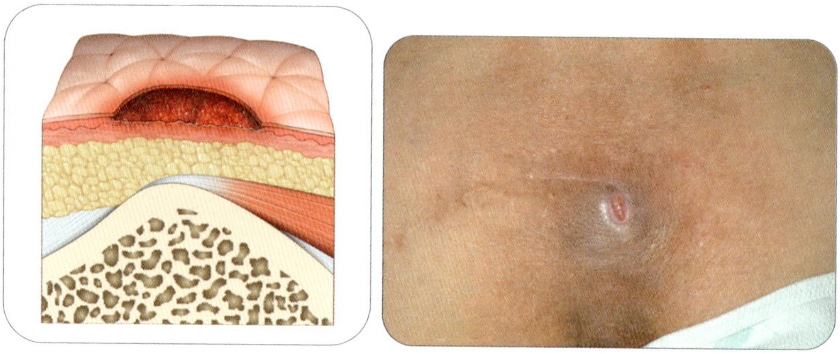

그림 13-4. 2단계 욕창의 모식도(왼쪽), 천골부 2단계 욕창(오른쪽).

3) Stage 3 (그림 13-5)

- 피부 전층이 상실되어 피하지방층이 노출되어 있지만 **뼈나 힘줄 또는 근육의 노출은 없을 때**
- 황갈색의 허물이 있지만 상실된 조직의 깊이를 파악할 수 없을 정도는 아니다.
- 궤양의 가장자리 피부 밑으로 궤양이 파고들어가거나(undermining, 잠식) 굴(tunnel, 동로)을 만들기도 한다.
- Stage 3는 신체 부위별로 실제 깊이는 매우 다르다(뒤통수나 복숭아뼈 부위는 뼈와 피부사이에 살이 별로 없기 때문에 깊지 않더라도 금방 stage 3, 4로 갈 수 있다. 반대로 피하지방층이 두꺼운 부위는 궤양은 매우 깊지만 stage 3에서 4로 갈 때까지 상당한 시간이 걸린다).

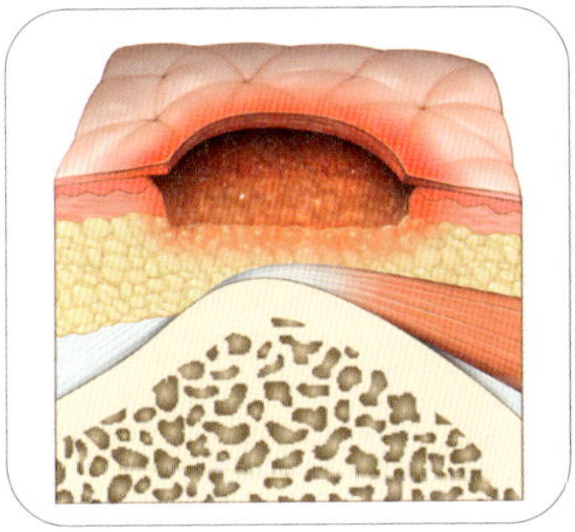

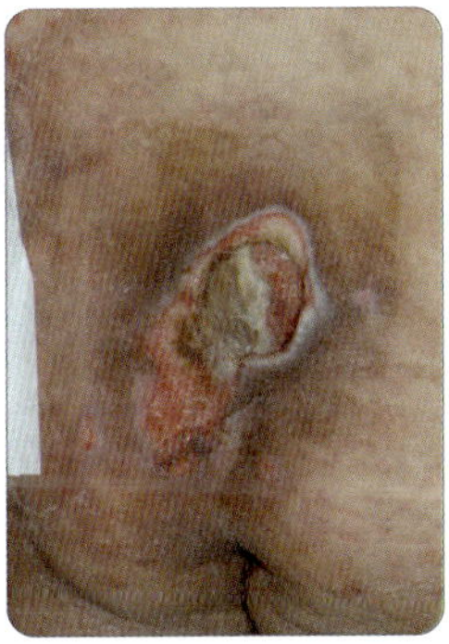

그림 13-5. 3단계 욕창의 모식도(왼쪽), 천골부 3단계 욕창: 중간에 황갈색의 괴사조직이 보인다(오른쪽).

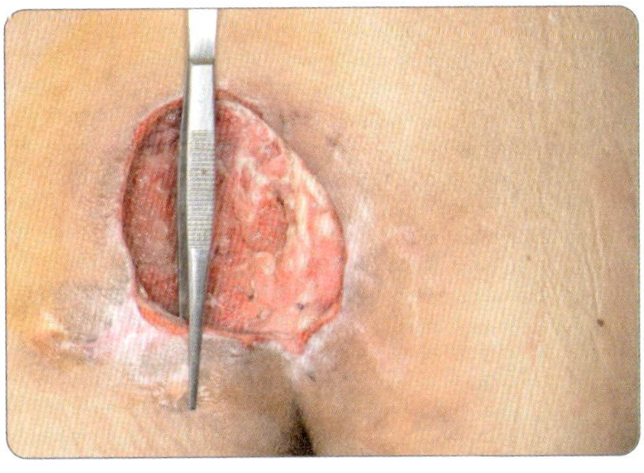

그림 13-6. **천골부의 3단계 욕창:** 핀셋을 넣은 부위로 궤양이 파고 들어가 있다.

III. 만성상처

4) Stage 4 (그림 13-7)

- 피부 전층이 상실되고 뼈, 힘줄, 또는 근육의 노출이 있을 때
- 황갈색의 허물과 검은색의 괴사딱지(eschar, 가피)가 있다.
- 궤양이 주변 피부 밑으로 깊게 파고 들어가거나 굴을 만드는 경우가 흔하다.

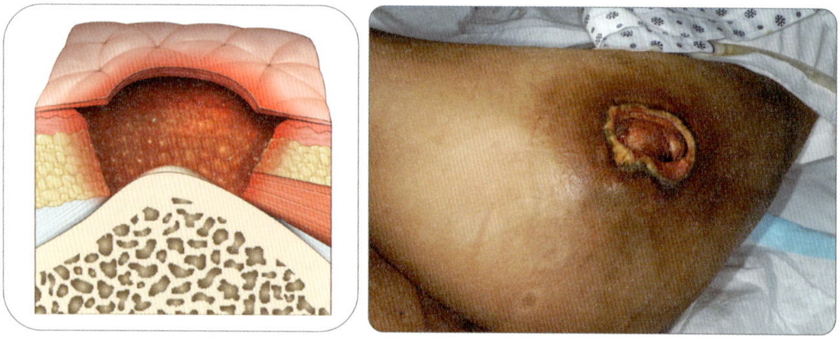

그림 13-7. 4단계 욕창의 모식도(왼쪽), 대퇴골 큰돌기부의 4단계 욕창: 큰돌기를 싸고 있는 근막과 주위의 근육이 노출되어 있다(오른쪽).

5) 분류가 불가능한 욕창 (그림 13-8, 9)

- 괴사딱지가 덮여 있으면 완전히 제거하기 전 까지는 분류할 수 없다.
- 짙은 보라색이나 밤갈색으로 덮인 피부, 피멍, 혈액으로 찬 물집 등은 깊은 조직까지의 손상을 의미한다. 그러므로 손상된 조직을 건강한 조직이 나올 때까지 제거하기 전 까지는 정확한 분류는 어렵다.

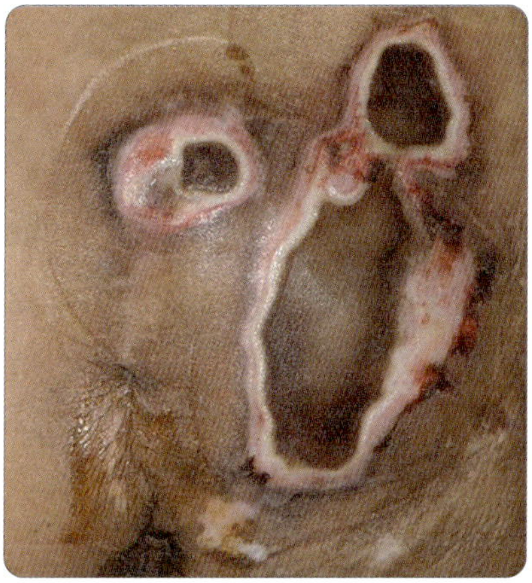

그림 13-8. 천골부위 주위로 검은 괴사딱지가 덮여 있이 깊이를 알 수 없다

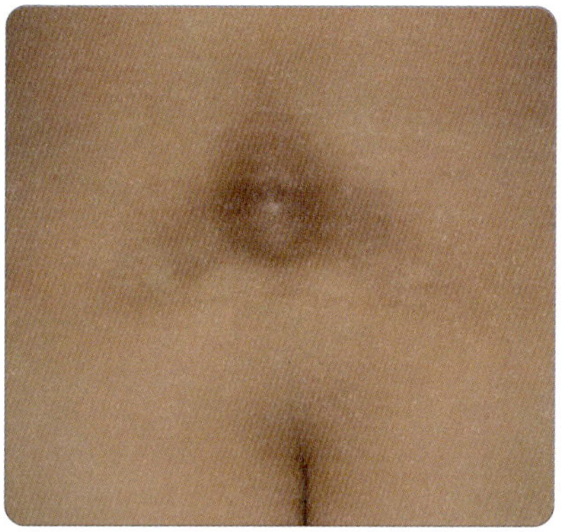

그림 13-9. 천골부에 피부색깔의 변화가 있고 중간에 작은 구멍으로 삼출물이 나오는 환자로 갈색의 불안정한 피부를 완전히 절제하여야 깊이를 알 수 있다.

III. 만성상처

Tips

욕창은 1단계부터 시작하겠지만 처음 발견하였을 때 이미 2, 3단계일 수 있다. 죽은 조직을 제거하였을 때 진피층이 노출되면 2단계, 지방층이 노출되면 3단계로 판정하면 된다. 만약 3단계에서 발견되어 열심히 치료하여 전반적으로 욕창 상처는 나아가고 있지만 뼈나 근육의 일부가 노출될 수 있다. 그러면 4단계로 판정은 하지만 상처는 악화된 것이 아니기 때문에 단계만으로 치료경과를 속단하지 말아야 한다.

가장 중요한 것은 욕창의 위험이 있는 환자를 매일 관찰하여 1단계가 시작되는 것을 빨리 알아차리는 것이다. 왜냐하면 1단계는 관리와 간단한 치료 만으로 정상으로 되돌릴 수 있기 때문이다(그림 13-10).

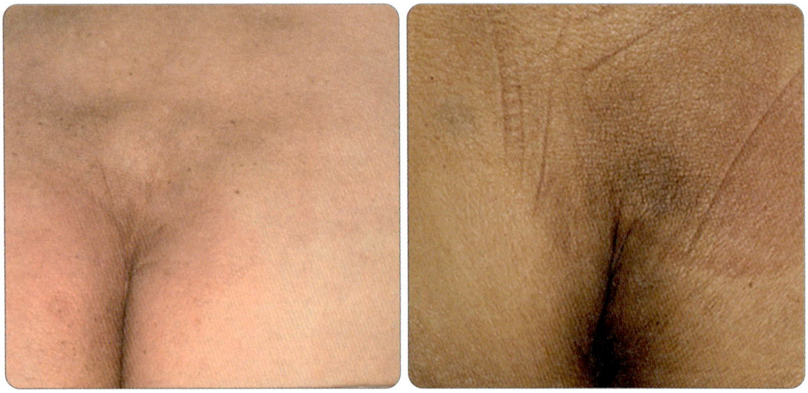

그림 13-10. 천골부 아랫쪽 양측 엉덩이 사이(왼쪽)와 오른쪽 엉덩이(오른쪽)의 피부에 약간의 발적이 관찰된다. 이런 변화를 빨리 발견하고 더 진행되지 않도록 관리를 더 철저히 하여야 한다.

3 압박상처의 평가

1) 압박상처의 병력

욕창은 재발이 흔하기 때문에 욕창의 병력을 자세히 물어 보아야한다. 이전에 욕창이 생겼던 위치, 치료방법, 치료경과, 수술여부(피부이식, 피판수술), 완전히 나았을 때까지 걸린 시간, 재발하기 전까지 욕창 없이 건강한 상태로 있었던 기간 등을 기록한다.

2) 압박상처의 평가

해부학적인 위치와 상처의 크기(길이, 너비, 깊이)를 기록한다.

상처의 일반 평가 체계인 TIME을 욕창상처에도 적용할 수 있다. TIME체계를 기반으로 욕창의 특성을 추가하여 설명하면 다음과 같다.

(1) T (Tissue management): 조직의 상태를 관찰하고 기록한다.

- 괴사조직의 유무: 괴사딱지(eschar), 허물(slough), 기타 괴사조직
- 육아조직: 육아조직의 유무와 상태, 정도(상처의 몇 %를 덮고 있는지)
  - 건강한 육아조직(healthy granulation) – 발갛고 단단하게 보임
  - 건강하지 못한 육아조직(unhealthy granulation) – 검붉은 색깔로 잘 부스러짐. 물살이라고 표현하기도 함. 상처치유에 도움이 되지 않으므로 반드시 제거하여야 함.
- 뼈, 근육, 또는 힘줄의 노출 유무와 정도

다음 증례를 평가해 보세요.

증례 1. 천골부 압박싱처의 평가

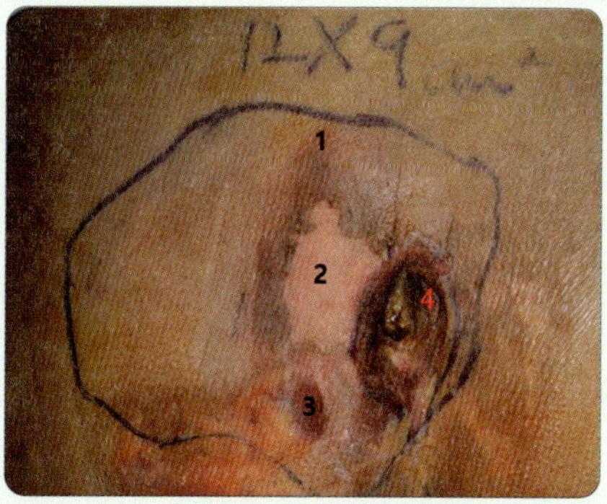

1. 피부에 발적이 있다(stage 1 깊이).
2. 표피가 벗겨지고 분홍색의 진피가 노출되어 있다(stage 2 깊이).
3. 피멍이 있고 그 부분은 깊을 것으로 예상된다(stage 3 예상).
4. 피부 전층이 상실되고 중앙에 노란색의 피하지방이 보이고 검은색과 갈색의 괴사딱지가 있다(stage 3).

: 이 환자는 전체적으로 욕창 3기로 평가한다. 12×9 cm의 숫자는 잉크로 표시한 부분의 크기이며, 욕창 안쪽으로 생긴 굴(tunnel, 동로)을 포함하여 완전히 절제하여야 할 조직을 나타낸 것이다.

(2) I (infection, 감염): 아래와 같은 국소감염증상이 있는지 매일 관찰한다. 특히, **변화**에 주목한다.

- 열감, 홍반, 붓기, 압통
- 건강하지 못한 육아조직의 증식과 괴사조직의 증가
- 상처에 새로운 주머니(pocket)나 굴(tunnel)이 생김
- 삼출물의 증가와 특성변화 - 혈성, 화농성 배액
- 드레싱에 묻어 나오는 삼출물의 냄새가 달라지거나 악취가 남
- 통증이 심해짐

다음 증례를 평가해 보세요.

증례 2. 대퇴골 큰돌기부 압박상처의 평가

(위) **감염된 욕창:** 대퇴골 큰돌기부에 괴사딱지로 덮인 큰 욕창이 둔부와 대퇴부에 걸쳐 있다. 발적이 전체 둘레를 띠모양으로 싸고 있고 삼출물이 증가한다. 붓기가 있고 감염이 조절될 때까지 욕창은 커질 것으로 예상된다.

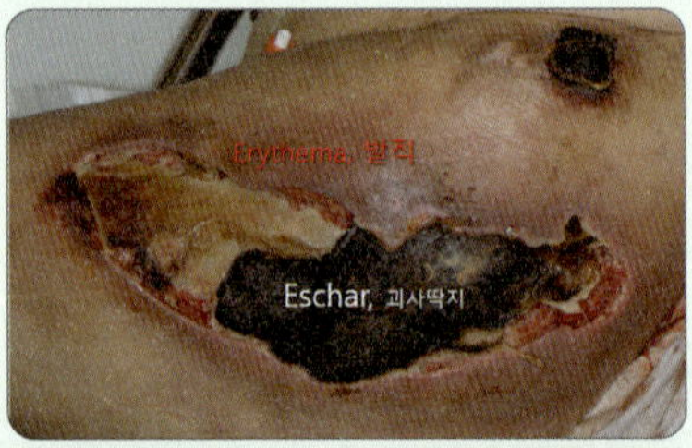

(아래) **감염이 조절된 욕창:** 괴사딱지 제거술을 시행하고 wet to dry dressing 그리고 전신적인 항생제 투여로 감염이 조절되어 발적이 없어졌다. 그러나 아직 허물이 남아있고 피하지방이 노출되어 있으며 붉은 육아조직은 보이지 않는다.

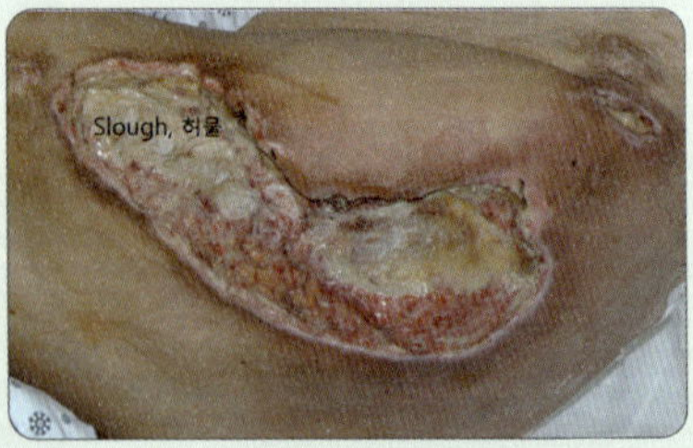

(3) M (moisture balance, 습윤 균형): 습윤 상태를 파악한다.

- 마른 상처(desiccated wound)인지 습한 상처(macerated wound)인지 구분한다.
- 삼출물의 정도와 드레싱방법에 따라 습윤상태가 개선 또는 악화된다.

다음 증례를 평가해 보세요.

증례 3. 천골부 압박상처의 평가

천골부 3단계 욕창:

1. 상처의 중앙은 검은색의 괴사 조직이 있다.
2. 가장자리는 약간 붉은 색의 진피가 노출된 궤양부가 둘러싸고 있다.
3. 정상 피부로 덮인 조직도 적갈색의 홍반이 있어 감염을 의심할 수 있다.
4. 피부가 벗겨진 부분이 보인다.
   - 감염소견이 있는 습한 상처로 평가한다.
   일정기간 동안 욕창은 커질 것으로 예상된다.

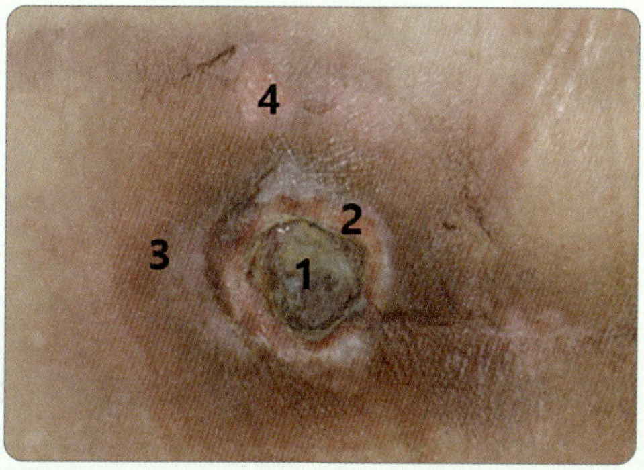

(4) E (edge, 가장자리): 욕창의 가장자리와 주변의 피부 상태를 파악한다.

- 궤양이 가장자리 피부 밑으로 파고들어가거나(잠식) 굴을 만드는지 관찰한다.
- 가장자리에서부터 상피가 자라 들어오는 지
- 가장자리 피부가 안쪽으로 말려 들어간 상태로 상피가 자라 들어가는지
- 가장자리 바깥쪽의 피부가 건강한지, 붓기가 있는지, 알레르기 반응이 있는지 관찰한다.

다음 증례를 평가해 보세요.

증례 4. 천골부 압박상처의 평가

천골부 3단계 욕창:

궤양중앙부 바닥에 붉은색의 육아조직이 있고, 육아조직을 둘러싸고 있는 흰색의 가장자리 조직은 새로 생긴 상피조직인데 궤양이 가장자리 피부 밑으로 파고 들어가 굴을 만들고 있다.

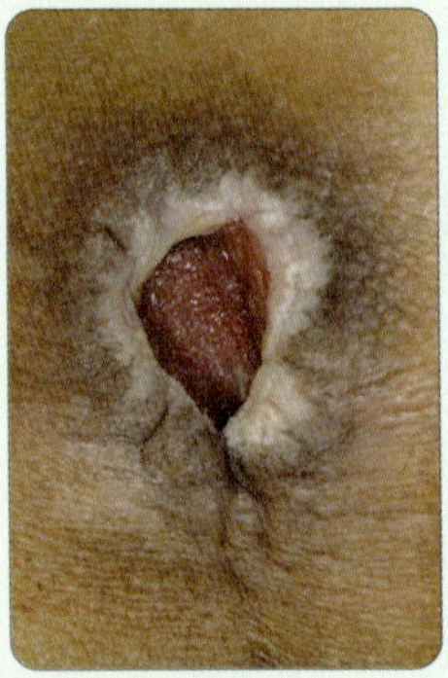

다음 증례를 평가해 보세요.

증례 5. 천골부 압박상처의 평가

천골부 3단계 욕창:

욕창 가장자리의 상처수축과 과상피화로 궤양이 오히려 튀어나와 있다. 이런 경우에는 튀어올라와 있는 부위를 정상피부면까지 완전히 제거해 주어야 한다.

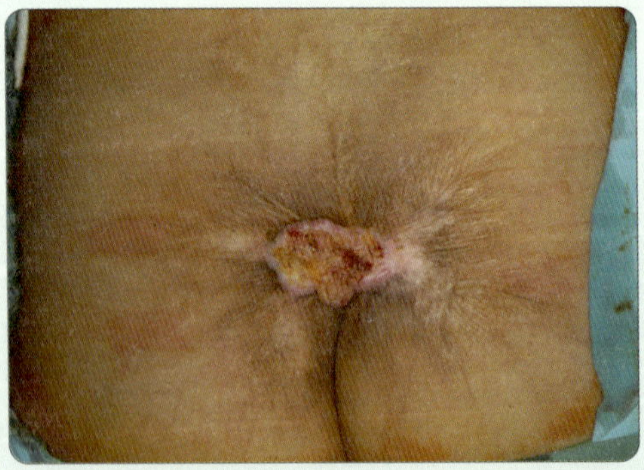

다음 증례를 평가해 보세요.

증례 6. 대퇴골 큰돌기부 욕창의 평가

대퇴골 큰돌기부 4단계 욕창:
대퇴골이 노출된 4단계 욕창으로 흑갈색의 괴사조직과 붉은색의 육아조직이 동시에 있다. 가장자리는 붉은색 육아조직 위로 흰색의 얇은 상피가 덮이는 것이 보인다.

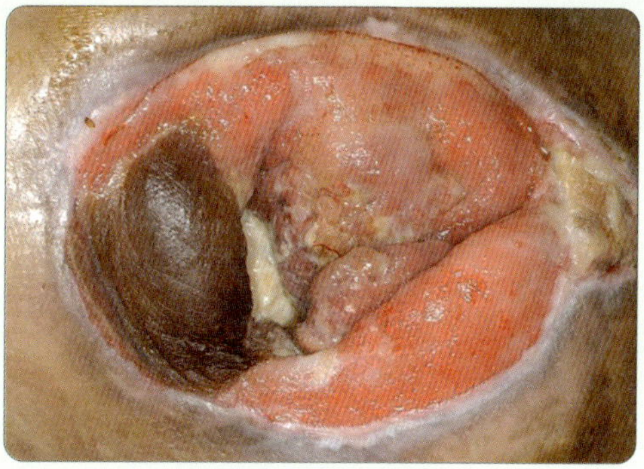

다음 증례를 평가해 보세요.

증례 7. 의족에 의한 욕창

(왼쪽) 무릎 아래 하지절단 환자에서 의족에 의한 압박궤양
(오른쪽) 무릎 위 하지절단 환자에서 의족에 의한 압박궤양

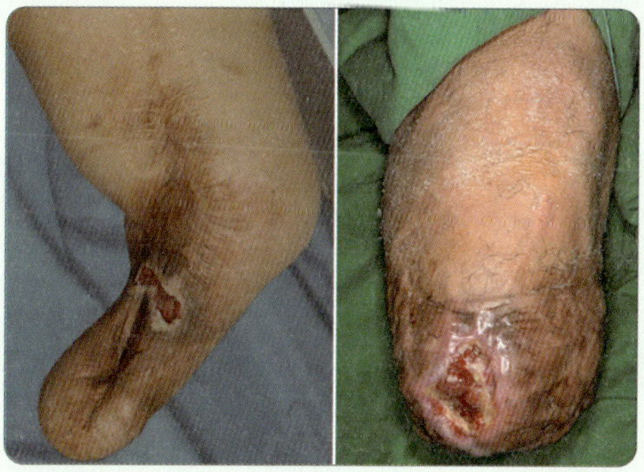

4 압박상처의 치료

1) 상처세척

욕창상처 세척은 일반적인 상처를 세척하는 방법과 동일하다. 그러나 욕창의 경우는 굴을 만들거나 주머니(pocketing)가 생긴 경우도 많기 때문에 그 안쪽으로도 잘 세척해 주어야한다.

생리식염수나 증류수를 사용하여 세척한다.

소독제나 세포독성이 있는 세척제는 **원칙적으로 사용하지 않는다**[mafenide, acetic acid, Dakin's solution, iodine은 항균작용이 있지만 동시에 섬유모세포(fibroblast)도 죽여 상처치유를 방해한다).

오염되거나 삼출물이 많은 감염된 상처는 생리식염수와 10% povidone-iodine액을 1:1로 섞어서 사용할 수 있다.

세척 시 물살을 세게 하여 오염물질과 죽은 조직이 잘 씻겨 나가도록 한다.

세척제를 약간 따뜻하게 하여 환자를 편안하게 하고 혈관수축도 오지 않게 한다.

2) 괴사조직 제거(Debridement)

괴사조직 제거는 욕창 치료의 첫 번째 단계이어야 한다. 검은 괴사딱지로 덮여 있을 때는 단계를 알 수도 없으므로 완전히 제거하여야 욕창의 정도를 판정할 수 있다. 괴사조직은 상처치유를 방해할 뿐만 아니라 세균의 배지가 되므로 가능하면 빨리 죽은 조직을 제거해 주어야한다(··· **5장. 상처처치와 관리원칙/1. TIME체계에 의한 상처처치와 관리/변연절제술을 하는 방법** 참조).

욕창환자는 전신상태가 좋지 않은 경우가 많아서 수술실에서 전신마취 하에 한 번에 괴사조직을 완전히 절제하는 방법을 선택하지 못할 때가 많다. 이런 경우에는 드레싱을 교환할 때마다 수술칼이나 수술용 가위(Metzenbaum scissors)로 조금씩 예리하게 죽은 조직을 제거하고, 습식-건식 드레싱(wet to dry dressing)을 시행하면 상처가 조금씩 나아가는 것을 확인할 수 있다(··· 6장. 상처 드레싱 제재의 종류와 적응증. 상처 매뉴얼 2, Wet to dry dressing 동영상 참조. page 57).

아무튼 **죽은 조직이 완전히 제거되기 전에는 욕창은 절대 호전되는 방향으로 전환하지 않는다**는 것을 명심하고 환자의 컨디션이 허락하는 범위 안에서 괴사조직 제거에 최선을 다해야 한다.

단, 말기환자, 출혈경향, 혈액순환이 좋지 않은 경우에는 적극적인 괴사조직 제거가 오히려 상처를 더 악화시킬 수 있다. 이런 경우에는 자가 분해되어 떨어져 나오는 조직 정도만 제거하고 드레싱을 자주 교환하여 욕창이 더 악화되는 것을 막는데 주력하여야 한다.

3) 욕창정도에 따른 드레싱 방법

궁극적으로 드레싱 선택은 상처의 특성에 따라 습윤균형, 감염조절, 그리고 괴사조직 제거 능력의 3가지 조합을 목적에 맞게 구성하는 것이다. 즉, 삼출물이 많고 염증이 심하며 괴사조직이 많을 때는 이 세가지를 모두 만족하는 드레싱 제재를 선택해야 할 것이며, 괴사조직이 제거되어 감염이 조절되고 육아조직이 차오를 때는 습윤균형 능력이 뛰어난 드레싱 제재를 선택하여야 한다. 그러므로 상처가 나아가면 특성도 변하므로 그것에 맞추어 드레싱 방법은 계속 바뀌어야 한다.

(1) 삼출물의 성도에 따른 드레싱 선택

삼출물의 정도는 드레싱의 선택과 드레싱 횟수에 가장 영향을 주는 요소이다.

- 삼출물의 정도를 대(많을 때), 중(중간 정도), 소(적을 때) 3단계로 구분한다면 다음과 같다(1일 1회 교환 기준).
  - **많을 때** – 드레싱의 75% 이상 젖었을 때, 드레싱을 교환하기 전에 삼출물이 드레싱 밖으로 세어 나온다면 삼출물이 매우 많은 것이며. 이때는 교환 횟수를 늘려야 한다.
  - **중간 정도** – 드레싱의 25~75%가 젖었을 때.

III. 만성상처

- **적을 때** – 드레싱의 25% 이하로 젖었을 때.

- 욕창 삼출물의 정도에 따른 드레싱 제재의 선택
  - **많을 때 – Alginate**, 두껍고 진물을 많이 흡수하는 **foam** dressing.
  - **중간 – Hydrogel**, 일반적인 **foam** dressing.
  - **적을 때 – Hydrocolloid** dressing.

Tips

삼출물이 많을 때는 진물 흡수 능력이 가장 뛰어난 Alginate 드레싱 또는 진물을 많이 흡수하는 두꺼운 foam dressing을 합니다. 그런데 삼출물이 밖으로 새어 나오거나 드레싱을 교환할 때 상처 주위의 피부가 희게 불어 있을 때는 폼드레싱을 몇 겹 포개거나 더 자주 (하루에 4번까지) 교환하여야 합니다.

반대로 삼출물이 아주 적어서 상처가 마를 정도이면 hydrocolloid dressing을 하고, 마르지는 않지만 삼출물이 적을 때는 폼드레싱을 합니다. 삼출물과 관계없는 1기 정도의 욕창에서 더 악화되는 것을 방지하기 위하여 폼드레싱으로 상처를 보호하는 것도 좋습니다.

(2) 괴사조직의 상태에 따른 드레싱의 선택

괴사조직이 있을 때 드레싱 선택의 핵심은 괴사조직 절제를 도와주는 드레싱 제재를 선택하는 것이다.

죽은 조직은 탈수되어 금방 딱딱하게 되므로 외과적으로 절제하기가 매우 힘들다. 그러나 딱딱한 괴사조직을 무르게 만들면 자가분해를 도울 뿐만 아니라 외과적인 절제도 쉬워진다.

Hydrocolloid >Hydrogel ≥ Alginate 순으로 괴사조직을 무르게 만드는 능력이 있다. 괴사조직을 한번에 제거하기 어려울 때는 이러한 드레싱으로 괴사조직을 무르게 하여 조금씩 절제하는 방법을 선택한다.

괴사조직이 어느정도 절제되었지만 여전히 남아 있으면, 전신마취 하에 수술실에서 절제하기 어려운 환자에서는 **wet to dry dressing**을 시행한다. 생리식염수 또는 potadine-iodine을 적신 wet 거즈를 상처에 채우고 마를 때 제거하면 죽은 조직이 거즈에 붙어 제거되면서 상처가 점차 깨끗 해진다.

(3) 감염의 유무와 위험성에 따른 드레싱의 선택

드레싱 제재로 감염 자체를 통제할 수는 없지만 삼출물을 잘 배출하게 하여 상처에 진물이 고여 있지 않게 하고, 괴사조직을 제거하여 세균의 배지가 되지 않도록 하는 모든 것이 감염을 예방하고 치료하는 방법이다.

폼드레싱에 은이온이 포함된 항균성 창상피복재는 감염의 위험성이 있거나 경한 감염상태에서 사용할 수 있지만 심한 감염상태에서는 큰 기대를 할 수 없다.

상처를 덮어주는 드레싱 제재인 필름, 폼, 하이드로콜로이드 드레싱에서 상처와 닿는 면의 반대측 즉, 외부로 향하는 면은 소수성막으로 구성되어 외부로부터 물과 세균이 침입하는 것을 막아준다.

(4) 전신상태가 불량한 환자에서 드레싱의 선택

욕창 상처는 전신상태(기저질환의 악화, 영양부족 등)와 관리(체위변경, 압력 재분산, 요실금/변실금 관리 등)에 많은 영향을 받는다. 환자의 전반적인 상태가 악화되면 욕창상처는 더 급격하게 악화되기 때문에 전신상태조절과 관리에 최선을 다해야 한다.

3단계 이상의 욕창은 수술적 처치가 아니면 완치가 어렵기 때문에, 전신상태가 좋지 않아 전신마취가 불가능한 환자에서 이러한 욕창이 발생하였을 때는 국소 상처 처치와 드레싱만으로 욕창이 더 이상 악화되지 않도록 하는데 목표를 두어야 한다.

국소 상처 처치와 드레싱만으로 욕창의 악화를 막는 특별한 방법이 있는 것은 아니며, 상처 처치의 기본인 변연절제, 감염조절 그리고 습윤균형을 더 철저히 시행하는 것이 역시 핵심이다. 욕창은 만성상처(4주 이상 낫지 않는 상처)의 대표적인 질환이며, 특히 전신상태가 불량한 환자에서 욕창이 생기면 거의 만성상처로 진행하게 된다.

이와 같은 환자에서 드레싱 제품을 선택할 때 추가로 고려해야 할 사항은 사용의 간편성과 비용 대비 효과, 그리고 교환 횟수 등이다. 만성상처를 위해 특별히 제작된 드레싱 제재는 아직 개발되어 있지 않다. 남은 여생 동안 드레싱으로 유지할 수밖에 없는 만성상처를 가진 환자들은 앞으로 더욱더 늘어날 것으로 예상된다. 저렴하면서도 효과적으로 삼출물을 배출하고 염증을 잘 조절하며 적절한 습윤상태를 유지할 수 있는 하루에 한번만 교환하는 제품이 개발되기를 기대한다.

표 13-1 주요 드레싱 제재의 기능 비교

드레싱종류/기능	변연절제	감염	진물 흡수
Gauze	+	–	+
Films	–/+	–	–
Foams	–	–	+++
Hydrogels	++	–/+	++
Hydrocolloids	+++	–/+	++
Alginate	++	+	+++

– 없음, + 약함, ++ 중간, +++ 강함

4) 감염관리

욕창 상처는 감염에 매우 취약하다. 환자의 전신상태가 좋지 않은 경우가 대부분이고 만성적인 영양결핍과 요실금과 변실금 그리고 만성상처로 진행하여 오랫동안 외부와 노출된 궤양을 가지고 있기 때문에 거의 대부분 오염되어 있다고 판단하여야 한다. 그러므로 드레싱을 교환할 때마다 국소 감염증상이 있는 지 확인하고 기록하여야 한다[⋯› 3장. 상처의 평가, 2) I (infection, 감염) 참조, page 31].

특히, 욕창상처가 조금씩 나아 가다가 상처가 다시 악화될 때는 감염을 의심하여야 한다. 홍반과 삼출물의 증가 등 국소감염증상이 뚜렷하게 나타나는 경우도 있지만 그렇지 않은 경우도 많기 때문에 감염은 세균배양검사를 통하여 확진하여야 한다.

감염된 욕창상처관리의 원칙은 일반 상처와 다를 바가 없다.

- 상처 세척과 괴사조직 제거로 세균오염정도를 감소시킨다.

- 상처 소독: 피부소독제를 제한적인 기간동안 사용할 수 있다.
- 고름과 삼출물이 상처에 고이지 않고 잘 배출되도록 한다.
- 드레싱 교환 횟수를 늘인다.
- 국소 항생제 연고(topical antibiotics cream)를 사용할 수 있다.
- 골수염을 동반하거나 감염의 정도에 따라 전신적으로 항생제를 투여할 수 있다.

5) 음압상처치료[Negative-pressure wound therapy (NPWT), VAC]

욕창에 음압상처치료를 적용할 수 있다. 일반적인 치료와 비교하여 효과가 더 뛰어난 것인지에 대한 논란은 아직 있지만, 최근 효과의 우수성을 발표하는 연구가 증가하고 있다.

괴사조직을 완전히 제거한 후에 음압장치를 적용하여야 한다.

적용방법은 ···› **6장. 상처드레싱 제재의 종류와 적응증, 8) 음압상처치료** (69 Page)를 참고하세요.

6) 고압산소치료 (hyperbaric oxygen therapy, HBO)

환자를 고압산소치료 챔버 안에 넣고 100% 산소를 최소 1.4기압 이상의 압력으로 투여하는 치료이다. 보통 2기압의 압력으로 약 90분간 시행한다.

욕창을 포함한 만성상처에 고압산소치료를 적용할 수 있다. 그러나 우리나라에서는 만성상처 중 당뇨병성 족부궤양만 보험적용을 받고 있다.

상처관련 고압산소치료 보험적용(고시 제2018-254호, '19.1.1. 시행) 질환은 아래와 같다.

- 화상, 버거씨병, 식피술 또는 피판술 후, 수지접합수술 후, 방사선치료 후 발생한 조직괴사, 당뇨병성 족부 궤양(Wagner grade 3 이상), 치료에 반응하지 않는 만성 난치성 골수염

III. 만성상처

CHAPTER 14 당뇨합병증으로 인한 상처(당뇨발)

당뇨의 합병증으로 발에 나타나는 모든 현상을 당뇨발이라고 한다. 우리나라에서는 당뇨를 진단받은 환자의 약 7%에서 당뇨발이 나타나는 것으로 보고되고 있다(2009). 당뇨발이 생긴 환자의 약 20% 정도는 입원치료가 필요하며, 하지절단의 가장 많은 원인이 당뇨발로 인한 것이기 때문에 조기에 상처를 발견하고 적극적으로 치료하여야 한다.

당뇨발은 여러 가지 원인이 복합적으로 작용하여 발생하기 때문에 치료하기가 가장 힘든 상처이기도 하다. 하지만 병인을 잘 이해하고 정확하게 상처를 평가하여 적극적으로 대처하면 상처가 악화되는 것을 막고 치유의 방향으로 전환시킬 수 있다. 이렇게 당뇨발은 여러 가지 원인으로 발생하기 때문에 내분비내과, 혈관외과, 성형외과, 정형외과, 재활의학과 등 다학제간의 협진이 필수적인 질환이다.

욕창과 마찬가지로 만성상처에 속하는 당뇨발은 예방과 관리가 매우 중요하다. 대한당뇨병학회를 중심으로 "당뇨병성 족부병변의 예방 및 관리"에 대한 지침(2015)이 마련되어 환자 치료에 성심과 성의를 다하고 있다.

이 장에서는 상처치료자의 관점에서 당뇨발 상처의 조기진단과 평가 그리고 상처치료를 중심으로 자세하게 설명한다.

1 정의

당뇨의 합병증으로 인해 발에 나타나는 모든 현상을 당뇨발이라고 한다. 피부건조, 굳은살, 궤양, 말초혈액순환 장애, 감각의 저하, 발의 변형 등이 나타난다.

2 병인

하나의 병인에 의하여 발생하는 경우는 거의 없으며 아래에 열거하는 병인의 2가지 이상이 복합적으로 작용하여 발생한다. 가장 중요한 두 가지 요인은 말초신경병증과 하지 혈관의 동맥경화로 인한 허혈 때문이다.

1) 말초신경병증 (peripheral neuropathy)

- 당뇨병성 족부병변의 주된 원인이다.
- Solbitol이 신경내막에 축적되어 신경으로 오는 혈류를 감소시켜 발생한다.
- 말초신경에 포함된 감각신경, 운동신경, 그리고 자율신경 모두에 말초신경병증이 온다.

(1) 감각신경: 통증을 느끼는 통각, 촉각, 온도감각, 진동감각이 모두 떨어진다.

- 상처가 발생해도 통증이 없으므로 모른다.
- 상처를 눈으로 확인할 때는 이미 상처가 커져 있다.

이로인해 상처를 조기에 발견하지 못하는 경우가 많다.

(2) 운동신경: 발에 있는 작은 근육을 움직이는 운동신경의 신경병증으로 근육이 위축된다.

- 근육위축 → 발의 정상적인 굴곡의 변형(그림 14-1) → 보행 양상이 달라짐 → 엉뚱한 곳에 압력을 받음

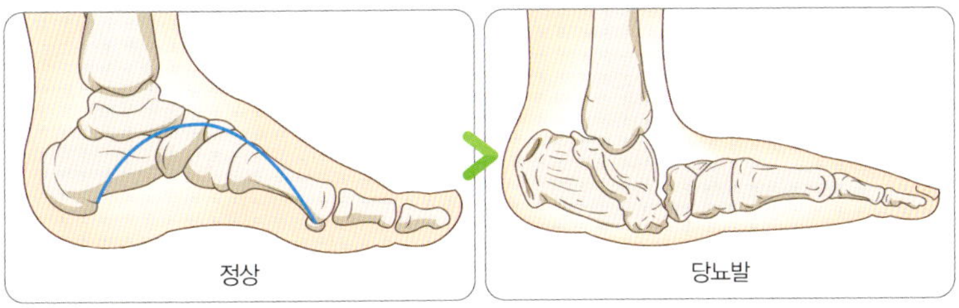

그림 14-1. 발의 정상적인 굴곡(왼쪽)과 당뇨발의 비정상적인 굴곡(오른쪽).

(3) 자율신경: 교감신경계의 이상

- 땀이 잘 나지 않아 피부가 건조해지고 갈라진다.
  → 갈라진 피부를 통해서 세균이 침입한다.
- 동-정맥 정상순환에 이상이 생겨 동맥에서 정맥으로 단락(shunting)이 생긴다.
  → 발등이 붓고 오히려 따뜻해진다.
- 혈액순환조절에 변화가 온다.

2) 폐쇄성 말초동맥질환(peripheral arterial disease) (그림 14-2)

당뇨병성 족부궤양 환자의 50%에서 나타난다.

하지 동맥의 동맥경화증으로 혈관이 좁아져서 발로 오는 혈액순환이 저하된다. 당뇨발의 허혈현상(ischemic phenomenon)은 발에 있는 세동맥보다 다리에 있는 굵은 동맥의 동맥경화에 의한다.

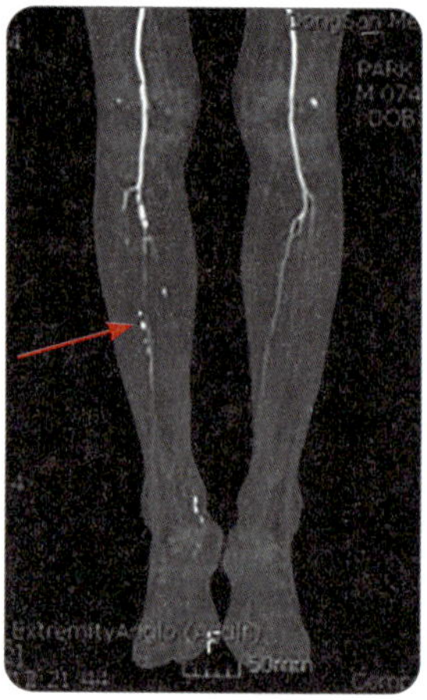

그림 14-2. 오른쪽 다리의 무릎과 발목사이에 있는 3개의 주요 동맥이 동맥경화로 인해 좁아져 있고 석회침착이 보인다(화살표).

3) 혈액유변학적 이상(hemorheologic abnormality)

- 혈액의 점도가 증가한다.
- 적혈구의 세포막이 단단해져서 모세혈관을 통과하기가 어려워진다.
- 당화혈색소(glycosylation of hemoglobin)의 높은 산소친화도
  → 조직에서 산소를 덜 유리하게 되어 조직의 허혈을 유발한다.

4) 발의 비정상적 생체 역학(abnormal foot biomechanics)

5) 흔한 외상과 상처치유지연

6) 감염에 대한 취약성 증가: 백혈구 기능저하 등

3 진단

1) 전신상태의 평가

당뇨발 환자는 대부분 심장과 신장에 심각한 문제를 가지고 있는 경우가 많다. 그러므로 협심증, 심근경색, 혈액투석 여부, 그리고 특히 혈당의 변화와 조절에 대해서 반드시 확인하여야 한다.

당뇨발의 근본원인은 당연히 당뇨로 인한 것이므로 당조절이 잘 되고 있는지를 반드시 확인하여야 하고 당이 조절되지 않으면 당뇨발은 낫지 않는다는 것을 환자에게 인식시켜야 한다.

2) 궤양의 분류

주로 다음의 두가지 분류방법을 이용한다.

(1) Wagner Classification: 주로 궤양의 깊이에 따라 Grade 0~5로 분류

표 14-1 Wagner Classification

Grade	Description
0	No ulcer, but high-risk foot (e.g., deformity, callus, insensitivity) 궤양 없음, 그러나 고위험 발(예, 변형, 굳은살, 감각저하 등)
1	Superficial full-thickness ulcer 표재성의 전층궤양
2	Deeper ulcer, penetrating tendons, no bone involvement 깊은 궤양, 힘줄은 노출되었으나 뼈의 침범은 없음
3	Deeper ulcer with bone involvement, osteitis 깊은 궤양으로 뼈의 노출과 골염
4	Partial gangrene (e.g., toes, forefoot) 부분적 괴저(발가락, 앞발)
5	Gangrene of whole foot 전체 발의 괴저

(2) University of Texas Diabetic Wound Classification

이 분류는 • **궤양의 깊이**에 따라 **Grade** 0~3으로 분류하고
• **궤양이 심한 정도**에 따라 **Stage** A~D로 분류하였다.

궤양의 깊이에 추가하여 감염과 허혈의 동반 유무에 따라 자세한 분류가 가능하다. 감염과 허혈은 궤양의 치료와 예후에 가장 중요한 요소이기 때문에 Grade와 함께 Stage를 추가하였다.

표 14-2

Stage	Grade 0	Grade 1	Grade 2	Grade 3
A	Pre-ulcer or post-ulcer lesion, No skin break 궤양전단계 피부는 정상	Superficial ulcer 표재성 궤양	Deep ulcer to tendon or capsule 힘줄이 노출된 깊은 궤양	Wound penetrating bone or joint 상처가 뼈나 관절을 침범
B	+ 감염	+ 감염	+ 감염	+ 감염
C	+ 허혈(Ischemia)	+ 허혈	+ 허혈	+ 허혈
D	감염 + 허혈	감염 + 허혈	감염 + 허혈	감염 + 허혈

증례 1

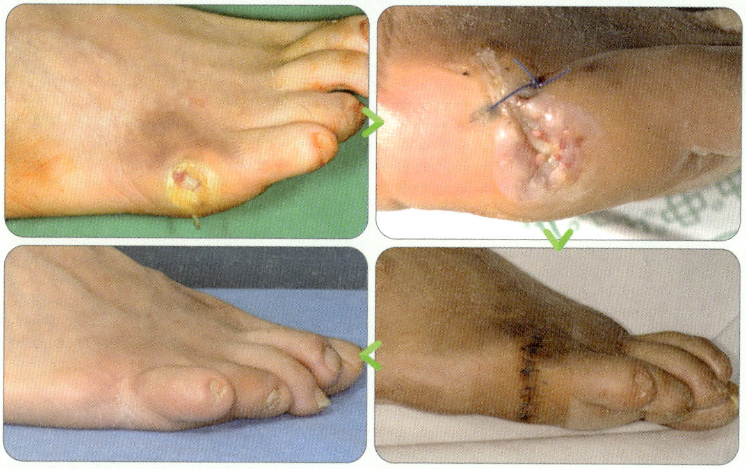

- 새끼발가락 외측의 궤양: 감염(+), 허혈(-), 골막과 관절 노출(+), 골염(+)
- Wagner Classification: Grade 3
- University of Texas Diabetic Wound Classification: Grade 3, stage B
- 괴사조직 절제 후 3차 유합(delayed primary closure)으로 치유되었다.

증례 2

발바닥 중간의 당뇨발

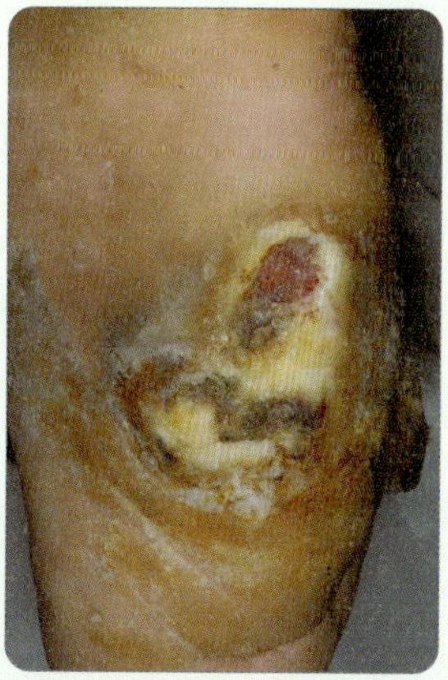

깊은 궤양이 있고 주위를 굳은살이 둘러싸고 있다. 윗쪽으로 검붉은 무르게 보이는 건강하지 못한 육아조직이 차지하고 있으며 굳은살과 함께 검은 괴사조직이 섞여 있다.
궤양이 오래된 경우 골수염을 반드시 확인하여야 한다.
만성감염(+), 허혈(-), 뼈침범(-)

Wagner Classification: Grade 2
University of Texas Diabetic Wound Classification:
Grade 2, stage B

증례 3

발 전체가 붉은 홍반과 함께 심하게 부어 있고 화농성 삼출물이 증가되어 있다. 2번째 발가락은 괴저로 절단된 상태이며, 화농성 삼출물의 배출을 위하여 발등에 2군데 절개창이 보인다.

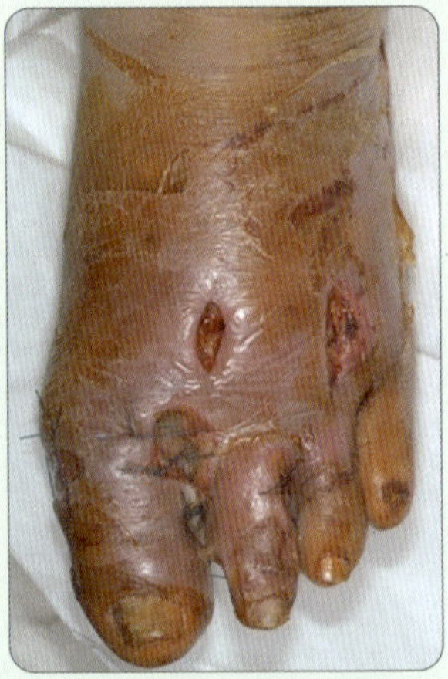

급성감염(cellulitis), 허혈(-), 골수염(-)
Wagner Classification: Grade 4
University of Texas Diabetic Wound Classification: Grade 3, stage B

증례 4

엄지발가락의 허혈을 보이고 2, 3, 5번째 발가락은 절단되었다.
허물(slough)과 검은 괴사조직이 보이고 붉은 육아조직이 있다.
허혈(+), 뼈침범(+), 감염(+)

Wagner Classification: Grade 4
University of Texas Diabetic Wound Classification: Grade 3, stage D

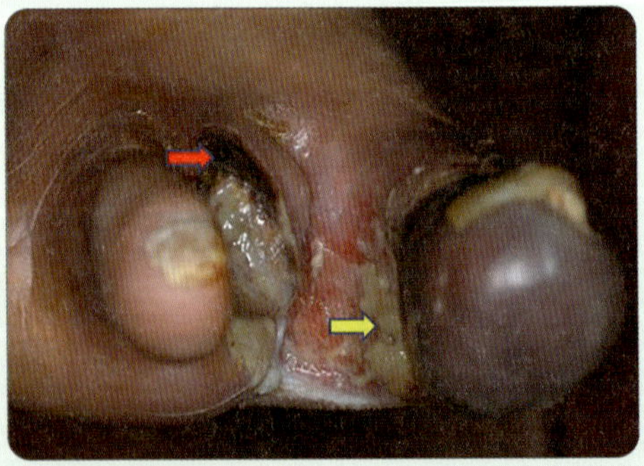

괴사조직(붉은 화살표), 허물(노란 화살표)

3) 영상검사

(1) 일반 방사선촬영(X-ray)

발의 변형과 진행된 골수염, 관절의 파괴, 혈관석회화 등을 관찰한다.

(2) 핵의학 스캔(bone scan)

골수염의 진단, 민감도(80~90%)는 높지만 특이도(30~45%)는 낮다.

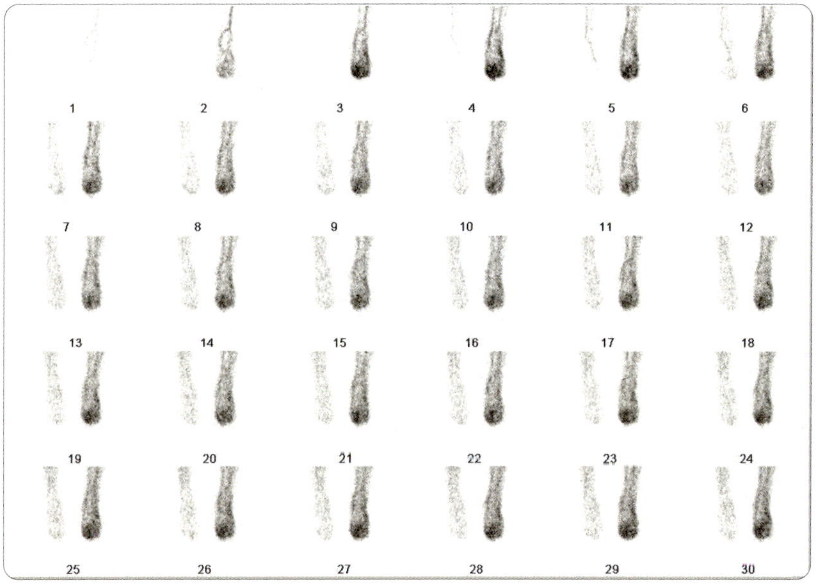

그림 14-3. Bone scan: 좌측 발가락의 골수염과 봉와직염(cellulitis)소견을 보인다(검은 부분).

(3) CT

골변형, 농양, 궤양의 정도를 파악할 수 있다.

III. 만성상처

(4) MR

골수염의 진단에 가장 정확하나 골수염의 확진은 골생검에 의한다.

골수염에 대한 MRI 민감도 약 90%, 특이도 약 85% 정도이다.

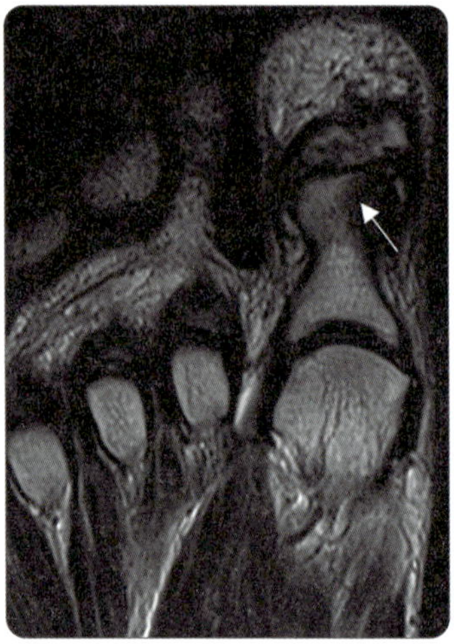

그림 14-4. MRI: 화살표 부분의 골수염이 잘 보인다.

4) 혈관상태의 평가 (그림 14- 5, 6)

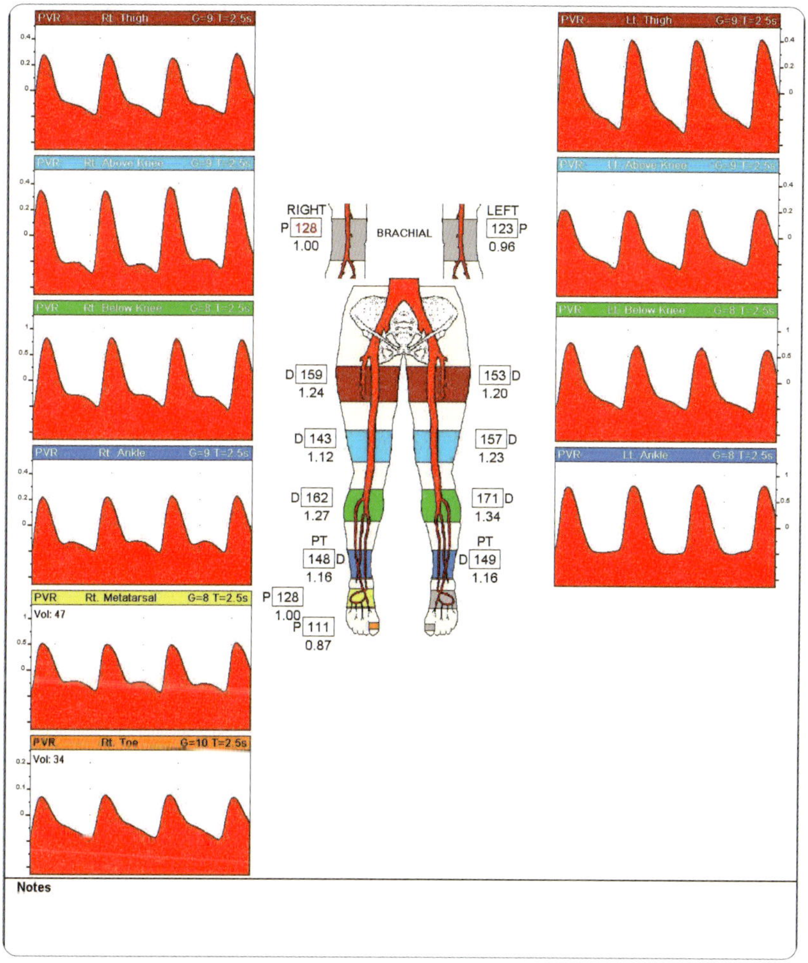

그림 14-5. **하지 동맥기능검사: ABI**
우측 엄지 발가락 0.87
좌측 발목 1.16
(우측 엄지발가락을 제외하고 **ABI는 정상**)
붉은 그래프는 동맥의 맥박파(pulsation wave)이며 정상적인 파형을 보이고 있다.

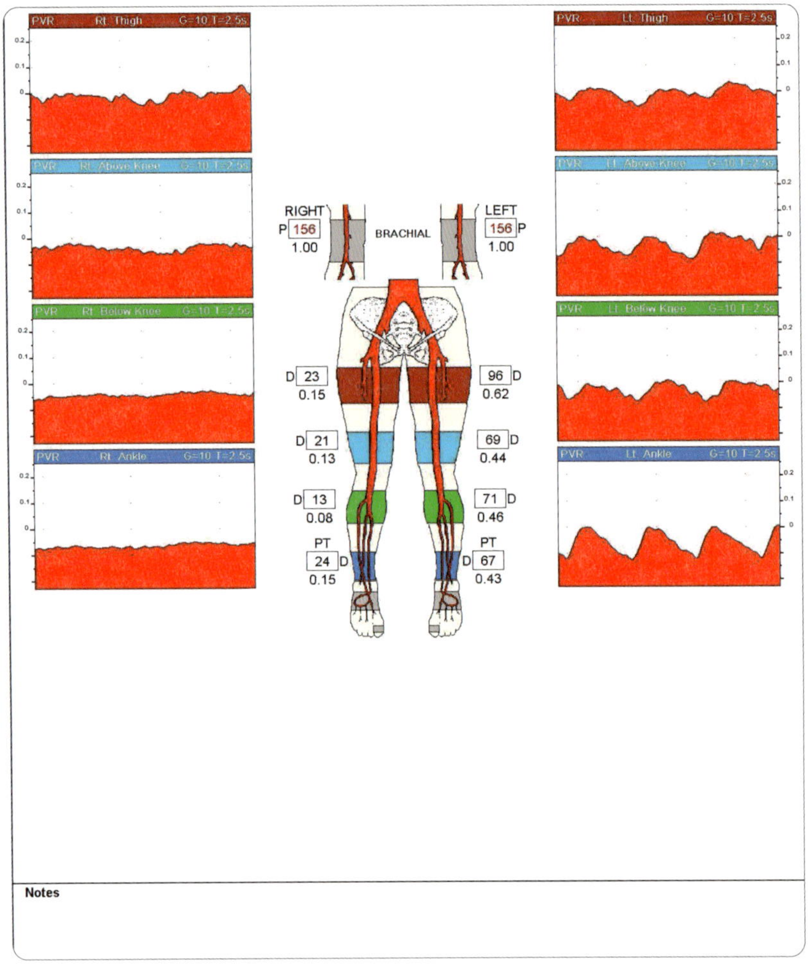

그림 14-6. 하지 동맥기능검사: ABI
우측 0.08 - 0.15
좌측 0.43 - 0.62
(양측 하지에 심한 동맥질환)
양측 모두 비정상인 맥박파형을 보임. 정상적인 뾰족한 산(수축기)과 골(이완기)이 없어지고 전체적으로 밋밋해졌다.

(1) 비침습적인 방법: 외래에서 시행하는 간단하고 효과적인 혈관상태 평가 도구

- **ABI** (Ankle Brachial Index) = 발목에서 측정한 혈압/위팔에서 측정한 혈압

  (예, 발의 혈압 120 mmHg, 팔의 혈압 120 mmHg이면 ABI는 1이다.

  발의 혈압 60 mmHg, 팔의 혈압 120 mmHg이면 ABI는 0.5이다.)

  ABI 1.0~1.4 (정상), **0.9 미만**(비정상)

  0.8~0.9 (동맥질환의심), 0.5~0.8 (중등도의 동맥질환),

  0.5 이하(심한 동맥질환): 긴급 혈관조영술과 혈관재생술 고려

- **$TcPO_2$** (transcutaneous tissue oxygen, 경피산소분압): 피부 산소포화도를 측정
  - 55 mmHg (정상)
  - **40 mmHg 이하 (상처치유 방해)**
  - 25 mmHg 이하(긴급 혈관조영술 및 혈관재생술 고려)

(2) 영상의학적 방법

- CT angiogram, MR angiogram

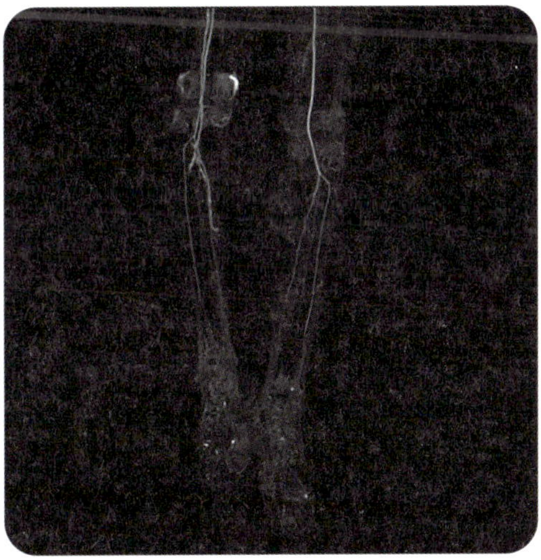

그림 14-7. **CT angiogram:** 혈관조영제를 투여하고 CT 촬영을 한다. 무릎 아래 3개 주요동맥에 협착을 보인다. 정확한 평가는 어렵지만 많은 정보를 얻을 수 있다.

- 혈관조영술(angiogram): 혈관상태를 파악하는 가장 정확한 방법으로 동시에 혈관성형술도 가능

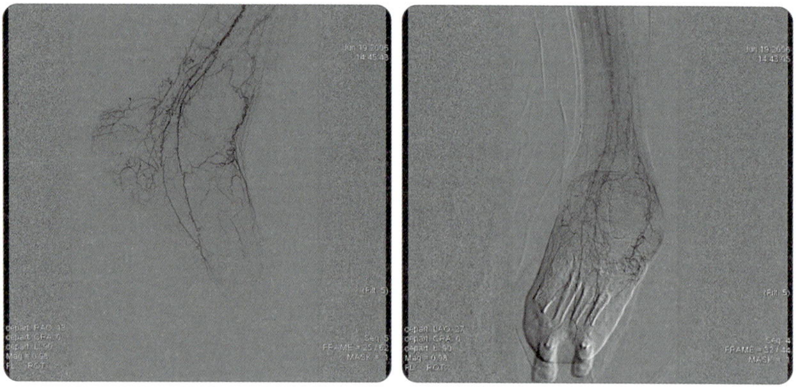

그림 14-8. **Angiogram:** 하지 주요혈관 협착으로 발로 오는 혈액순환이 상당히 떨어져 있다.

4. 치료

1) 당뇨발 치료의 목적

조기에 치료하여 심각한 감염을 막고 상처를 낫게 하여 **절단에 이르지 않도록 하는 것**이다.

2) 당뇨발 치료의 원칙

(1) 당뇨조절

(2) 압력완화(off-loading): 깁스, 깔창, 패드, 족부 감압 신발, 맞춤구두 등

(3) **감염관리**

(4) **국소상처 관리**

(5) 허혈상태의 회복: 내과적 약물치료, 외과적 혈관재개통술(revascularization) 등

(6) 재건수술: 1차봉합, 피부이식, 국소피판술, 유리피판술

(7) 교육과 예방: 정기 교육과 검진, 적합한 신발, 조기 발견

이중 상처전문가의 관점에서 감염관리와 국소상처관리에 대해서 자세히 알아보자.

주의 사항

당뇨병성 족부궤양 환자의 약 50%가 말초동맥질환을 동반하고 있다. 허혈상태가 개선되지 않으면 감염은 더욱더 악화되고 아무리 국소상처관리를 하더라도 상처가 개선되기는 어렵다.

원활한 혈액공급이 있어야 상처치유를 기대할 수 있다.

상부에 있는 댐의 관문을 열어 물이 충분히 공급되어야 하부에 있는 논의 벼가 잘 자랄 수 있는 것과 같다. 댐의 관문을 열어주는 일이 혈관외과에서 시행하는 혈관재개통술이며 관문을 열기가 불가능할 때는 자가 혈관 혹은 인조혈관으로 우회 혈관을 만들어 주어야 한다.

(3) 감염관리

당뇨환자는 당뇨합병증과 면역저하로 작은 상처도 잘 낫지 않고 감염되기 쉽고 오래가기 때문에 만성상처가 되는 경우가 많다. 경한 감염은 주로 황색포도상구균(Staphylococcus aureus)에 의해 발생하고 **만성 감염 또는 중증 감염은 다균성 감염**인 경우가 많다.

상처를 매일 치료하는 치료자는 상처의 변화를 주의 깊게 관찰하여야 하는데, 홍빈이나 열감 등의 뚜렷한 감염증상 외에도 삼출물이 증가하거나 육아조직이 푸석푸석해지고 검붉은 색으로 변색되고 상처에서 나는 냄새가 달라지는 등의 소견이 있을 때는 즉시 균배양검사를 시행하여야 한다. 균배양을 위해 검체를 채취할 때는 면봉으로 **상처표면에서 검체를 채취하지 말고** 감염조직을 잘라내어 **조직검체 균배양검사**를 보내야 원인균을 정확하게 알 수 있다.

광범위한 감염이 있는 괴저(gangrene) 또는 골수염 그리고 5 cm^2 를 넘는 상처를 가지고 있는 환자의 경우 **하지절단율이 거의 50%에 달하기 때문에 감염치료의 승패가 치료결과를 좌우**한다.

미국감염병학회와 국제당뇨병발학회는 당뇨성 족부궤양의 감염을 아래와 같이 분류한다. 피부 또는 피하 조직만을 포함하는 감염을 **경증감염**, 이보다 깊은 조직의 감염을 **중등증감염**으로 그리고 전신성 염증반응증후군을 **중증감염**으로 분류한다 (표 14-1).

표 14-1. 미국감염병학회와 국제당뇨병발학회의 감염분류

경증 감염	중등증 감염	중증 감염
다음 항목들 중 적어도 2가지 이상이 나타남. 1. 국소 부종 또는 경결 2. 상처 주변 0.5 cm 초과 홍반 3. 국소 압통 또는 통증 4. 국소 열감 5. 화농 6. 피부 염증 반응을 일으키는 다른 원인 (예: 외상, 통풍, 급성 샤르코 신경병성-관절병증, 골절, 혈전증, 정맥울혈) 배제 피부 또는 피하 조직만을 포함하는 감염 1. 상처 주변 2 cm 미만으로 확장된 홍반 2. 감염의 전신 징후 또는 증상이 나타나지 않음	피부 및 피하 조직보다 깊은 조직(예: 뼈, 관절, 힘줄, 근육)의 감염 또는 1. 상처 경계로부터 2 cm 초과 확장된 홍반 2. 감염의 전신 징후 또는 증상이 나타나지 않음	전신성 염증반응증후군을 보이는 발 감염, 다음 중 2가지 이상의 증상을 보일 때: 1. 체온 > 38℃ 또는 < 36℃ 2. 심박수 > 90회/분 3. 호흡수 > 20회/분 또는 $PaCO_2$ < 4.3 kPa (32 mmHg) 4. 백혈구 수 > 12,000개 또는 < 4,000개/mm^3, 또는 미성숙(밴드) 형태 > 10%

❶ 피부 또는 피하 조직만을 포함하는 경증감염의 치료

- 상처 세척과 괴사조직 제거로 세균오염정도를 감소시킨다.
- 상처 소독: 피부소독제를 제한적인 기간동안 사용할 수 있다.
- 삼출물이 잘 배출되도록 하고 적절한 수분을 유지할 수 있는 드레싱 선택
- 국소 항생제 연고(topical antibiotics cream)를 사용할 수 있다.
- 일단 경험적인 경구 항생제 치료를 시작한다.

증례: University of Texas Diabetic Wound Classification (UTDWC): Grade 2, stage B

❷ 깊은 조직(뼈, 관절, 힘줄, 근육) 감염의 치료

증례 5. 심부 농양, 구획증후군, 괴사성 연조직 감염이 있는 경우
(UTDWC: Grade 3, stage B)

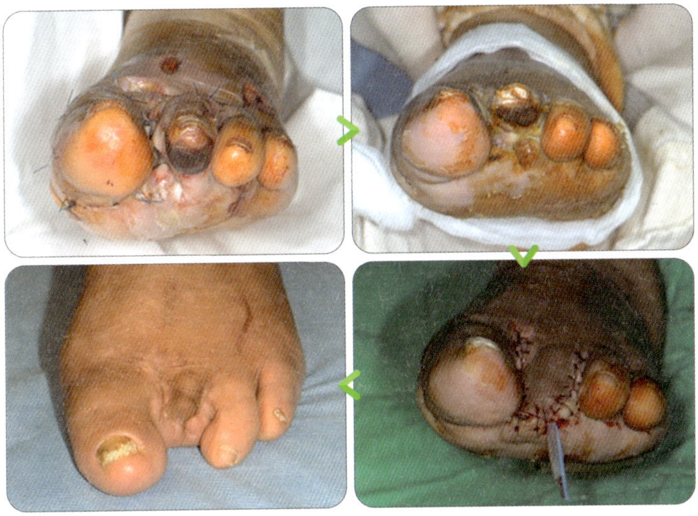

- 즉시 외과적 절개 배농 시술이 필요하다. 봉합사를 모두 제거하고 상처를 충분히 개방하여 화농성 삼출물이 잘 배출되도록 한다.
- 철저하게 세척하고 괴사된 조직을 제거한다.
- povidone-iodine wet to dry dressing을 하루 세 번 시행한다.
  거즈를 충분히 얹어서 삼출물을 잘 흡수할 수 있도록 한다.
- 하지에 부목을 하여 발을 고정하고 수평보다 약간 올려준다.
- G(+), G(-) & anaerobes에 유용한 경험적 광범위 항생제를 먼저 주사하고 조직검체 균배양 후 이에 적합한 항생제로 교체한다.

증례 6. 괴저와 골수염, 5 cm^{2}를 넘는 상처, 그리고 허혈과 감염을 동반하고 있는 경우
(UTDWC: Grade 3, stage D)

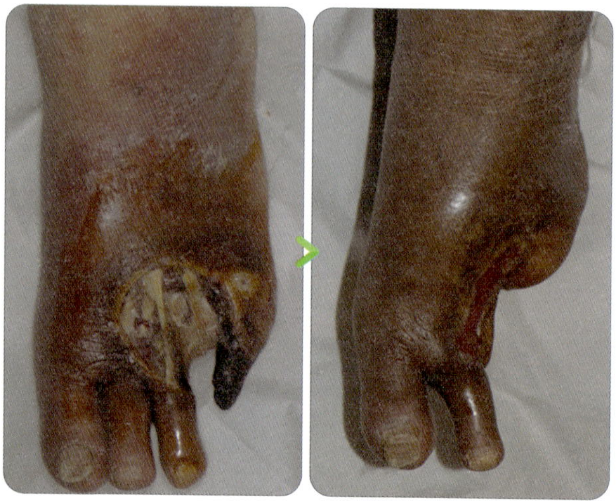

- 네번째 발가락 절단, 5번째 발가락의 괴저, 발 전체의 홍반, 힘줄의 노출과 골수염이 있다.
- 철저하게 세척하고 죽은 조직을 제거할 때 감염이 되어 있는 힘줄과 노출된 뼈를 같이 제거한다.
- 긴급 혈관조영술 및 혈관재생술을 고려한다.
- 발의 허혈이 개선되지 않으면 변연절제술은 보존적으로 시행한다.
- 감염된 뼈가 남아있으면 6주간 항생제를 주사하고, 감염된 뼈를 전부 절제하면 일주일을 넘지 않도록 권고하고 있다.

(4) 국소상처관리

당뇨성 족부궤양의 국소상처관리는 욕창과 같은 만성상처관리와 큰 차이는 없다. 그러나 허혈과 골수염을 동반하고 있는 경우가 많기 때문에 이를 해결하지 않고는 상처의 호전을 기대하기는 어렵다.

❶ 국소 상처 치료

- 이전의 드레싱을 제거하고 상처의 변화와 삼출물의 양, 냄새 등을 자세히 관찰한다.
- 철저하게 세척하고 감염된 뼈를 포함한 괴사조직을 제거한다.
- 농양이 있으면 즉시, 절개 배농을 시행한다.
- 지속적인 배농 또는 삼출물 배출을 위하여 배수관(penrose drain) 삽입을 고려한다.
- 말초혈관질환이 있는 경우, 혈관재생술을 포함한 긴급 치료를 고려한다.
- 과도한 삼출물과 염증을 조절하고 적절한 수분을 유지할 수 있는 드레싱을 선택한다.

(··· 13장. 욕창, 4. 압박상처의 치료 참조, page 176)

▶ 당뇨발 상처에 어떤 드레싱이 절대적으로 우수하다는 증거는 아직 없다.

상처치료의 3대 원칙은 변연절제, 감염조절, 그리고 습윤균형이다. 상처는 좋아지고 나빠지는 널뛰기를 반복할 수 있는데, 변연절제가 가장 우선이 될 때는 변연절제를 돕는 드레싱이 가장 좋은 드레싱이 되고, 감염조절이 가장 필요할 때는 감염에 도움이 되는 드레싱이 가장 좋은 선택이 되고, 습윤균형이 가장 필요할 때는 무엇보다 습윤균형을 유지하는 드레싱이 가장 좋은 드레싱이 되는 것이다. 그러므로 상처의 호전에 따라 드레싱 방법이 바뀌는 것은 당연하고 그렇게 되어야 한다.

❷ 음압상처치료(Negative pressure wound therapy: NPWT, VAC)

- 괴사조식 설제와 같은 수술 후 음압상처치료를 고려 한다.

❸ 전신 고압산소치료

- 치유가 잘 되지 않는 상처에 전신 고압산소치료를 고려한다.
- 고압산소치료 챔버 안에서 2기압의 압력으로 100% 산소를 하루에 90분간 1주일 시행한다.
- 당뇨병성 족부 궤양(Wagner grade 3 이상)은 보험적용을 받고 있다.

CHAPTER 15 방사선 치료에 의한 상처

방사선 치료는 다양한 유형의 암 치료에서 중요한 요소가 되었고 좋은 치료결과를 얻고 있다. 뿐만 아니라 방사선 조사방법의 고도화로 암조직에 특이하며 암주변의 정상조직은 보호되는 조사방법을 사용하고 있어 만성 방사선 손상의 빈도는 많이 줄었다. 하지만 방사선 조사 후 약 85%의 환자에서 급성 방사선 피부염이 발생하는 것으로 보고되고 있다. 방사선 피부염은 점차 진행되어 피부에 흔적이 남고 결코 완전히 정상으로는 회복되지 않는다는 것이 특징이므로 세심한 피부관리가 필요하다.

특히, 만성 방사선손상으로 생긴 만성 방사선궤양은 방사선 골괴사와 주위 조직의 섬유화, 피하지방의 석회화와 허혈을 모두 동반하고 있기 때문에 보존적인 상처치료만으로는 치유를 얻기가 거의 불가능하다.

급성, 만성 방사선손상의 특징과 치료방법에 대해서 알아보자.

1 급성 방사선손상

1) 원인

방사선이 피부의 기저세포, 섬유모세포, 랑게르한스세포, 혈관내피세포 등의 DNA에 손상을 주고 상처치유를 조절하는 사이토카인(ICAM1, TNF-a, IL-1, TGF-b)을 증가시켜 피부장벽을 파괴하고 과염증과 피부가 딱딱해지는 경화현상을 일으킨다.

방사선에 의한 피부변화에 가장 큰 영향을 미치는 것으로 생각되는 요소는 투여기법, 총선량, 용적, 개인차 등이다.

2) 급성 방사선 피부염

방사선 조사량에 따라

- 1주일 내에 일시적인 홍반(erythema)
- 2~3주 내에 확실한 홍반과 과다색소침착(hyperpigmentation)
- 4주 내에 건조성 피부탈락(dry desquamation)이 올 수 있다.
- 높은 방사선량에 의한 습성 피부탈락(moist desquamation)과 궤양
- 이외에도 가려움, 따끔거림, 부종 등이 동반될 수 있다.

미국 국립 암연구소에서는 다음과 같이 방사선 피부염을 분류하고 있다(표 15-1).

표 15-1. 방사선 피부염분류(미국 국립 암연구소, 2017)

1등급	2등급	3등급	4등급
Faint erythema or dry desquamation (약한 홍반 또는 건조성 피부탈락)	Moderate to brisk erythema: patchy moist desquamation, mostly confined to skin folds and creases: moderate edema (중등도에서부터 심한 정도의 홍반: 습성 피부탈락, 피부 주름에 국한, 중등도 부종)	Moist desquamation in areas other than skin folds and creases: bleeding induced by minor trauma or abrasion (피부주름 외의 습성 박리, 경미한 외상에 의한 출혈)	Life-threatening consequences: skin necrosis or ulceration of full-thickness dermis: spontaneous bleeding from involved site: skin graft indicated (생명을 위협하는 결과: 피부괴사, 전층피부궤양, 자연출혈)
치료: 친수성 보습제, 가려움증과 자극은 저용량 스테로이드 사용	치료: 2차 감염 예방에 중점, 폼, 하이드로겔 또는 하이드로콜로이드 드레싱 사용		치료: 피부이식, 피판수술 필요

5등급 사망

3) 급성 방사선 피부염의 치료

증례 1. 유방암 부분절제술 후 시행한 방사선 치료 후 발생한 1등급 급성 방사선 피부염

1등급: 친수성 보습제, 가려움증과 자극은 저용량 스테로이드 사용
2, 3등급: 2차 감염 예방에 중점, 폼, 하이드로겔 또는 하이드로콜로이드 드레싱 사용(삼출물과 습윤의 정도에 따라 드레싱을 선택한다)
4등급: 피부이식, 피판수술 필요

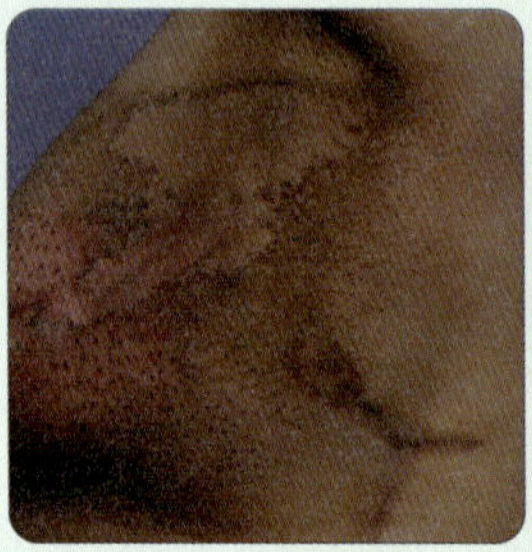

약한 홍반과 건조성 피부탈락이 보인다.

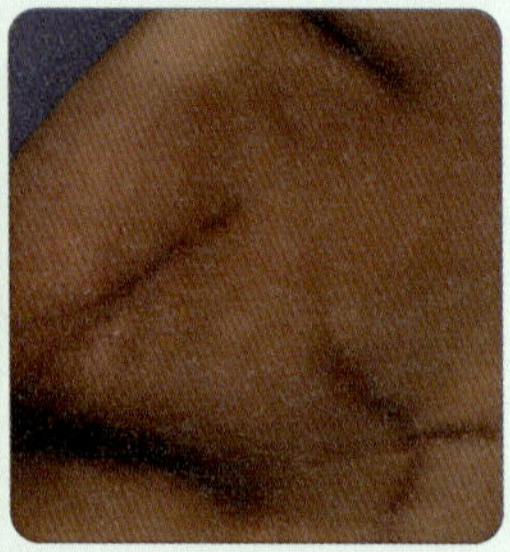

회복 후, 경한 색소침착이 남았다.

암 치료목적의 방사선조사로 인한 급성 방사선피부염은 대부분 1, 2등급이다.

2 만성 방사선손상

1) 특징

방사선 조사 수주에서 수년 후에 나타난다.

지연성 궤양, 피부경화, 위축, 색소 침착, 모세혈관확장증, 모낭, 피지선 및 땀샘 상실, 피부 악성종양, 피하지방 석회화, 방사선 골괴사(osteoradionecrosis) 등이 발생할 수 있다.

2) 방사선 만성상처의 치료

치료의 원칙은 일반적인 만성상처 치료와 큰 차이가 없다. 그러나 방사선 만성상처는 피부경화와 석회화 그리고 심부 골조직의 괴사와 허혈을 동반하고 있는 경우가 많다.

허혈이 오는 이유는 방사선조사로 인해 방사선 조사지역 전체에 있는 모든 혈관의 혈관벽이 두꺼워지고 경화되기 때문이다. 이로 인해 조직의 혈액순환이 매우 저하되어 있기 때문에 한번 궤양이 생기면, 상처의 변연부 역시 방사선 조사 지역인 경우가 많으므로 드레싱 만으로 치유를 얻기가 매우 힘들다. 드레싱으로는 상처가 더 악화되지 않게 하는 것이 최선일 수 있다. 만성적으로 궤양이 지속될 경우 환자가 겪게 되는 불편함은 이루 말할 수 없이 고통스럽다.

밖으로 노출된 만성 궤양의 크기는 작을 수 있으나 안쪽으로 공동(cavity)과 골괴사를 포함한 광범위한 조직의 괴사를 동반하고 있는 경우가 대부분이다. 그러므로 변연절제수술을 시행할 때 반드시 수술실에서 전신마취 하에서 실시하여야 하며 예상보다 훨씬 넓은 부위의 연조직 결손이 발생한다.

재건수술을 계획하고 있지 않다면 변연절제는 매우 소극적으로 시행하여야 한다. 즉, 완전히 괴사되어 떨어져 나올 것 같은 조직만 조금씩 제거해야 한다.

증례 2. 유방전절제술 후 방사선치료 환자에서 생긴 전형적인 만성 방사선 궤양

검은 괴사조직을 가진 궤양, 방사선 조사지역 전체 피부의 경화와 위축, 갈색의 색소 침착, 모세혈관확장증, 모낭, 피지선 및 땀샘 상실의 전형적인 만성 방사선 궤양 양상을 보이고 있다.

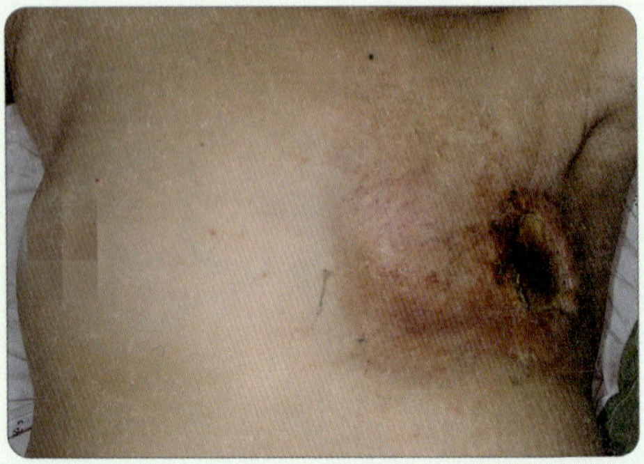

증례 3. 유방전절제술 후 방사선치료 환자에서 생긴 만성궤양

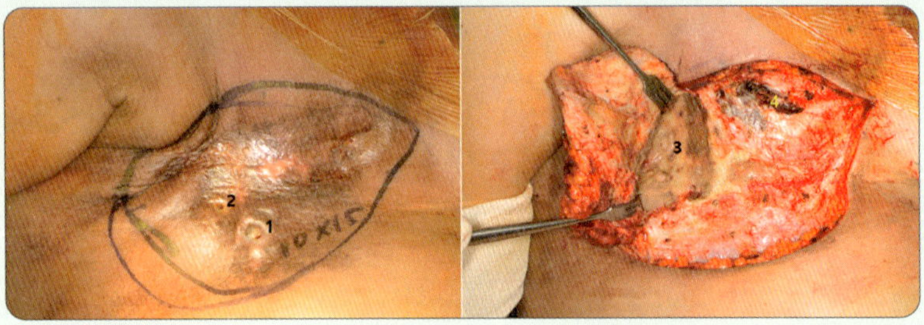

1, 2의 작은 궤양이 보이고 주위 조직은 색소침착과 경화 그리고 위축을 보인다(왼쪽).
궤양을 포함한 경화된 조직을 절제할 때 피부 밑에 큰 공동(3)이 형성되어 있고 골괴사(4)가 동반되어 있다(오른쪽).

증례 4. 유방전절제술 후 방사선치료 환자에서 생긴 만성궤양

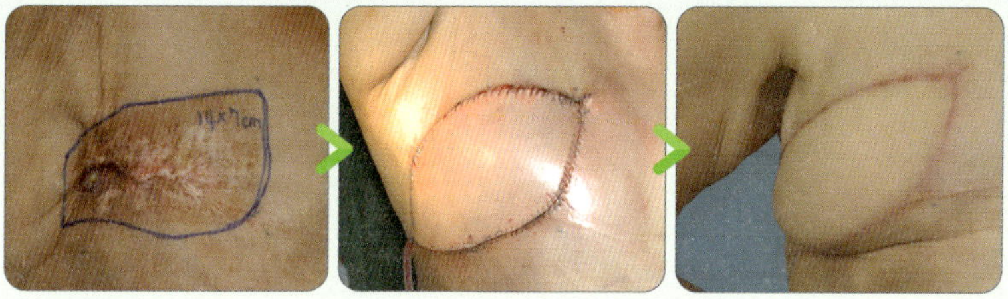

변연절제수술 후 재건수술을 계획할 때 변연절제의 범위는 피부의 경화를 보이는 조직을 모두 포함하는 것이 바람직하다(왼쪽).
완전 절제 후 등근육피판으로 덮어준 직후의 사진(중간).
수술 6개월 후의 사진(오른쪽).

3) 최근에 시도되는 치료

궤양이 작고 초기일 때는 고압산소치료, 줄기세포 주사, Growth factors, Anti-oxidants, Cytokine inhibitors 등을 시도해 볼 수 있다.

4) 요약

방사선손상으로 인한 만성궤양은 수술적 치료가 원칙이다. 궤양을 포함한 경화되고 석회화 된 조직과 괴사된 골조직을 완전히 제거한 후 혈행이 좋은 피판술을 이용하여 재건수술을 시행하여야 재발을 막을 수 있다. 수술적 치료가 불가능한 환자에게는 상처전문가의 정성 어린 손길이 필요하다. 궤양이 감염되지 않도록 죽은 조직을 조금씩 잘라주고 삼출물과 습윤정도에 따라 드레싱 제재를 선택하여 치료한다. 홍반이나 삼출물의 증가 등 감염의 징후가 보이면 즉시 상급병원으로 이송하여 치료받도록 주선한다.

낡고 오래되어 형태만 겨우 유지하고 있는 시멘트 벽이라도 상당히 버티어 서 있듯이 오래된 궤양도 드레싱으로 잘 버틸 수 있다. 그러나 어느 순간 약한 비바람에 벽이 단번에 모두 쓰러져 버리듯이 방사선 궤양의 작은 감염이 순식간에 큰 감염으로 확산되어 걷잡을 수 없는 위험에 빠질 수 있다. 이 순간이 오기 전에 환자를 후송하여 적절한 조치를 받을 수 있도록 하여야 한다.

CHAPTER

16 정맥궤양

울혈성 정맥궤양 역시 대표적인 만성상처 중의 하나이다.

정상 혈액순환은 동맥으로 들어온 피가 정맥을 통하여 잘 배출되는 것인데, 정맥궤양은 하지정맥의 기능장해로 하지에 혈액이 정체되어 피부에 궤양이 생기는 만성상처이다.

서구에서는 65세이상 노인의 약 1~2%가 이 질환이 생기며, 여성에서 많고, 잘 낫지 않고 재발율도 26~70%로 높기 때문에 한번 궤양이 발생하면 삶의 질이 떨어지고 큰 고통에 시달리게 된다. 정맥궤양은 서구인에서 많고 동양인에서는 드문 질환으로 우리 나라도 많지는 않다.

정맥궤양 상처는 매우 특징적이기 때문에 한번 눈 여겨 봐 놓으면 다음에는 바로 진단할 수 있다.

정맥궤양의 치료는 압박드레싱이 다른 무엇보다도 중요한 만성상처이다. 이 질환의 원인과 치료 그리고 압박드레싱에 대해 알아보자.

1 정의

정맥 고혈압(venous hypertension)에 의한 하지 피부의 궤양 (그림 16-1, 2)

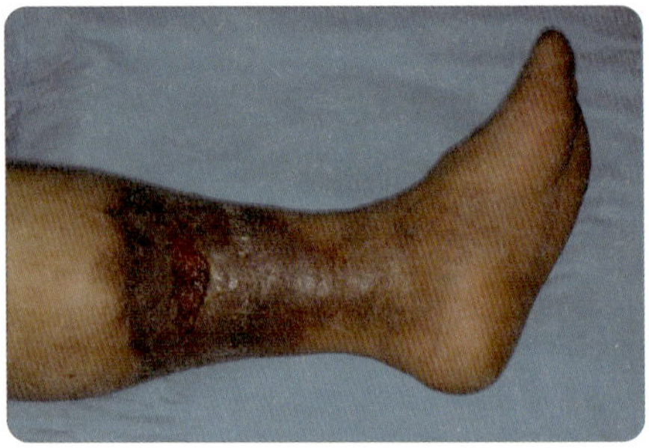

그림 16-1. 전형적인 하지 정맥궤양.

1) 하지의 정맥궤양의 특징 (그림 16-1)

- 얕은 피부궤양
- 얇고 반짝이는 연약한 피부
- 불규칙적인 모양
- 붓기, 통증, 따끔거림, 가려움 동반
- 주위 피부의 접촉성 피부염
- 정맥습진(venous eczema)
- 주위 피부가 검붉은 색, 보라색, 또는 암갈색으로 변화
- 혈철침착증(hemosiderosis)
- 혈철소침착(hemosiderin stain)
- 정맥류
- 지방피부경화증(lipodermatosclerosis) : 피하지방이 두꺼워지고 딱딱 해짐
- 주로 발목이나 하지에 발생(안쪽 복사뼈 쪽에 흔하다)

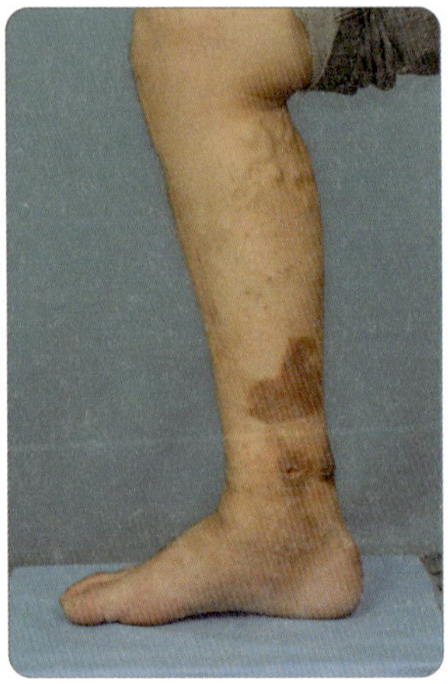

그림 16-2. **하지 안쪽 복사뼈 상부의 정맥궤양:** 정맥류성 정맥(varicose vein)이 저명하게 보인다. 암갈색의 피부변화, 안쪽 복사뼈 상부의 작은 궤양, 발목주위의 붓기가 관찰된다.

2 원인

아직은 압박궤양의 발생 기전과 병인이 완전히 밝혀지지는 않았다. 그러나 하지의 보행정맥압(걸을 때의 정맥압)의 상승이 중요한 원인이라는 것에는 대부분 동의하고 있다.

걸을 때 하지 정맥압이 떨어지는 기전은 다음과 같다.

- 하지정맥과 우심방의 압력차이
- 심장의 수축과 이완에 따른 흡인효과
- 정맥혈의 흐름
- 종아리 근육의 펌프작용(그림 16-3)
- 정맥내 판막(valve)

위와 같은 기능에 문제가 생기면 정맥고혈압이 온다.

걸을 때 다리의 정맥압이 떨어지지 않아 정맥고혈압이 지속되면 미세혈액순환 장해와 염증이 심해져서 다리가 무겁고, 아프고 붓는다. 심하면 터질 듯하게 아프고 움직일 때 그리고 밤에 심하다. 진행되면 피부에 특징적인 변화가 나타나고 정맥이 부풀어 오르고(varicose veins, 정맥류) 심하면 피부궤양이 발생한다.

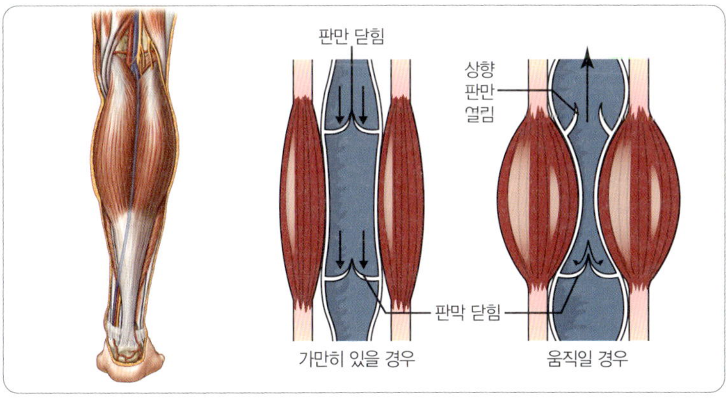

그림 16-3. 하지 혈액을 심장으로 다시 되돌리는 데는 정맥내의 판막과 종아리 근육의 펌프작용이 매우 중요하다.

3 분류

American venous forum에서는 CEAP system으로 정맥궤양의 중증도를 분류한다(표 16-1).

표 16-1. CEAP system (American venous forum, 2019)

Clinical classification	Etiologic classification
C0 – No visible or palpable signs of venous disease C1 – Telangiectasies or reticular veins C2 – Varicose veins C3 – Edema C4a – Pigmentation or eczema C4b – Lipodermatosclerosis (지방피부경화증) or white atrophy (백색위축) C5 – Healed venous ulcer C6 – Active venous ulcer	Ec – Congenital (선천성) Ep – Primary – Degenerative process of the venous valve and/or venous wall leading to floppy valve or vein wall weakness, resulting in some cases with venous reflux Es – Secondary (post-thrombotic) Esi – Intravenous (정맥내) Ese – Extravenous (정맥외) En – No venous etiology identified or those with clinical signs typically associated with venous disease if no other venous etiology is present
Anatomic classification	**Pathophysiologic classification**
As – Superficial veins Ap – Perforator veins Ad – Deep veins An – No venous location identified R – Right limb, L – Left limb	Pr – Reflux Po – Obstruction Pr,o – Reflux and obstruction Pn – No venous pathophysiology identifiable

4 치료

1) 상처세척

생리식염수나 수돗물을 이용하여 세척한다. 세척액을 사용할 경우 무자극성, 무독성, 중성 세제를 사용한다. 궤양주위의 피부가 상당히 연약하고 피부염을 동반하고 있는 경우가 많기 때문에 물리적, 화학적인 자극을 최소화해야 한다.

2) 변연절제

확실하게 죽은 조직만 제거한다. 수술용 칼이나 가위로 제거가 힘든 경우에는 기계적, 생물학적, 혹은 효소를 이용하는 방법을 선택할 수 있다.

(⋯→ 5장. 상처처치와 관리원칙/• 변연절제술을 하는 방법 동영상 참조, page 47)

만성상처에서 변연절제는 죽은 조직을 절제하여 감염원을 제거하고, 만성상처를 급성상처로 변환하여 환경을 새롭게 함으로써 치유의 방향으로 흐름을 바꾸는 매우 중요한 술기이다. 상처는 조금 더 커지겠지만 상처의 변연부가 신선한 조직, 즉 신선한 세포로 대체되어 새로운 치유의 활력을 얻게 된다.

3) 드레싱

정맥궤양의 특징상 만성적인 염증과 감염, 정맥 울혈, 림프배출 장해, 그리고 주위 피부의 피부염과 습진 등을 가지고 있어서 마른 상처 보다는 습한 상처인 경우가 많다.

정맥궤양에 특별히 우수한 드레싱은 없지만 삼출물이 많을 때에는 이를 충분히 흡수할 수 있는 알지네이트(alginate)드레싱을 하고, 중등도 이하일 경우에는 폼드레싱을 적용한다. 죽은 조직의 자가분해가 필요하면 하이드로겔(hydrogel)을 적용하고 이차드레싱으로 덮어준다.

궤양 주위 피부에 피부염이 심할 경우 국소스테로이드 연고를 바른다.

크기가 작은 대부분의 정맥 궤양은 드레싱과 압박치료를 이용하는 보존적인 치료로 좋은 결과를 보이지만 재발이 흔하므로 철저하게 관리해야 한다.

만성상처에 적용할 수 있는 음압상처치료(NPWT, VAC)는 정맥궤양에는 적합하지 않다.

4) 압박치료(compression therapy)

압박치료는 정맥궤양의 예방, 치료 및 재발방지에 "**gold standard**"이다.

(1) 치료기전

- 정맥혈관의 구경을 좁혀 혈류량을 저하시키고 혈류의 속도를 빠르게 한다.
- 정맥압을 감소시킨다.
- 부종을 완화하여 통증이 경감된다.
- 장딴지 근육의 펌핑 효과를 돕는다.

(2) 적용하는 방법(그림 16-4)

❶ 궤양이 있는 경우는 상처를 세척하고 드레싱을 완성한다.

❷ 필요에 따라 궤양 주변 피부에 윤활제를 바른다.

❸ 2겹 붕대일 경우: 안쪽에 적용하는 첫번째 붕대를 발가락을 제외한 발의 끝부분부터 무릎아래까지 감을 때 겹치게 감고 빈 공간이 없도록 단단하게 감는다. 발목에서 가장 강하게 감고 위쪽으로 올라갈수록 압력을 줄인다. 발목 40 mmHg, 무릎아래 17~20 mmHg (압박강도: 보통 20~40 mmHg, 강함 40~60 mmHg). 두번째 붕대(보통은 탄력붕대)를 같은 요령으로 1/2씩 겹치게 감는다.

❹ 2겹 또는 다성분 붕대시스템(multicomponent bandage system)이 단일성분 붕대(single component bandage)보다 치료효과가 더 우수하다.

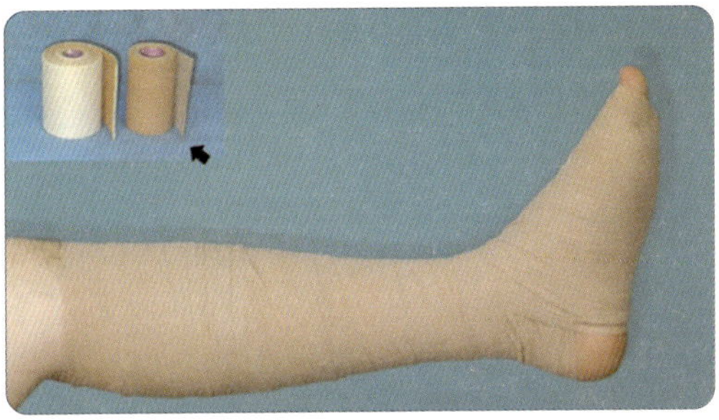

그림 16-4. **2겹 붕대시스템으로 압박드레싱 한 모습:** 화살표가 바깥에 감은 2번째 붕대.

- **압박금기:** 심부전, 말초 동맥 질환, 말초 신경병증, ABI가 0.8 mmHg 보다 낮거나, 1.2 mmHg 보다 높을 때
- 항혈전성 스타킹은 압력이 낮아(20 mmHg 이하) 정맥궤양 치료 목적의 압박을 가할 수 없다.

하지 정맥궤양에 대한 압박치료 증례

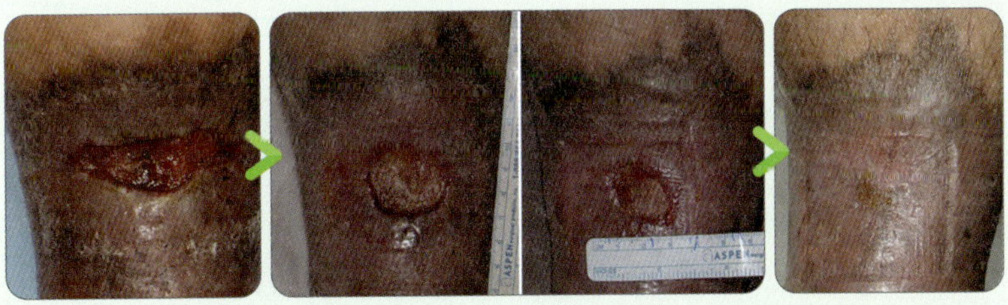

전형적인 하지 만성 정맥궤양 환자로 압박치료전에 피부이식, 표피세포치료, 골수줄기세포치료 등의 시도에도 불구하고 치유를 얻지 못하였다(왼쪽).
2겹 붕대시스템을 이용한 압박치료 후 상처가 서서히 줄어 들었다(왼쪽 중간, 오른쪽 중간).
압박치료 4개월 만에 상처는 완전히 나았다. 완전히 치유된 이후에도 압박요법을 지속하여 재발을 막아야 한다(오른쪽).

CHAPTER 17 흉터조직에서 생긴 만성상처

흉터조직은 작은 외상에도 상처가 잘 생긴다. 왜냐하면 조직의 유연성과 탄력성이 떨어지고 건조하며 감각 또한 둔해져서 피부고유의 물리적인 내구력과 보호기능이 저하되었기 때문이다. 특히, 깊은 2도 이상의 화상을 입은 경우 흉터가 남고, 이로 인해 환자는 대인관계나 일상생활에서 많은 불편함과 남모르는 고통을 안고 살아가게 된다. 관절부위에 흉터가 남은 경우에는 관절운동에 장해가 올 수 있다. 이런 경우에는 주저하지 말고 성형외과를 찾아가 재건수술을 받아야 한다.

흉터조직 내의 같은 부위에서 상처가 생기고 낫기를 반복하는 경우가 있다. 작은 상처이니 대수롭지 않게 생각하고 항생제연고를 바르거나 간단한 드레싱으로 유지하다가 상처가 커지고 염증이 심해져서 병원을 찾게 된다. 아니면 오래된 흉터에서 생긴 상처이니 잘 낫지 않는 것은 당연하고 치료 방법이 없을 것으로 미리 예단하고 방치하는 경우도 종종 보게 된다.

이렇게 같은 부위에서 반복적으로 상처가 생기고 잘 낫지 않고 만성상처가 되었을 때는 반드시 병원을 찾아야 한다. 왜냐하면 악성피부암이 발생할 수 있기 때문이다. 흉터에서 생긴 피부암은 정상적인 피부에서 발생한 피부암에 비해 악성도가 훨씬 높기 때문에 광범위한 절제수술이 필요하다. 또 다른 이유는 흉터에서 생긴 만성상처일지라도 완전히 절제하고 피부이식을 하면 상처를 깨끗하게 낫게 할 수 있기 때문이다. 환자는 만성상처로 인해 겪었던 매일의 불편함과 걱정에서 벗어날 수 있어 수술 후 만족도가 매우 높다.

흉터에서 처음 생긴 작은 상처는 일반적인 상처와 다름 없이 치료하면 된다. 하지만 상처가 여러번 반복될 경우에는 조직검사를 통해 피부암이 생겼는지 반드시 확인하고 수술로서 치료하여야 한다. 다음의 증례들을 통하여 흉터조직에서 생긴 만성상처의 치료과정에 대해서 살펴보자.

증례 1. 하지의 화상흉터에서 생긴 만성궤양

① 하지화상 후 피부이식없이 보존적인 치료로 치유된 환자로 정상 피부에 비해 희고(hypopigmentation, 과소색소침착) 반들거리는 약한 피부를 가지고 있고, 안쪽 복사뼈 위쪽으로 연속되는 2개의 궤양을 가지고 있다.

② 궤양을 확대하여 자세하게 보면 전층피부궤양으로 상처바닥은 노란색의 허물(slough)과 건강하지 않은 육아조직이 일부 자라고 있으며, 상처의 가장자리는 상피화나 상처수축은 보이지 않고 가장자리 외곽으로 홍반이 넓어지고 있는 양상을 보인다. 상처에서 *staphylococcus aureus*가 배양되었고 수술 전 시행한 조직검사에서 피부암은 없었으며 만성궤양으로 진단되었다.

③ 수술 직전 절제할 범위를 표시한 사진으로 궤양을 포함하여 건강하지 못한 조직까지 충분히 절제범위에 포함하였다.

④ 피부이식 수술 후 깨끗하게 치유된 모습

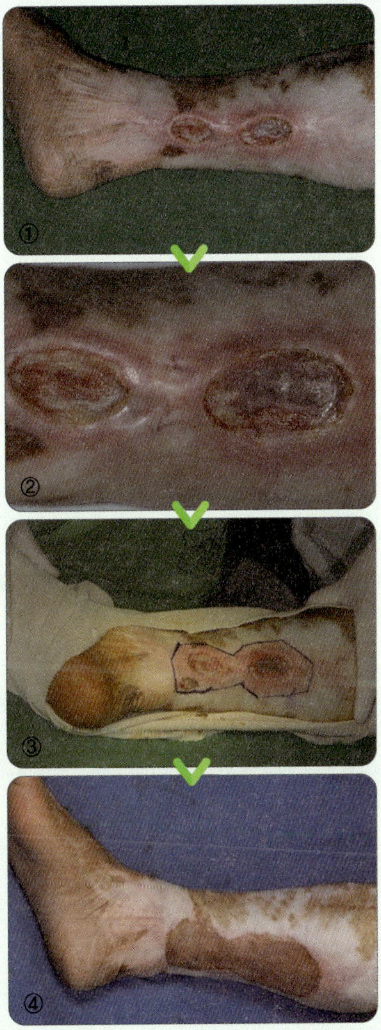

증례 2. 허벅지 화상흉터에서 생긴 만성상처

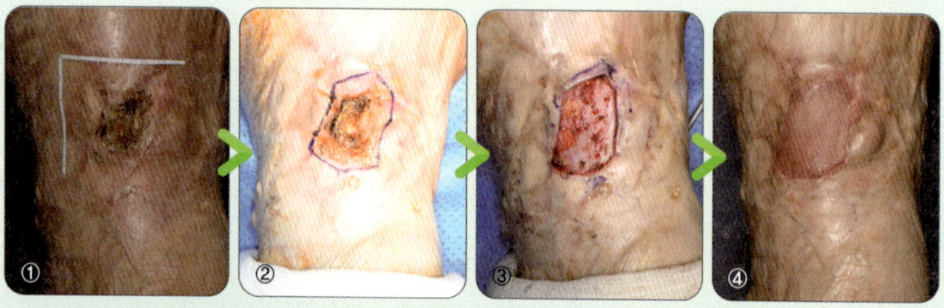

① 허벅지 화상흉터에서 생긴 만성상처: 상처바닥에 검은색의 죽은 괴사 딱지(eschar)가 있고 육아조직은 전혀 보이지 않으며 삼출물이 적은 마른 상처로 가장자리는 불규칙적인 모양이다. 상처 주위에 홍반은 저명하지 않지만 정상에 비해서는 약간 붉은 색을 띄고 있다. 조직검사에서 피부암은 발견되지 않았다.

② 만성상처를 충분히 포함하여 절제 범위를 표시하였다.

③ 괴사조직을 포함하여 불안정한 조직을 완전히 절제한 후의 모습으로 바닥과 가장자리에 붉은 색의 건강한 조직이 보인다.

④ 피부이식 6개월 후의 사진으로 만성상처가 말끔히 치유되었다.

증례 3. 흉터에서 생긴 피부암

40년 전 팔에 화상을 입은 후 생긴 화상흉터에서 발생한 만성상처로 조직검사에서 편평상피암으로 진단되었고, 겨드랑이 임프절로 전이가 확인되었다.
광범위절제술 후 피부이식술을 시행하였으나 원격전이로 인해 치유를 얻지는 못하였다.
진단: Marjolin's ulcer (마조랭궤양)

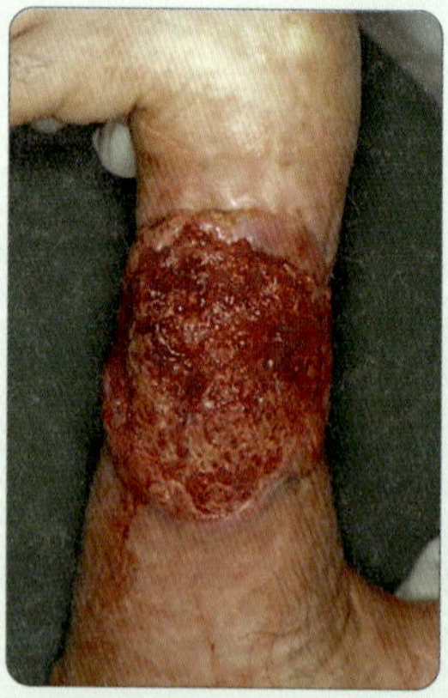

- **Marjolin's ulcer:** 1828년 Jean-Nicholas Marjolin이 처음으로 화상흉터에서 생긴 만성궤양을 보고하였고 그의 이름을 따라 Marjolin's ulcer라고 지칭하였다. 이후 1903년 Da Costa가 이 궤양이 악성종양임을 밝혔다.
  - **원인:** 흉터에서 생긴 만성상처 외에도 욕창, 정맥궤양, 방사선 만성상처, 누공(fistula), 심상성낭창(lupus vulgaris), 골수염 등 오래된 만성상처에서는 어디든 암이 발생할 수 있다.
  - **암종류:** 대부분 편평상피암(squamous cell carcinoma) 이지만 기저세포암(basal cell carcinoma)이나 악성흑색종(malignant melanoma)도 생길 수 있다.
  - **Marjolin's ulcer 편평상피암의 특징: 재발율과 원격전이율이 높은 매우 공격적인 악성종양이다.** 조기진단이 필수적이며 적극적인 치료전략이 필요하다.

Tips

Section III에서 설명한 만성상처 환자를 그 특성에 맞게 진단하고 치료하는 데도 불구하고 상처가 잘 낫지 않고 뭔가 조금 다르다는 느낌을 받으면 다음의 두 가지를 먼저 생각해야한다.
첫째는 비정형균에 의한 감염이다. 예를 들면 Mycobacterium species (결핵균도 여기에 포함됨) 같은 균의 감염인데 배양검사와 PCR 검사로 확진한다.
둘째는 암 발생을 의심하여야 한다. 조직검사를 시행하여 확진하고 CT, MRI, PET/CT로 전이 여부를 확인한다.

III. 만성상처

SECTION IV

흉터관리

Scar management

마지막 정박지에 내리신 예비 상처전문가 여러분!
지금까지 구석구석 탐험하신다고 수고 많으셨어요.
이제 편안한 마음으로 산책하시듯 이곳을 거닐어 주세요.
또 꿈꾸어 주세요 미래를! 언젠가 우리의 후배들이 꼭 이루어 낼테니까요.

깊은 상처, 낫는 데 오래 걸린 상처는 거의 흉터를 남겨요.
하지만 상처처치를 올바르게 잘 하고 상처가 덧나지 않게 잘 관리하면 흉터를 최소화할 수 있어요.
상피가 다 덮이고 실밥을 뽑았습니다. 이제 상처 전문가는 필요 없나요?
필요합니다. 네, 맞습니다.
상처가 성숙하는 데는 1~2년이 걸립니다.
이 시기 동안에 해야 할 일이 흉터관리입니다.
대부분의 흉터는 시간이 지날수록 좋아집니다. 시간은 우리편이에요.
여기에 흉터관리로 부족한 2%를 채워주는 것이 흉터관리예요.

사람의 피부와 가장 유사한 피부를 가진 동물은?
네, 돼지입니다. 상처가 낫는 과정이 사람과 가장 비슷해요. 놀라셨죠.
상처치유 동물모델로 돼지를 선택하는 이유지요.
일반 연구동물로 많이 사용하는 쥐나 토끼는 피부가 쭉 늘어나요.
그래서 아무리 상처를 크게 만들어도 금방 수축하여 나아 버려요.
상피화 과정이 거의 없는 거죠.
돼지는 상처수축과 상피화가 사람과 거의 비슷해요.
제가 지금까지 돼지로 연구를 계속 해온 이유지요.
돼지에게 또 다른 감사가 있답니다. 저에게는 ...

미래는 꿈꾸는 자의 것이라고 해요.
미래의 상처에 대해 고민하고, 연구하고, 꿈꾸는 여러분이 상처치료의 미래입니다.

상처치유 탐험을 함께 해준 여러분 감사해요. 사랑합니다.

CHAPTER 18 흉터 줄이기

상처로 인한 흉터가 얼마나 크게 생길지에 가장 큰 영향을 주는 요인은 처음에 입은 상처의 정도이다. 즉, 상처가 깊을 수록 흉터는 커진다. 하지만 상처의 처치와 관리방법에 따라 흉터는 악화되거나 경감된다. 지금까지 다양한 상처에 대한 치료방법을 공부하였는데 그것이 이미 흉터를 경감시키는 방법이라고 할 수 있다.

흉터관리의 첫 단추는 상처를 합병증 없이 깨끗하게 낫게 하는 것이다. 첫 단추를 잘 꿰면 다음 단추를 빠르고 정확하게 채울 수 있듯이 상처가 아주 잘 나은 것으로 이미 흉터 줄이기의 90~95%가 완성된 것이나 다름없다. 상처를 정확하게 평가하는 것을 시작으로 염증단계를 최소화하고 이후 증식단계를 지나 표피가 완전히 덮일 때까지 상처치유의 최적의 환경을 만들어 주는 것이 합병증을 최소화하고 잘 낫게 하는 비결이자 상처치유의 기본이다.

나머지 5~10%는 어디에 숨어 있을까? 모두 다 찾아낼 수 있을까?

상처가 다 나은 후 1~2년까지 왜 관리를 해야 하나? 근거는 무엇인가?

흉터는 사람에서만 생기는 특별한 상처치유의 결과이다. 동물에서는 웬만한 상처는 빨리 낫고 흉터를 남기지 않는다. 그렇기 때문에 흉터를 연구하기 위한 흉터 동물모델을 만들기가 매우 어렵다. 만성상처 동물모델도 마찬가지이다. 4주 이상 낫지 않는 동물모델을 만들기가 너무 어렵다. 상처치유 연구자들은 연구를 통해서 숨어있는 1~2%를 찾기 위해 세포를 배양하고 동물모델을 만들고 임상시험을 하고 또 한다.

깊은 진피층 이상의 상처를 입거나 완전히 낫는데 3주 이상 걸린 상처는 흉터가 생길 가능성이 매우 높다. 그만큼 염증반응도 크고 길며, 결손부위도 크기 때문에 새로 만들어진 콜라겐 조직이 많기 때문이다. 흉터조직은 거의 대부분 바로 이 콜라겐으로 구성되어 있다. 그러므로 흉터 줄이기의 다른 말은 콜라겐 생성 줄이기이다.

다시 해부학으로 돌아가 보자.

피부의 대부분을 차지하는 진피 그리고 진피의 대부분을 구성하는 콜라겐은 피부의 물리적 내구력 즉, 장력을 제공한다. 장력은 압축의 반대로, 한 지점에서 당기는 힘이다. 상처에서 콜라겐을 만드는 이유는 결손부위를 메꾸고 동시에 끊어져 잃어버린 장력을 다시 되찾기 위해서이다. 한 지점에서 장력이 크게 걸릴수록 콜라겐을 더 많이 만들게 되고 결국 더 큰 흉터가 생긴다. 그러므로 콜라겐 생성 줄이기의 또 다른 말은 피부장력 줄이기이다.

흉터를 줄이려면 두 마리 토끼를 다 잡아야 한다. 첫번째 토끼는 상처를 깨끗하게 낫게 하여 염증작용을 최소화하는 것이고 두번째 토끼는 피부장력을 줄이는 것이다.

1 흉터의 형태

흉터는 상처치유의 결과이자 흔적이다. 흉터를 형태에 따라 다음과 같이 분류할 수 있다.

1) 편평한 흉터(flat scar) (그림 18-1)

주위의 피부와 높이는 같지만 약간 흰색을 띠고 수술 직후의 봉합선에 비하면 약간 벌어져 있다.

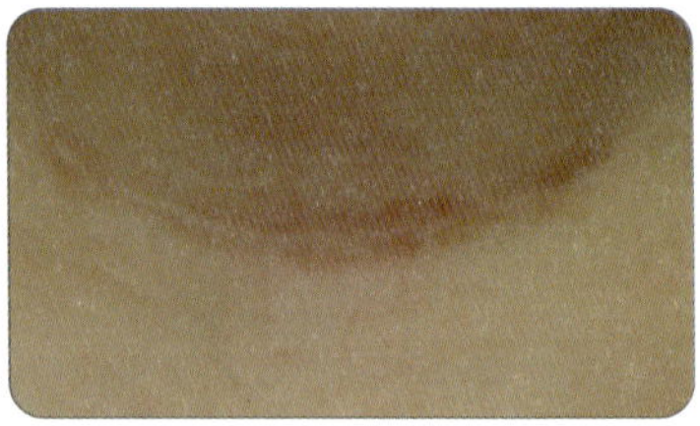

그림 18-1. **갑상선암 수술 후 목에 생긴 흉터.**

2) 늘어난 흉터(stretched scar) (그림 18-2)

주변 피부의 지속적인 당기는 힘에 의해 봉합부위가 늘어난 희고 편평하거나 약간 들어간 흉터

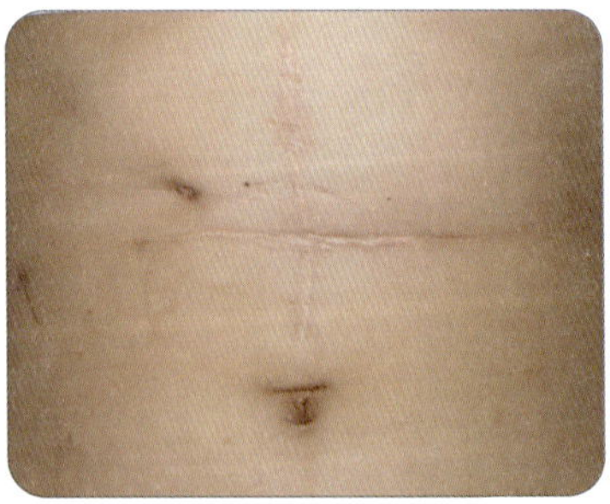

그림 18-2. **복부의 수술 봉합부위에 생긴 늘어난 흉터.** 흉터가 늘어나 있고 흰색을 띈다. 약간 들어간 부분도 있고, 전체적으로 번들거리는 느낌을 준다. 처음부터 흰색을 띄는 것은 아니고 봉합 3~4개월부터 붉은색을 띄며 약간 올라왔다가 6~12개월이 지나면서 점차 붉은 색이 없어지고 1~2년을 지나면서 탈색되어 흰색이 된다.

3) 함몰 흉터(depressed scar) (그림 18-3)

주변의 피부보다 함몰된 흉터를 말한다. 작지만 함몰되거나 튀어 올라와 있으면 눈에 잘 띈다.

진피나 피하지방의 조직결손 또는 하부조직과의 유착이 원인이 된다.

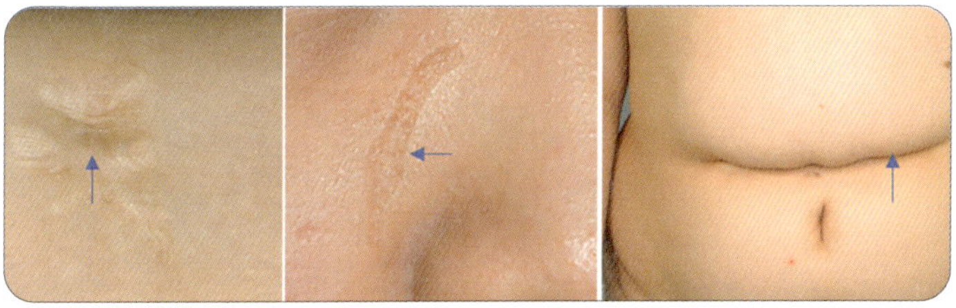

그림 18-3. 신체 여러 부위에 생긴 함몰 흉터.

4) 융기한 흉터(raised scar) (그림 18-4)

주변의 피부보다 튀어 올라온 흉터이다.

비후성 흉터와 흉터종(Keloid, 켈로이드)이 여기에 속한다.

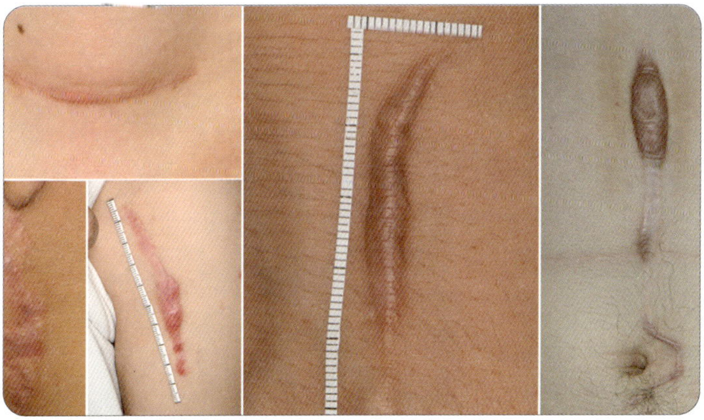

그림 18-4. 신체 여러 부위에 생긴 융기 흉터.

2 흉터의 성숙과정

상처치유의 마지막 단계인 성숙과정(remodeling phase)이 흉터의 성숙과정이다. 3주째부터 시작하며, 콜라겐을 생성하는 섬유모세포의 숫자가 줄고 콜라겐분자사이에 공유결합이 일어나 상처에 장력이 생기는 과정이다. 이 성숙단계는 1~2년에 걸쳐서 일어난다.

1) 봉합부위의 피부장력 회복

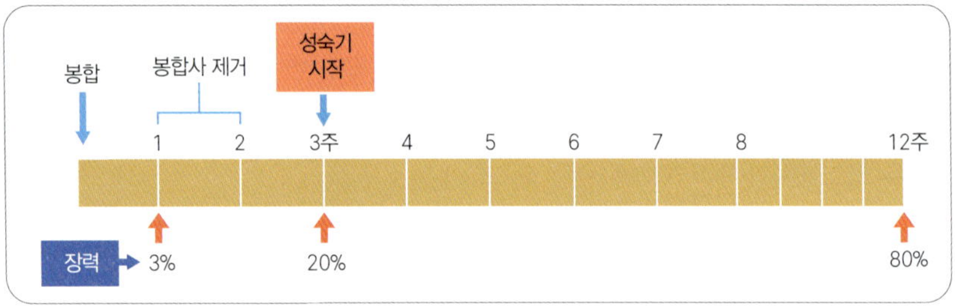

그림 18-5. 봉합부위의 피부장력 회복 시기와 정도.

- **술 후 1~2주** 정도에 봉합사를 제거할 때 대부분의 봉합부위는 깨끗하고 가느다란 봉합선만 보인다. 이 때 봉합부위는 피부장력을 **정상의 3%**밖에 회복하지 못한다. 그런데도 봉합부위가 벌어지지 않는 것은 내부의 피하지방층 봉합(subcutaneous suture)에 의한 것이지 진피의 장력에 의한 것이 아니다. 그럼에도 불구하고 외부의 봉합사를 제거하는 것은 봉합사에 의한 흉터를 방지하기 위한 것이다. 굵은 봉합사가 피부를 오랫동안 누르고 있으면 봉합사 자국(stitch mark)이 남는다(그림 18-6).

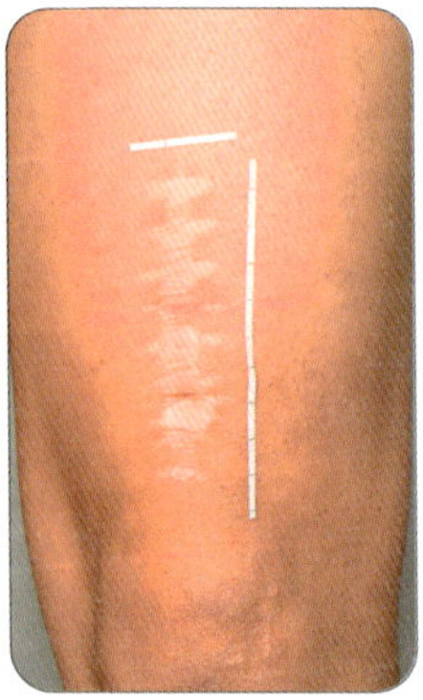

그림 18-6. 세로로 생긴 흉터는 절개부위가 늘어나서 생긴 흉터이지만 가로로 생긴 흉터들은 봉합사에 의해 생긴 흉터이다.

이와 같은 이유로 소아의 경우 열상을 봉합한 후 7일내에 실밥을 뽑는다. 그런데 봉합부위를 어딘가 딱딱한 곳에 다시 부딪히면 상처가 벌어질 수 있다는 것을 보호자에게 꼭 말해주어야 한다.

- **술 후 3주에** 봉합부위는 **정상의 20%** 정도의 장력을 회복한다.

이 시기는 상처치유과정에서 성숙기가 시작하는 시점이다. 봉합부위에 작용하는 장력의 정도에 따라 콜라겐을 생성하는 섬유모세포(fibroblast)의 증가와 감소 또는 활성과 불활성의 정도가 조절될 것이다. 아무튼 필요이상의 콜라겐 생성을 차단하는 것이 흉터를 줄이는 것이기 때문에 이때부터 봉합부위에 **물리적인 자극을 피하고 봉합부위에 걸리는 장력을 최소화하는 것**이 흉터 예방의 핵심이다.

그러므로 봉합사 제거 후 절개부위에 걸리는 피부장력을 줄이기 위해 흉터테이프를 부착하는 것이 매우 중요하다(그림 18-7, 8, 9).

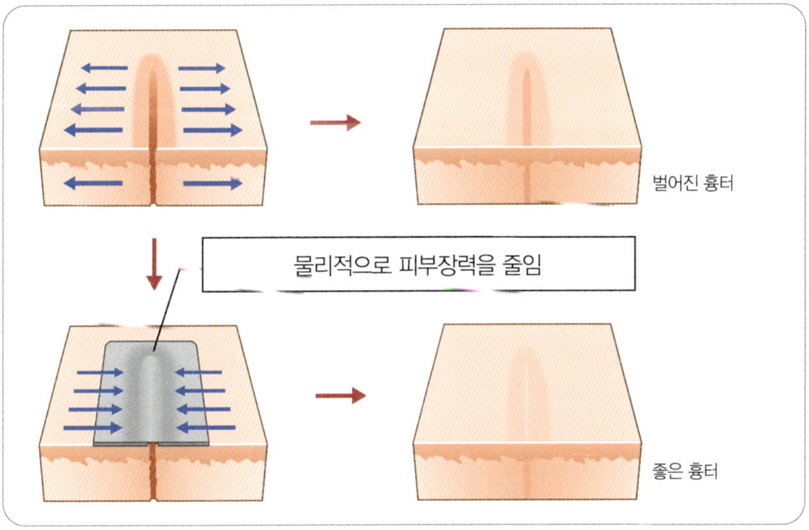

그림 18-7. **흉터 테이프 부착:** 봉합사 제거 후 흉터테이프를 부착하여 물리적으로 피부장력을 줄여주어야 한다. 그렇지 않으면 봉합부위를 양측에서 잡아당기는 힘(피부장력)에 의해 시간이 지날수록 조금씩 벌어지고 심하면 흉터가 튀어 오른다.

IV. 흉터관리

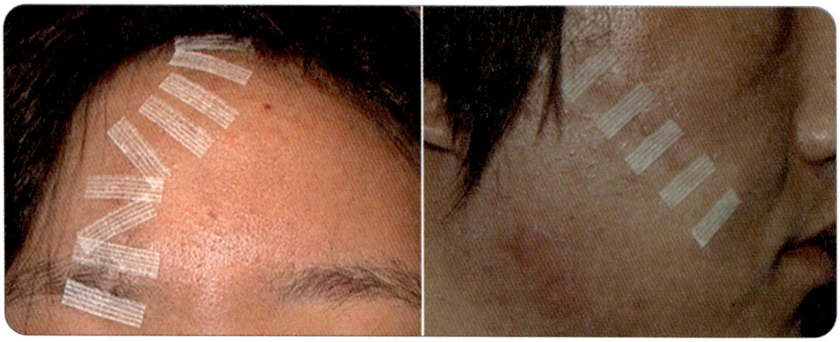

그림 18-8. **흉터 테이프 Steri-Strip™ 적용 예:** 봉합 부위를 양측에서 최대한 모은 상태에서 봉합선에 수직방향으로 테이프를 붙인다.

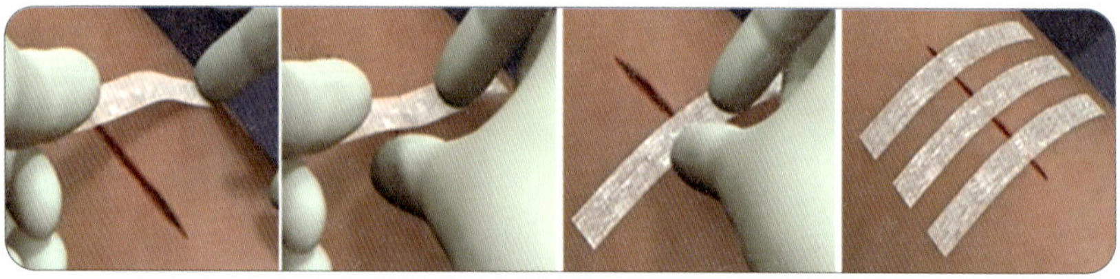

그림 18-9. 한쪽에 먼저 붙인 후 봉합부위를 모으고 반대측에 붙이는 것이 요령이다.

흉터테이프(Steri-Strips)부착방법

흉터테이프(Steri-Strips)부착방법

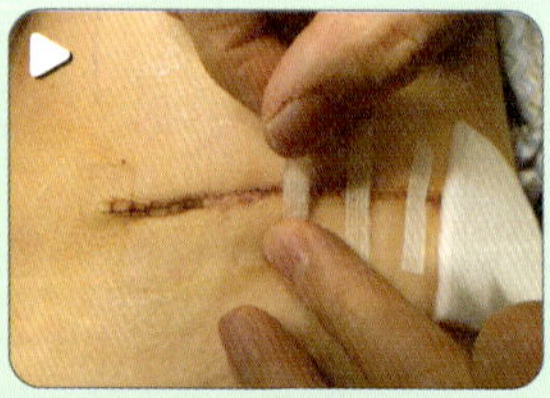

봉합사 제거 후 **최소 3개월 이상** 부착한다. 3~4일 간격으로 교체한다. 탈락되는 곳에는 즉시 새 테이프를 붙인다. 1주일 이상 두면 효과가 떨어진다. 테이프 길이는 얼굴의 경우 약 2 cm 정도로 한다. 움직임이 많은 몸통이나 하지에서는 좀 더 길게 해야 잘 붙어 있다.

피부의 기름기나 물기를 제거하여 마른 상태에서 부착하고, 테이프가 피부에 붙는 면을 손으로 만지지 않아야 잘 붙는다.

- **술 후 약 3개월에** 봉합부위는 **정상의 80%** 정도의 장력을 회복한다. 그러나 봉합부위를 포함한 흉터조직은 결코 정상 피부장력을 회복하지 못한다.

이와 같은 이유로 상처 성숙단계의 첫 3개월이 흉터 줄이기에 가장 중요한 시기이다.

흉터를 줄이는 측면에서 생각해 보면 일상활동을 최대한 자제하여 봉합부위에 걸리는 물리적인 장력을 최소화해야 좋은 결과를 얻을 수 있다. 수술부위가 몸통이나 팔, 다리이면 운동을 위한 스트레칭을 포함하여 심한 운동은 수술 후 최소 3개월 동안은 피해야 한다.

2) 흉터의 성숙과정

(1) 수술 봉합부위의 성숙

증례 1. 아랫배 수술 봉합부위의 흉터 성숙과정 ①

아랫 배 봉합부위의 성숙과정을 시기별로 보면
수술 후 3개월에 비교적 깨끗하고 흉터도 튀어 올라오지 않았지만
수술 후 8개월에 오히려 조금 튀어 올라오고 약간 붉은 색을 띄고 있다. 그러나
수술 후 10개월에 붉은 색깔은 없어졌고 흉터도 편평해졌다.
수술 후 2년에 흉터는 더욱 성숙하여 약간 흰색의 선만 남았다.

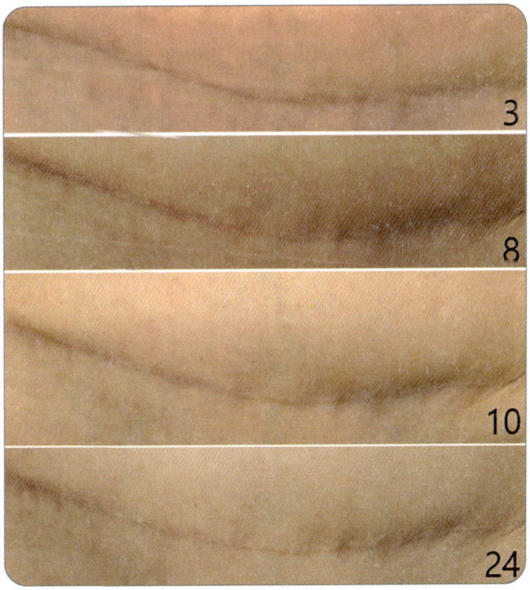

IV. 흉터관리

증례 2. 아랫배 수술 봉합부위의 흉터 성숙과정 ②

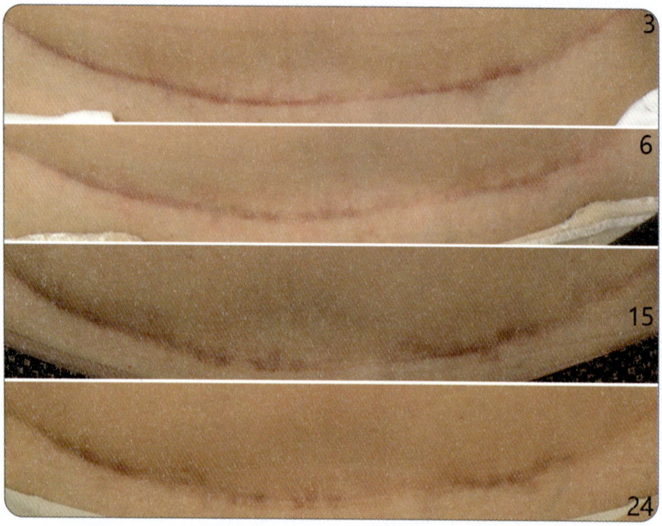

아랫 배 봉합부위의 성숙과정을 시기별로 보면
수술 후 3개월에 흉터가 약간 튀어 오르고 붉은 색을 띄고 있다.
수술 후 6개월에 붉은 색이 옅어 지고 튀어 오른 것도 낮아졌다.
수술 후 15개월에 흉터는 평평하나 갈색으로 착색되었다.
수술 후 2년에 흉터는 성숙하여 착색은 옅어졌고 부분적으로 눈에 띄지 않을 정도로 가늘어진 부분도 보인다.

위의 두 증례에서 보았듯이 봉합부위 흉터의 성숙과정은 환자에 따라서 차이가 난다. 이 차이의 가장 큰 이유는 봉합부위에 걸리는 피부 장력일 것이다. 하지만 두 증례에서 공통점은 3~8개월 정도에 흉터가 붉게 튀어 올라오는 과정이 있은 후 1~2년에 걸쳐 점차 좋아진다는 것이다.

미성숙기의 흉터가 붉은 것은 모세혈관망(capillary network)의 밀도가 높기 때문인데, 흉터가 성숙되면서 서서히 밀도가 낮아지고 색깔도 옅어 진다.

(2) 그물진피 이상의 피부손상 후 생긴 흉터의 성숙과정

증례 3. 발목에 생긴 흉터의 성숙과정

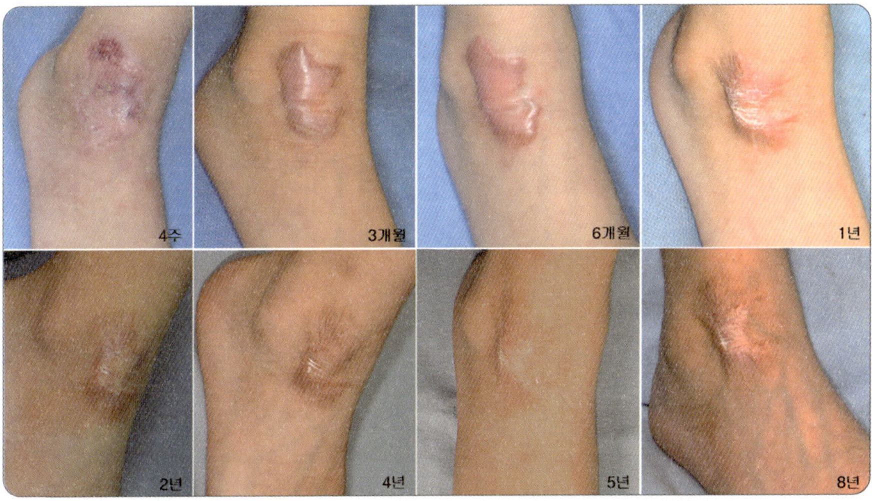

발목에 **그물진피 이상의 피부결손**을 입은 후 피부이식없이 **3주 이상** 드레싱만으로 나은 경우

4주, 상피화가 완성되어 치유되었으나 피부가 얇아 보이고 붉은 색을 띄는 부분이 있다.

3개월, 흉터가 붉게 많이 튀어 올라왔지만 상처부위를 벗어나지는 않았다.

6개월, 3개월에 비해 큰 차이는 없지만 팽만감은 약간 감소된 느낌을 준다.

1년, 붉은 색깔는 많이 옅이졌고 중심부를 제외하면 흉터가 많이 가라 앉았다.

2년, 흉터의 가장자리는 더 낮아 졌고 넓이도 조금 줄었지만 중심부위는 여선히 튀이 올라와 있다.

4~8년, 발은 성장하였지만 흉터는 큰 변회가 없다.

그물진피 이상의 상처를 입으면 낫는데 3주이상의 기간이 걸린다. 이 경우에는 필연적으로 흉터가 생기게 된다. 왜냐하면 흉터의 원인이 **그물진피의 만성염증**과 **피부긴장으로 인한 물리적인 자극**이기 때문이다. **흉터 줄이기는 1) 그물진피의 만성염증을 최소화하고, 2) 피부긴장을 줄여, 만성염증과 물리적인 자극으로 인한 섬유모세포의 활성화를 막는 것으로 요약할 수 있다.**

IV. 흉터관리

3 피부의 긴장선 (skin tension line)

인체는 골격에 근육이 붙고 그 위를 피하지방층이 감싸고 있으며 가장 바깥을 피부가 덮고 있는 형태이다. 골격이라는 옷걸이에 피부가 걸려있다고 상상해 보자. 서 있으면 어깨부위가 그리고 누워있으면 앞 가슴에서 피부가 가장 많이 당겨질 것이다 (그림 18-10).

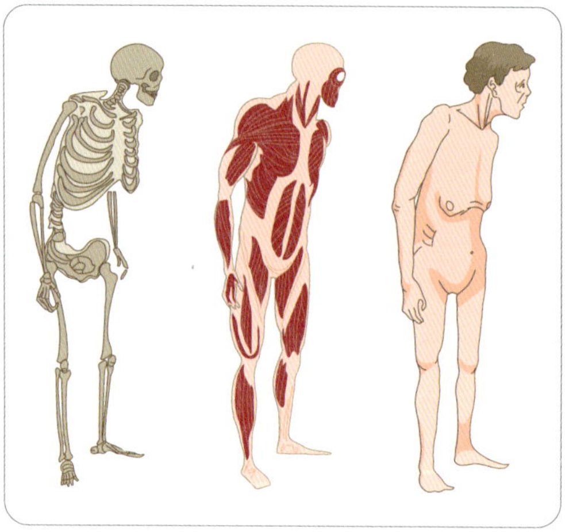

그림 18-10. 골격, 근육, 그리고 피부.

인체의 동작은 관절의 움직임에 의한다. 근육의 수축과 이완에 따른 관절의 움직임에 따라 피부는 늘어났다가 다시 제자리로 돌아온다. 사람의 피부는 피부가 잘 늘어나는 동물과는 달리 피부에 여유가 크게 없기 때문에 임신 말기나 청소년기의 급성장 또는 비만으로 피부가 늘어날 수 있는 한계를 벗어나면 피부가 트게 된다 (그림 18-11). 조직학적으로는 진피와 표피가 당기는 힘(pulling force)에 견디지 못하고 일부가 끊어져서 미어지는 것이다. 쉬운 예로 피부를 절개하면 절개선

그림 18-11. 튼 피부.

양측으로 벌어지게 되는데 이것이 바로 피부가 당겨지는 힘인 장력 때문이다.

피부의 장력(tension force)은 한 지점에서 피부가 당겨지는 힘이다.

이렇게 피부는 아래에 있는 뼈의 구조와 근육과 관절의 움직임에 영향을 받아 부위별로 피부가 당겨지는 힘에 차이가 발생하게 된다. 이 차이가 방향성을 만들게 되고, 이를 연결한 선이 피부의 긴장선(skin tension line)이다.

대표적인 2가지의 긴장선은 다음과 같다.

1) Langer's line

피부를 원형으로 잘라내면 당기는 힘이 더 작용하는 방향으로 타원형으로 변하게 되는데 이 타원의 긴 종축을 연결한 선을 Langer's line이라고 한다 (그림 18-12).

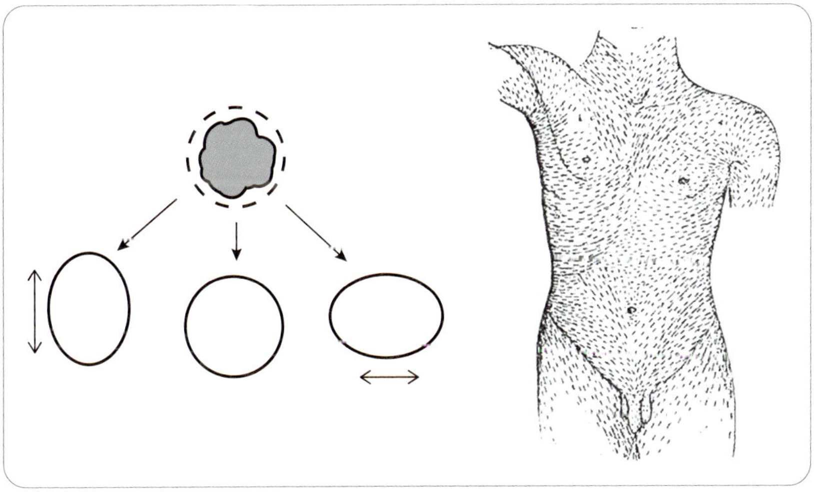

그림 18-12. Langer's line.

진피의 collagen과 elastic fiber의 배열은, 골격구조와 근육과 관절의 움직임에 의해서 생긴 힘의 방향 즉, **Langer's line과 평행**하다. 그래서 이 방향과 평행하게(①) 절개를 넣으면 적게 벌어지고, 이 방향과 직각으로(②) 넣으면 많이 벌어지게 된다(그림 18-13). **Langer's line은 대부분 근육의 수축방향과는 직각을 이루고 있다.** 긴장선(tension line), 수축선(retraction line), 또는 최소 신장선(minimal extensibility line)으로도 부른다.

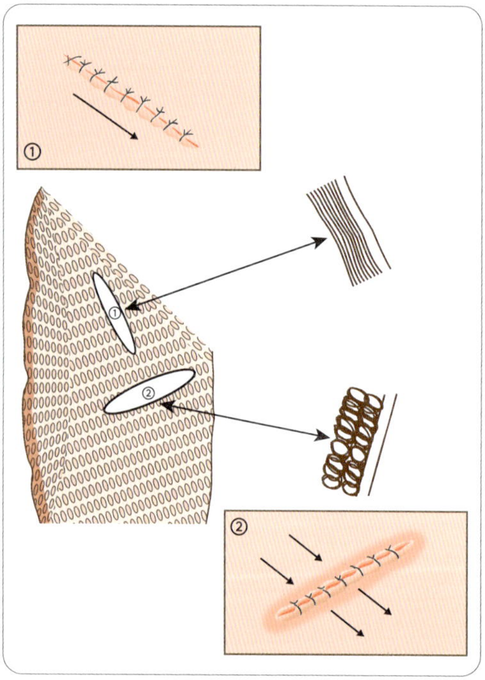

그림 18-13. Langer's line과 진피의 콜라겐배열과의 관계.

▶ 근육의 수축과 피부긴장방향이 직각을 이루는 이유(그림 18-14)

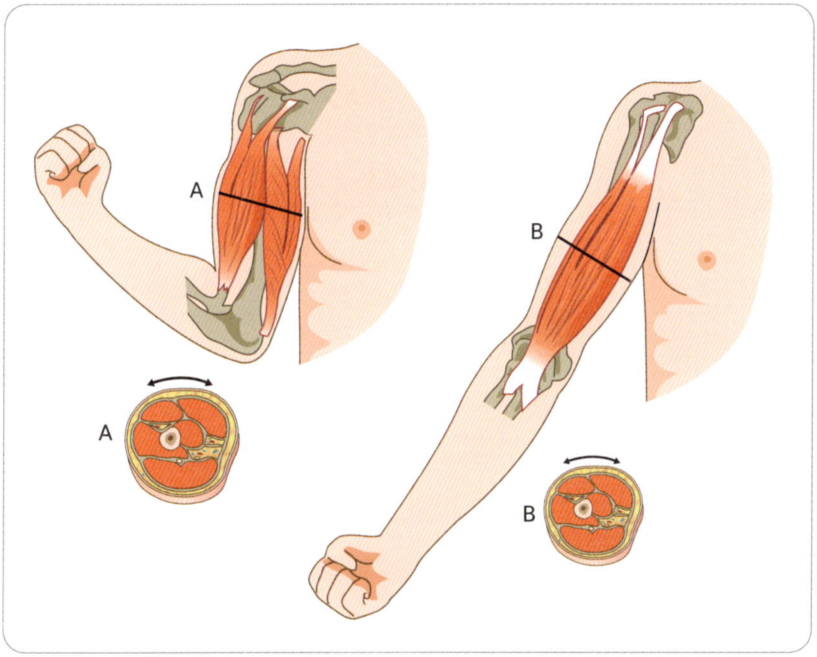

그림 18-14. 이완상태에서 팔 근육 단면적 B와 수축상태의 단면적 A를 비교하면 당연히 수축상태의 단면적 A가 크다. 이때 팔 근육을 싸고 있는 피부를 생각해 보면 B에서의 당기는 힘 보다 A에서 당기는 힘이 월등히 크며 당기는 방향 즉, 긴장선은 화살표 방향이다. 그래서 **긴장선은 근육의 수축방향**(근육의 기시부와 부착부를 연결한 선)**과는 직각**을 이루고 있다.

2) 이완피부긴장선(Relaxed skin tension line, RSTL) (그림 18-15)

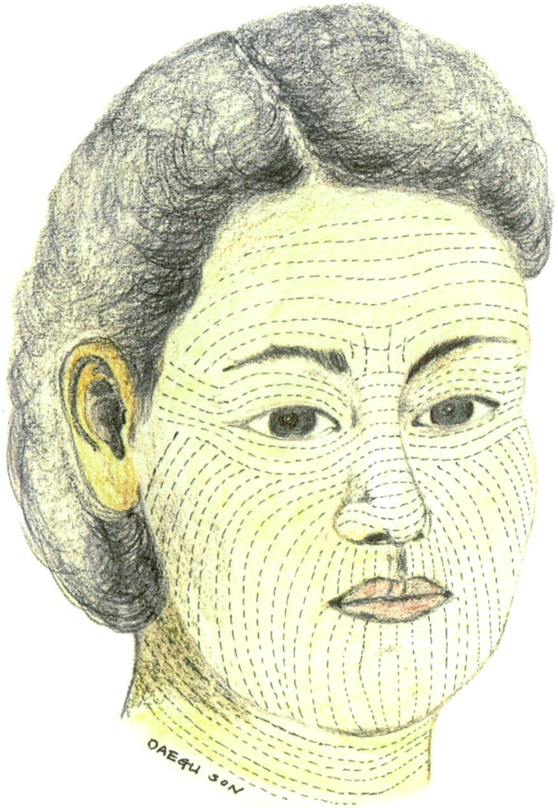

그림 18-15. 얼굴의 RSTL.

피부가 이완된 상태에서도 당기는 힘(장력)이 작용하는 선이라는 뜻이다. 피부 긴장을 의도적으로 완전히 제거하였을 때(피부를 엄지와 검지로 약간 넓게 꼬집으면 그 사이의 피부는 긴장이 없어진다.) 나타나는 주름을 RSTL이라고 한다(그림 18-15). 이 역시 마찬가지로 피부의 하부 구조물에 의해 자연적으로 생긴 긴장선이다.

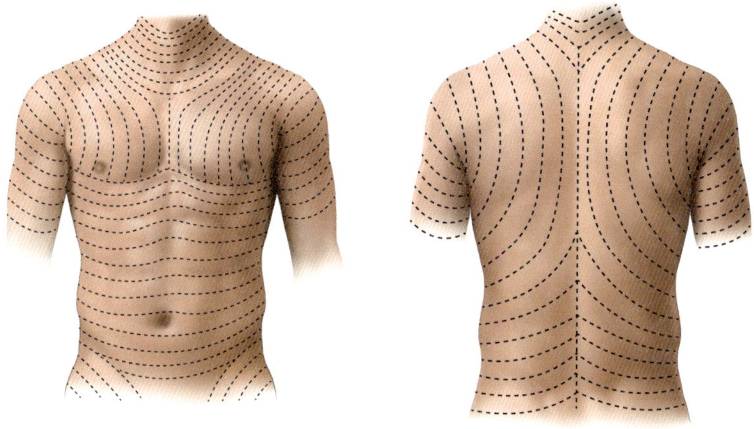

그림 18-16. 상체 전, 후면의 RSTL.

- **Langer's line과 RSTL은 비슷하지만 다른 곳도 있다.** 얼굴에서는 입구석 외측과 턱부위, 미간, 눈과 이마의 외측 부위 등은 서로 방향이 다르다.
- **얼굴주름선(wrinkle line)과 RSTL도 비슷하지만 다르다.** 얼굴 주름은 표정근에 의해 생기며 근육의 수축방향에 직각방향으로 나타난다. 오랜 세월 동안의 얼굴표정이 피부에 새겨진 것이 얼굴주름인 것이다.
- **흉터성형수술과 RSTL:** 흉터 성형수술에서 매우 중요한 것 중의 하나가 흉터를 절제하여 제거한 후 봉합할 때 최종의 봉합선이 최대한 RSTL과 평행하도록 하는 것이다.

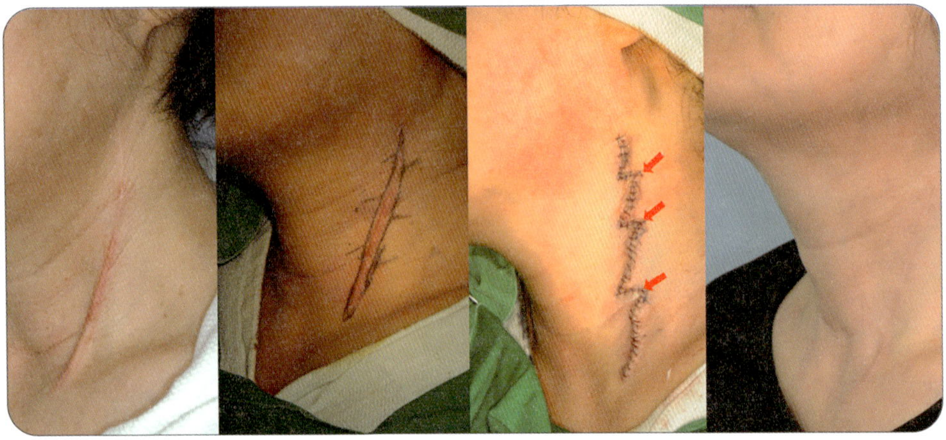

• **증례3. 목의 흉터:** 목에 생긴 하나의 긴 흉터를 절제하고 Z-성형술로 분절하여 봉합선의 일부(화살표)가 RSTL과 평행하도록 하였다.

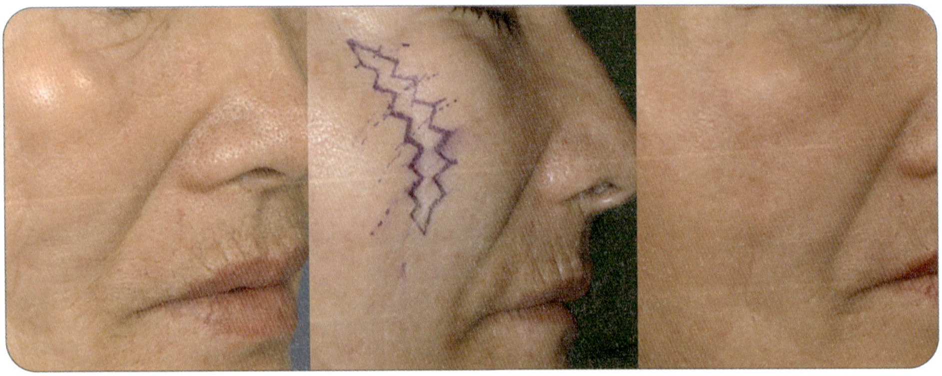

• **증례4. 광대주위의 함몰 흉터:** W-성형술로 함몰부위를 제거하고 최종의 봉합선이 최대한 RSTL(중간사진의 점선표시)로 오게 하여 흉터를 최소화하였다.

4 일반 수술흉터의 관리

질병의 치료보다 예방이 더 중요하듯이 흉터가 이미 생겼을 때는 개선에 한계가 있으므로, 외상으로 인한 것은 어쩔 수 없지만, 계획된 수술의 경우 흉터를 최소화하는 수술방법을 선택하고 실행하며 철저한 수술 후 관리로 흉터를 최소화할 수 있다.

1) 수술 시 흉터를 최소화하는 수술방법과 고려할 사항

(1) 흉터가 잘 생기는 곳은 피하라!

앞가슴 흉골부위, 어깨와 등은 장력이 크게 작용하는 부위이므로 부득이한 경우가 아니면 절개선을 만들지 않는 것이 현명하다.

일반적으로 피부가 두껍고 피지선의 활성도가 높은 부위에 흉터가 잘 생긴다. 반대로 눈꺼풀, 유륜, 결막, 입술처럼 피부가 얇은 곳이나 손바닥, 발바닥처럼 피지선이 거의 없고 두꺼운 각질층을 갖고 있는 부위는 흉터가 잘 생기지 않는다.

(2) 절개선을 RSTL에 평행하게 도안하라 (그림 18-17)

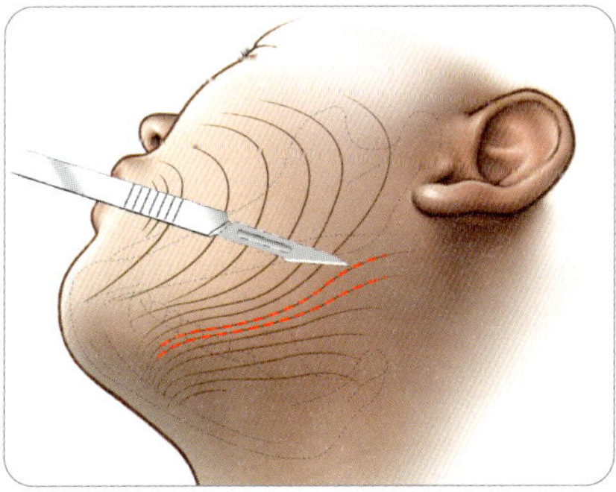

그림 18-17. RSTL과 절개선의 일치.

RSTL방향으로 피부가 당겨 지고 있기 때문에 이와 평행하게 절개해야 많이 벌어

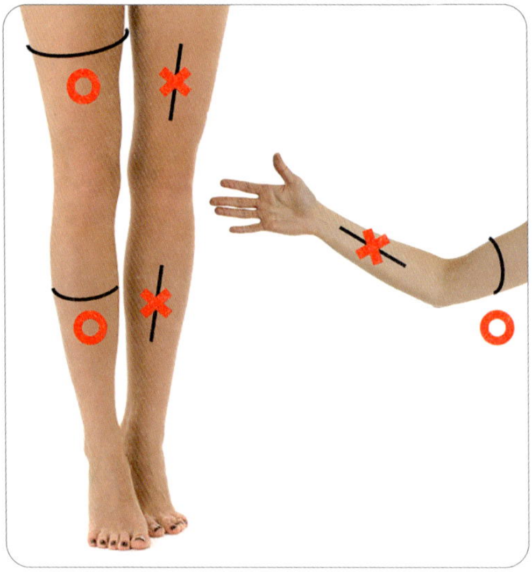

그림 18-18. 상하지의 RSTL과 절개선의 방향.

지지 않는다. 왜냐하면 RSTL에 직각방향 즉, 벌어지는 방향은 피부장력이 적어서 피부에 여유가 있기 때문이다. 그래서 이 방향을 최대이완선(maximal extensibility line)으로 부른다.

RSTL방향은 이미 피부가 충분히 당겨지고 있고, 더 이상 늘어날 여유가 없기 때문에 최소이완선(minimal extensibility line)으로 부른다.

- **상, 하지의 RSTL은** 길이방향(proximal to distal, longitudinal axis)이 아니고 **내외측 (medial to lateral, transverse axis) 방향이다**(그림 18-18).

(3) 수술 중 흉터를 최소화하는 술기

- 조직을 얌전하게 다루어 손상이 적도록 하라(Atraumatic technique).
- 예리하고 정교한 기구를 사용하라(Use of fine instruments).
- 절개부위를 마지막으로 봉합하기 전에 손상된 피부는 제거하라(Debride of contused suture margin).
- 철저하게 지혈하여 술 후 혈종이 생기지 않도록 하라.
- 매몰 피하봉합을 흡수성 봉합사로 철저히 하여 피부봉합 하기 전에 이미 양쪽 조직의 가장자리가 봉합선에서 맞닿아 있도록 하라.
- 피부봉합시 봉합사에 의해 피부가 눌리지 않도록 매듭을 너무 조이지 마라(Just approximation).
- **봉합선에 긴장이 없도록 하라(Absence of tension).**
  : 흉터 예방에 가장 중요함.

2) 수술 후 흉터를 줄이기 위한 관리

(1) 수술 후 첫째 날: 혈종이나 진물이 고여 있는지 확인하고 철저히 배출되도록 한다.

봉합부위를 생리식염수로 잘 닦고 폼드레싱 등으로 덮어서 적절한 습윤을 유지하도록 한다. 표피는 8시간 이내에 봉해지기(sealed) 때문에 수술 다음날부터 봉합부위를 물로 씻어도 된다.

(2) 수술 후 이튿날부터 봉합사제거 할 때까지(집에서 관리할 경우)

❶ 드레싱을 제거하고 흐르는 물로 상처를 깨끗이 씻는다.

❷ 수건이나 거즈로 살짝살짝 눌러 물기를 제거한다(tap dry).

❸ 필요에 따라 항생제연고를 가볍게 바른다.

❹ 폼드레싱을 봉합부위보다 크게 잘라서 얹고 반창고로 고정한다.

…› 봉합사 제거 시기: 얼굴 5일 전후, 상하지 7~10일, 피부가 두꺼운 부위 2주, 적절한 시기에 봉합사를 제거하여 봉합사 흉터(suture marks)가 생기지 않도록 한다.

(3) 봉합사 제거 후 첫 3개월

흉터의 성숙과정에서 설명하였듯이 이 기간은 봉합부위가 장력을 회복하는 중요한 시기이다. 지속적으로 봉합부위에 작용하는 장력을 줄여주지 않으면 자츰 벌어지고 심하면 튀어 올라와 비후성 반흔으로 갈 수 있다. 그러나 일반적인 흉터도 이 시기에는 붉은 색을 띄고 다소 올라오기 시작하는 시기이다. 봉합부위가 조금 딱딱하게 만져져서 합병증이나 재발을 의심하는 환자도 있는데, 상처의 성숙과정이므로 걱정하지 않아도 된다고 안심시킨다.

❶ **신체활동의 제한:** 격렬한 스트레칭 등 심한 운동은 삼가 한다.
운동선수와 육체노동자는 쉬는 것을 권유한다.

❷ **흉터테이프**(Steri-Strips)**나 실리콘젤시트**(silicone gel sheet)를 붙여서 꾸준히 흉터를 관리한다.

- **흉터테이프(Steri-Strips)부착방법**(··· 18장. 흉터 줄이기. 흉터테이프(Steri-Strips) 부착방법 동영상 참조. page 226)
- **실리콘젤시트(silicone gel sheet)**

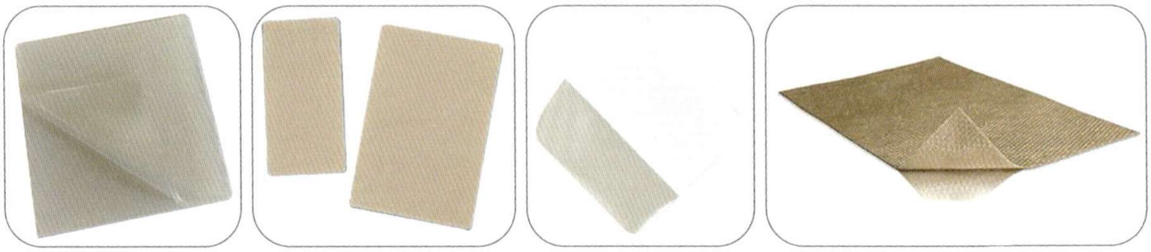

그림 18-19. 다양한 실리콘젤시트 제품.

- **실리콘젤시트의 작용기전**
  - 밀봉드레싱(occlusive dressing)으로 인한 수화(hydration)와 보습: 진정, 염증감소
  - 물리적 자극을 줄이고 피부 긴장 감소: 염증감소
  - 임상적으로 홍반, 통증과 가려움, 착색, 딱딱함을 줄이는 효과가 있다.
- **실리콘젤시트의 사용 방법**

① 흉터부위를 물로 깨끗이 씻어서 기름기와 오염물질을 제거하고 tap dry한다.

② 젤시트를 흉터보다 약간 크게 자른다.

③ 처음 부착 시에는 2시간 부착 후 30분가량 쉬는 시간이 필요하며 피부에 잘 적응이 되면 2시간씩 부착 시간을 늘려 나간다

④ 부착 도중 피부자극증상(짓무름, 발진 등)이 있을 때는 부착하지 않는다.

⑤ 젤시트를 비누로 세척하여 상온에서 건조시킨 후 **재사용이 가능하다**.

⑥ 접착력이 떨어지고 세척이 힘들어지면 교체해야 하는데, 보통 2~3주 간격이 적당하다.

⑦ 외출 시 사용하면 자외선차단 효과가 있다.

⑧ 부착시간(하루)

- 첫날: 4시간 동안 부착

- 2~5일째 되는 날: 부착 시간을 점점 늘려가면서 총 8시간가량 부착
- 그 이후: 피부자극증상이 없을 경우 하루 12시간 이상 부착

최소 부착시간과 기간: 하루 12시간씩 2개월 이상

❸ **실리콘젤(silicone gel):** silicone oil-based cream

실리콘시트를 붙이기가 어려운 부위에서는 실리콘젤을 사용한다.

상처가 완전히 나은 후 하루 3~4회 마사지하듯 5~10분 정도 잘 문지르며 바른다.

(4) 봉합사 제거 후 3-6개월

이 시기에 대부분의 흉터는 붉은색이 점차 엳어 지고 높이가 낮아지게 된다. 그러나 봉합부위에 걸리는 장력의 세기와 염증정도, 개인의 활동력, 가족력 등에 따라 심해지고 좋아지는 시기와 기간은 많은 차이가 있다.

첫 3개월만큼 엄격하지는 않지만 이 기간에도 꾸준하게 흉터를 같은 방법으로 관리하여야 한다.

만약 이 기간동안 비후성흉터로 될 기미가 보이면 더 적극적인 치료가 필요하다.

(5) 봉합사 제거 후 6-12개월

이 시기는 대부 분의 일반 흉터는 눈에 띄게 좋아지는 기간이다.

다소 단단하게 느껴졌던 봉합부위도 많이 부드러워지고, 1년에 가까워지면 주위 조직과 거의 비슷하게 된다. 재수술을 1년까지 미루는 것도 바로 이러한 이유 때문이다.

1~2년까지 흉터는 더 성숙하여 눈에 덜 띄게 되지만 탈색된 흰색 선을 남긴다.

IV. 흉터관리

완전히 성숙한 흉터일지라도 조직이 뻣뻣하고 약간 번들거리며 건조한 것은 흉터조직에는 피부에 탄력성을 부여하는 엘라스틴(elastin)과 털과 땀샘, 피지선과 같은 피부부속기가 재생되지 않기 때문이다.

CHAPTER 19 비후성 흉터와 흉터종(켈로이드)

융기되어 튀어 올라온 흉터 종류가 비후성 흉터와 켈로이드이다. 흔히 "떡살"이라고 말하기도 하는데 이미지가 금방 떠올려지는 좋은 우리말 표현인 것 같다. 그러나 환자나 보호자에게는 참 듣기 싫은 말이기도 하다. 처음에는 평평하게 보였던 흉터가 시간이 지나면서 점점 튀어 올라와 눈에 띄고 가렵거나 아프기 때문에 환자는 육체적으로 또한 정신적으로 고통을 호소한다.

켈로이드를 흉터종 즉 흉터암으로 부르는 것은 암과 같이 계속 자라는 성질을 갖고 있기 때문이다. 반면에 비후성 흉터는 일정 기간 커지다가 점점 가라앉는다. 이러한 차이로 두 종류를 감별하기도 하지만 애매한 경우도 많기 때문에 숙련된 전문가의 판단이 필요하다.

최근까지도 켈로이드는 수술할 수 없고 치료가 잘 되지 않는 질환으로 여겨져 왔다. 지금도 여전히 치료하기가 쉽지 않지만 예전에 비해서는 적극적인 수술과 수술 후 관리로 좋은 결과를 얻는 경우가 발표되고 있어 환자들에게 희망을 주고 있다.

비후성 흉터와 켈로이드는 그물진피층의 섬유증식성 질환이다. 그물진피의 지속적인 염증과 과도한 혈관신생 및 과도한 콜라겐 축적이 특징이다.

이전에는 두 질환을 구별하기 위해 애를 썼지만 최근에는 비후성 흉터와 켈로이드는 동일한 피부 질환으로 받아들여지고 있다. 한쪽에 비후성 흉터가 있으면 같은 선상의 반대쪽 끝에 켈로이드가 있고 그 사이에 다양한 정도의 튀어 오른 흉터가 있다는 생각이다. 실제로 어디까지 비후성 흉터이고 어디부터 켈로이드라고 진단하기가 어려운 경우가 많다(그림 19-1).

흉터는 유색인에서 더 심하다. 백인(<0.1%), 황인(0.1~1%), 흑인(5~10%) 순서로 켈로이드가 많다. 켈로이드 환자를 많이 보는 아프리카 의사들은 웬만한 흉터는 비후성 흉터로 진단하고, 켈로이드 환자가 거의 없는 서구 의사들은 조금만 튀어나온 흉터일지라도 켈로이드라고 진단한다고 한다고 한다.

비후성 흉터와 켈로이드 스펙트럼은 **그물진피층의 염증의 정도와 기간**, 국소에 작용하는 **피부장력** 그리고 환자의 **기저질환**과 **유전적인 경향**이 반영된 결과이다.

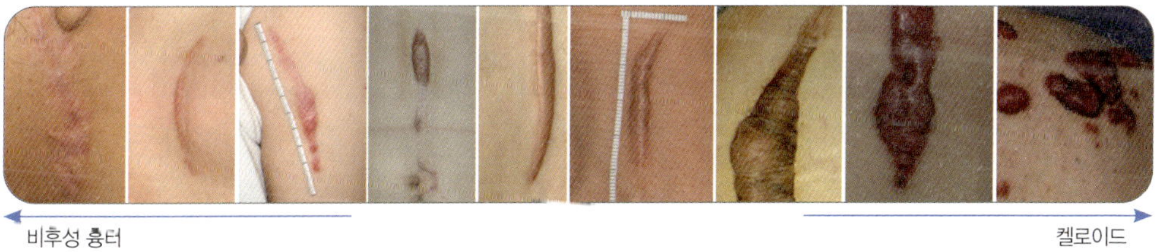

그림 19-1. 비후성흉터와 켈로이드 스펙트럼.

1) 비후성 흉터와 켈로이드의 원인

(1) 그물진피 이상의 피부손상 → 그물진피의 만성염증 →섬유증식

❶ 깊은 2도 이상의 화상에서 피부이식을 하지 않고 보존적으로 치료하였을 때

❷ 그물진피 이상의 깊은 열상이나 조직결손을 봉합하지 않고 보존적으로 치료하였을 때

IV. 흉터관리

❸ 감염 등으로 인한 상처 지연: 만성염증이 지속되어 섬유증식으로 이어진다.

(2) 과도한 국소 피부장력 → 그물진피의 만성염증 → 섬유증식

❶ 피부결손을 무시하고 억지로 당겨서 봉합하였을 때

❷ 봉합부위에 영향을 주는 신체활동(스트레칭, 과격한 운동)

❸ 일상활동에서 피부가 많이 당기는 어깨, 앞가슴(흉골), 아랫배 등에 잘 생긴다.

(3) 전신 요인(systemic factor)

❶ 에스트로겐 호르몬 - 켈로이드는 여성에서 많다.

❷ 고혈압 - 비후성 흉터와 켈로이드를 악화시킬 수 있다.

(4) 유전적인 요인: 켈로이드는 흑인에서 많고 가족력이 있다.

2) 비후성 흉터와 켈로이드의 진단

표 19-1. 비후성 흉터와 켈로이드의 임상적인 특성

	비후성 흉터	켈로이드
	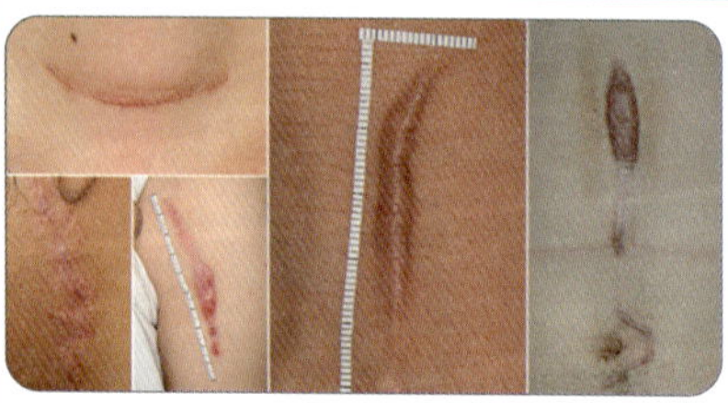	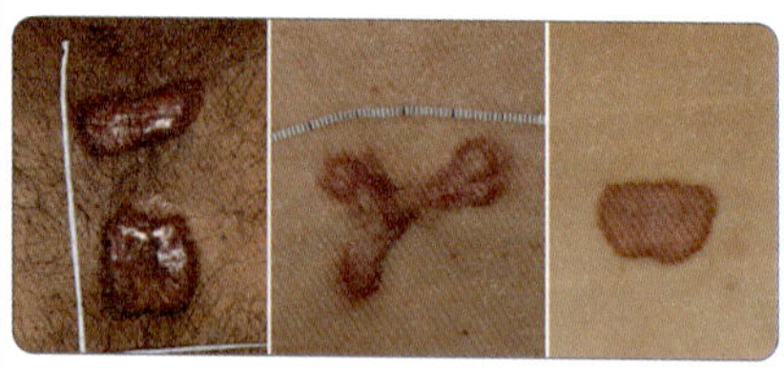
유전경향	낮음	높음
인종		흑인에서 많다
성별		여성에서 많다
경과	3~6개월 튀어 오른 후 낮아짐	시간이 지남에 따라 커지고 넓어짐
특징	흉터범위내에서 튀어 오름	흉터경계를 벗어나 자람

비후성 흉터는 붉은 색을 띠며, 3~6개월까지 점점 더 튀어 올라오다가 6개월 이후 2년에 걸쳐 붉은색이 줄어들고 서서히 높이가 낮아지며 성숙한 흉터가 되지만 주위의 피부보다는 높게 비후되어 있다. 흉터가 한창 올라오는 시기에 통증과 가려움을 동반할 수 있다.

켈로이드는 상처가 나은 후 6~18개월이 지나도 작아지지 않고 원래의 흉터 가장자리를 넘어서 마치 피부의 양성종양처럼 점점 더 자라는 것이 가장 큰 특징이다. 흉터종으로 명명하는 이유이다. 처음에는 붉은색을 띠다가 시간이 지나면서 갈색으로 바뀐다.

귀걸이를 하기 위해 귀의 다양한 위치에 구멍을 뚫은 곳에 켈로이드가 생길 수 있다(그림 19-2).

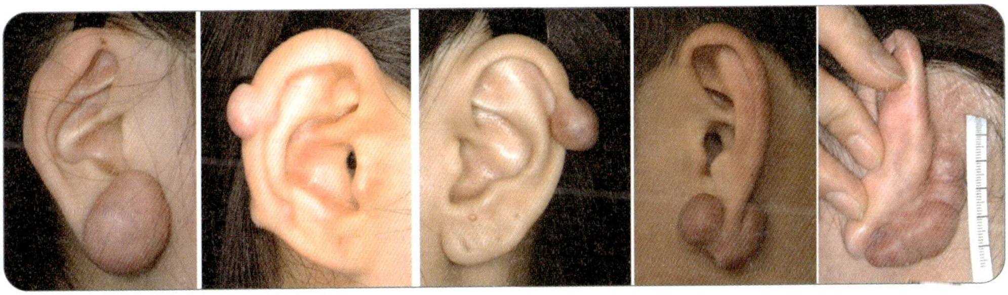

그림 19-2. 귀의 여러 부위에 생긴 켈로이드.

3) 비후성 흉터의 치료

(1) Silicone gel sheeting 혹은 silicone oil-based cream

(2) 스테로이드 주사(intralesional steroid injection)

❶ 작용기전: 염증 사이토카인을 저하시켜 염증을 억제하고, 콜라겐 생성감소와 분해 촉진, 혈관수축

❷ 사용 방법: 동영상 참고

- 1~2% lidocaine과 triamcinolone acetonide (Kenalog 40 mg/mL)를 50:50 mix (주사시 상당한 통증이 있어서 국소마취제를 같이 사용한다)
- 2.5~40 mg/site, 2~4주 간격으로 2~3개월 반복
- 30 G, 27 G 주사바늘 사용
- 주사 시 딱딱한 흉터 내에 상당한 힘으로 밀어 넣어야 하기 때문에 주사바늘이 주사기에 고정된 주사기를 사용하거나 Dermojet를 이용한다. 1 cc주사기도 괜찮다.
- 세포가 활성화된 곳은 흉터의 변연부이므로 흉터의 중심에 주사하기 보다는 **좌우상하 전 면에서 변연부에 주사한다**는 생각으로 주사한다.

❸ 국소 부작용: 스테로이드가 병변 내에 주사 되지 못하고 주위 피부 진피나 피하지방층에 들어가거나 여러 번 주사하면 피부위축과 색소탈실(depigmentation), 모세혈관확장증(telangiectasis)이 일어나는데 이때는 주사를 중단한다 (그림 19-3). 대게 이러한 합병증은 시간이 지나면 회복된다.

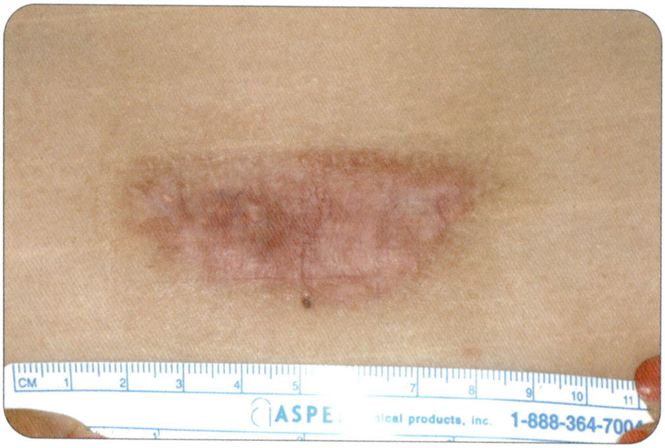

그림 19-3. 약간 흰색의 색소탈실과 피부위축 그리고 붉은 실 같은 모세혈관확장증이 보인다.

❹ 전신적인 부작용: 생리기능장애, 백내장, 녹내장(당뇨, 백내장, 녹내장 환자는 주사하지 않는다.)

(3) 압박요법 (pressure therapy)

❶ 작용기전: 물리적인 압박으로 인한 국소적인 허혈(hypoxia)은 섬유모세포의 사멸을 유도하여 콜라겐의 생성을 억제하고, collagenase를 활성화하여 콜라겐의 분해를 촉진시킨다.

❷ 사용 방법: 상처 치유 후 곧바로 시작해야 하며, 15~25 mmHg 이상의 압력으로 하루에 23시간 이상, 최소 6개월 이상 약 1년까지 착용해야 하기 때문에 환자의 협조가 필수적이고 일상생활에도 많은 제약을 주기 때문에 화상 후 비후성반흔과 같은 특별한 경우에만 철저히 시행한다.

(4) LASER

Nd:YAG (532/1064 nm, Fractional laser, pulsed dye laser (585~595 nm), IPL, Q-switched laser를 사용하여 효과가 있다는 보고가 있다.

(5) 수술적 치료

일반적인 흉터성형수술의 원칙을 적용하여 흉터를 절제하고, 피부긴장선에 역행한 경우 흉터의 방향을 바꾸어 주기 위해 Z성형술, W성형술 등을 이용한다. 봉합부위에 긴장이 완전히 없도록 수술을 계획하고 실행하며 수술 후 철저한 흉터관리를 해야 좋은 결과를 얻을 수 있다.

4) 켈로이드의 치료

(1) Silicone gel sheeting 혹은 silicone oil-based cream

(2) 스테로이드 주사: 비후성 흉터 때와 같은 요령으로 주사한다(동영상 참고).

3~4차례의 주사로 상당히 호전되는 경우가 많다. 통증이나 가려움도 동시에 좋아진다. 그러나 시간이 지나면서 다시 튀어 오를 수 있기 때문에 지속적인 관리가 필요하다.

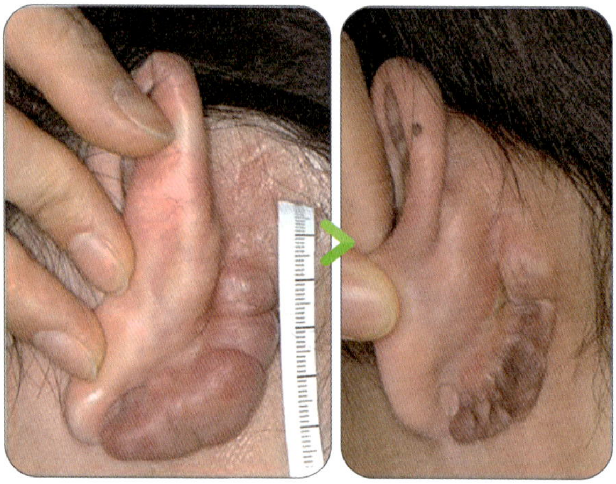

그림 19-4. 귀 뒤에 생긴 켈로이드가 3~4차례의 스테로이드 주사로 많이 좋아졌다.

스테로이드와 국소마취제 혼합 참고 동영상

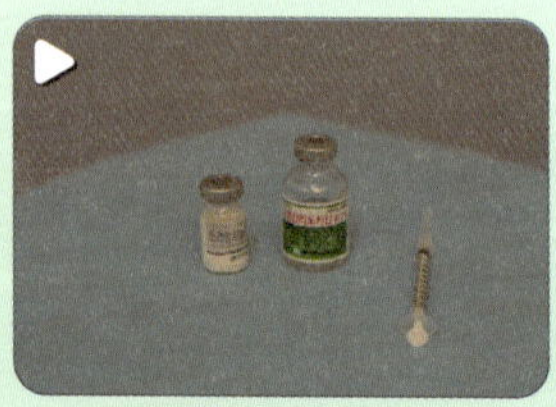

스테로이드주사 참고 동영상

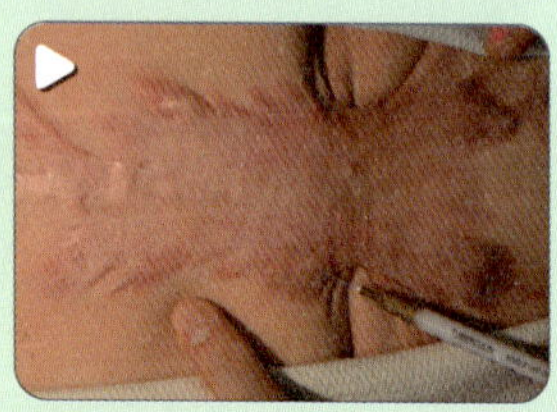

(3) 스테로이드 테이프

일본에서는 Fludroxycortide (weak steroid)와 Deprodone propionate (strong steroid) 테이프 사용이 비후성 흉터와 켈로이드 치료 프로토콜에 포함되어 있고 좋은 결과를 얻고 있다. 그러나 일본 내에서만 구입할 수 있다.

(4) 압박요법(pressure therapy)

물리적인 압박만으로 켈로이드를 호전시킬 수는 없다. 그러나 귀에 켈로이드가 생긴 경우에는 자석을 이용한 압박(magnetic pressure earring)요법이 유용하다. 크기가 작을 경우는 바로 적용할 수도 있고, 조금 클 경우에는 스테로이드 주사로 크기를 줄인 후, 혹은 절제수술 후에 약 3개월간 적용한다.

(5) 방사선요법(그림 19-5)

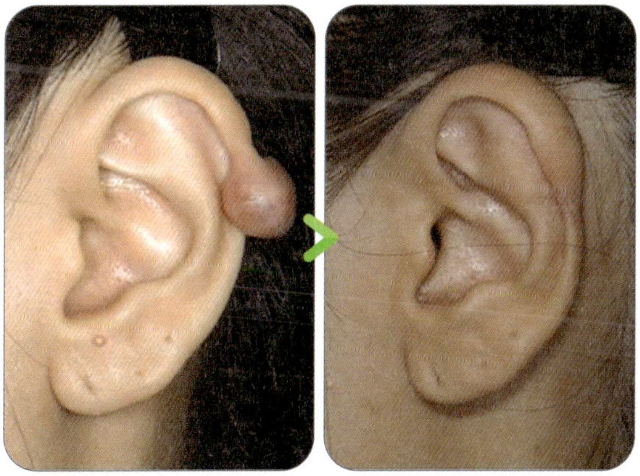

그림 19-5. 귓바퀴에 생긴 켈로이드를 완전 절제한 후 방사선 조사를 시행하여 재발 없이 치유됨.

방사선요법을 단독으로 시행하지는 않고, **절제수술과 동반하여 절제 후 24시간 내에 조사**한다. **최대 조사량 30 GY** - 이 이상이면 암 발생 위험이 있다.

대부분 **8~18 Gy의 조사량**을 하루, 이틀 혹은 3일에 나누어 조사한다.

(예: **몸통**:18 Gy를 3일에 나누어, **귓볼**: 8 Gy를 하루에, **팔**: 15 Gy를 하루에 혹은 이틀에 나누어 조사)

방사선요법이 효과적이기는 하지만 꺼리는 이유는 발암의 위험이 있기 때문인데, 국내외의 보고에서 켈로이드 방사선치료 후 종양발생을 보고한 예는 드물다.

(6) 약물요법

5-fluorouracil, bleomycin의 효과가 보고되고 있다.

(7) 수술적 치료

켈로이드 수술 후 재발은 저자에 따라 45~100%까지 보고하고 있다. 그러므로 켈로이드가 의심될 때에는 매우 신중하게 수술을 결정하여야 한다. 그러나 희망적인 연구성과와 성공적인 수술결과가 많이 보고되고 있어서 기대를 가지게 한다.

켈로이드를 비후성 흉터와는 완전히 다른 별개의 질병단위로 보고 두려워했던 과거에서 벗어나 그물진피의 만성염증과 피부긴장이라는 일반 흉터와 같은 원인에 의한 것이며 여기에 전신적, 국소적, 유전적인 소인이 더해진 것으로 이해되면서 수술적 치료에 대한 기대와 성과가 증가하고 있다. 수술의 원칙은 당연히 그물진피의 염증을 최소화하고 피부긴장을 완벽히 제거하는 것이다. 이 두 마리의 토끼를 완벽히 제어하는 날이 켈로이드를 극복하는 날이 될 것이다.

Q & A 흉터수술에서 자주 받는 질문

Q: 흉터 수술하면 흉터가 완전히 없어 지나요?

A: 흉터 수술에서 가장 많이 받는 질문인데, 환자와 보호자에게 그것은 어렵다는 말씀을 드리기가 송구할 때가 많습니다. 특히, 잔뜩 기대를 하고 온 예민한 청소년에게는 더욱 그렇습니다.

천의무봉(天衣無縫)은 선녀의 옷은 바느질자국이 없다는 뜻입니다. 인체에서도 봉합선이 무봉이 되면 좋겠지만 실제는 그렇지 않습니다. 외상으로 피부장벽이 파괴되는 것은 인체의 큰 위협입니다. 성문이 열려있어 무방비로 적군이 들어온다고 생각해 보면 빨리 성문을 걸어 잠그는 것이 가장 중요한 일일 것입니다. 인체에서 피부장벽의 파괴를 가장 빨리 복구하는 기전이 상처치유입니다. 빠른 복구에 따른 희생이 흉터를 남기는 것입니다. 복구된 피부에는 피부부속기도 없고 피부 탄력성을 제공하는 엘라스틴도 없습니다. 그렇지만 인체를 외부의 위협으로부터 차단하는 가장 큰 성과를 얻은 것입니다.

흉터성형수술의 좋은 결과는 성형외과의사의 수술 만으로는 이룰 수 없다. 물론 수술이 가장 중요하지만 환자와 보호자와 함께 정성을 다하면 흉터가 보일 듯 말 듯 까지는 다다를 수 있습니다.

Q: 성장기 어린이도 수술할 수 있나요?

A: 어린이는 흉터를 만드는 세포의 증식이 왕성하고, 흉터가 성숙하는데 오래 걸리고, 붉은 색이 오래 가며, 성장속도가 빠르고 피부 탄력성이 크기 때문에 흉터가 잘 생깁니다. 반면에 노인은 피부에 여유가 많아 긴장이 적고, 피지선의 활성도가 낮기 때문에 흉터가 잘 생기지 않습니다.

그렇지만 대답은 어린이도 흉터성형수술을 할 수 있다입니다. 단, 조건은 수술로써 얻을 수 있는 이득이 그대로 있는 것보다는 월등히 나을 때로 한정됩니다. 이런 경우의 예로는 흉터가 관절부위에 있어서 관절운동을 제한할 때입니다. 그리고 흉터의 정도가 너무 심하여 성장기의 정신건강에 염려가 될 때입니다.

성장기 어린이의 흉터 성형수술의 결과가 어른에 비해 상대적으로 좋지 않다는 것이지 나쁘다는 뜻은 아닙니다. 그 차이를 정확히 알 수는 없지만 저자의 경험으로는 10% 이하일 것으로 생각됩니다. 즉 성인에서 얻는 효과의 90% 정도는 얻을 수 있다는 것입니다.

Q: 수술 후에 음식을 가려 먹어야 하나요?

A: 특정 식이요법과 뜨거운 목욕은 수술로 인한 염증을 악화시킬 수 있고, 뜨겁고 매운 음식을 먹거나 뜨거운 목욕을 한 후 종종 가려움과 통증을 호소한다는 보고가 있습니다. 그렇지만 흉터성형수술 후 특정 음식을 제한하지는 않습니다.

사우나에서는 혈관이 확장되기 때문에 일시적으로 수술부위가 더 붉게 보일 수 있습니다.

Q: 흉터 마사지를 하면 흉터가 좋아지나요?

A: 마사지는 하지 않는 것이 좋습니다. 지나친 마사지는 오히려 흉터를 자극하여 염증을 유발할 수 있고 흉터부위가 스트레칭 될 수도 있기 때문에 금하여야 합니다. 시간이 지날수록 대부분의 흉터는 좋아지는데 이것을 마사지의 결과로 잘 못 해석할 수 있습니다.

CHAPTER 20 상처치유연구를 위한 동물모델

특정 상처의 병태생리(pathophysiology)를 체계적으로 연구하기 위해서는 동물모델이 반드시 필요하다. 인체적용을 목적으로 하는 의료기기개발단계에서도 적절한 동물모델을 확보하는 것은 매우 중요하다. 의료기기 개발 기간을 단축시킬 수 있을 뿐만 아니라 되먹임을 통하여 재빠르게 수정, 보완을 거듭하여 최상의 제품을 만들 수 있기 때문이다.

기존의 상처 모델은 쥐나 토끼와 같은 소동물을 주로 이용하였다. 그러나 이러한 동물은 피부밑근육층(panniculus carnosus)을 가지고 있어서 피부가 잘 늘어나고 피부에 여유가 있어서 상처의 치유기전이 상피화 보다는 주로 수축에 의해 일어나기 때문에 그 기전이 사람과는 다르고 피부조직 자체도 사람의 피부와는 차이가 많아 피부상처를 연구하기에는 적합하지 않다.

돼지의 피부는 사람의 피부와 가장 유사하여 피부상처 치유 연구에 가장 적합한 동물이다. 사람과 돼지의 피부는 표피의 두께, 표피와 진피 두께의 비율, 피부혈관분포, 피하지방 등이 거의 유사하다. 무엇보다 피부밑근육층이 없기 때문에 피부상처치유가 수축과 함께 상피화가 중요한 치유기전으로 사람과 동일하다. 돼지의 급속한 성장과 육중한 체구가 연구의 걸림돌이었는데, 25 kg 정도의 실험용 micropig가 계발되어 연구에 많은 도움을 주고 있다.

저자는 돼지를 이용하여 다음의 몇 가지 동물모델을 만들었고 소개하고자 한다.

1 화상 모델

화상 상처의 치유에 관하여 연구하고 나아가 그 치료 방법을 개발하기 위해서는 표준화된 화상 상처모델이 필요하다. 언뜻 생각하면 뜨거운 물이나 불에 달군 인두를 이용하면 쉽게 화상을 입힐 수 있을 것 같다. 하지만 항시 같은 깊이와 넓이의 화상을 입힌다고 생각하면 쉽지 않다.

화상을 입히는 기구는 조작이 쉽고, 간단하며, 누구에 의하여 시행되더라도 같은 조건에서는 항상 같은 깊이로 화상 창상이 재현되어야 한다. 이에 대한 고민으로 개발된 것이 표준화상 창상장치이다.

1) 표준화상 창상장치 (Digitally Controlled Aluminium Thermal Block) (그림 20-1, 2)

부분층 화상을 구현하는 표준화상 창상장치, 특허 10-0596703 (2006.6)

(Apparatus for making standardized model of partial thickness burn)

제어부는 알루미늄블록으로 흐르는 전류의 세기를 조절하여서 알루미늄블록의 온도가 사용자가 설정한 온도로 유지되도록 한다. 설정된 온도에 도달하면 전류가 자동으로 차단되고 온도변화를 감지하여 다시 전류가 흐르도록 하는 온도 편차를 최소화하는 장치가 있다.

실험실에서 돼지의 등에 화상을 입힐 때는 대류에 의한 열 손실을 줄이기 위하여 32 × 32 × 85 mm 크기의 직육면체 구멍이 있는 목재케이스로 블록을 감싸서 열 손실에 의한 알루미늄블록의 온도 변화를 줄였다(그림 20-2).

IV. 흉터관리

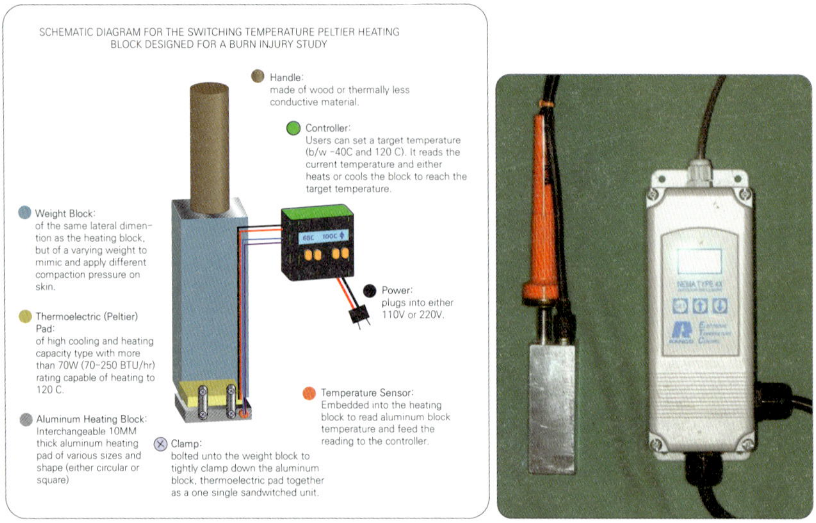

그림 20-1. 화상을 입히는 자동온도조절 알루미늄블록은 피부에 접촉하여 화상을 입히는 알루미늄블록과 블록의 온도를 조절하는 제어부로 구성되어 있다. 알루미늄블록은 가로, 세로 30 mm이고 높이가 83 mm, 무게가 210 gm인 직육면체 블록으로 순수 알루미늄으로 가공하였다. 가열 코일이 내장되어 있는 알루미늄블록은 제어부와 연결되어 있어서 코일이 가열되면 데워진다.

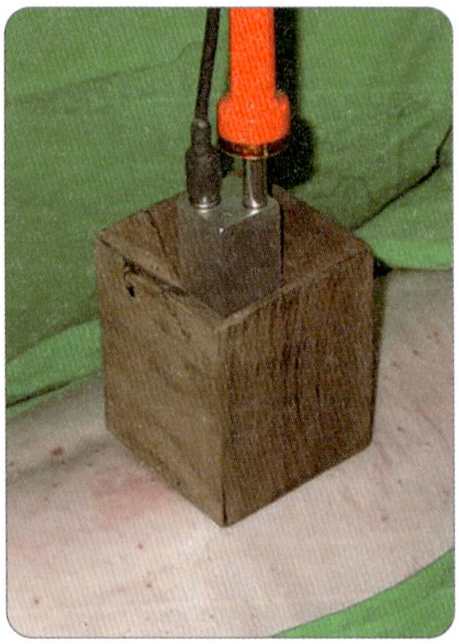

그림 20-2. 목재케이스를 이용하여 돼지의 등에 일정한 깊이로 화상을 재현하는 모습.

2) 연구 및 임상적용

돼지의 등에 적용하여 화상의 깊이를 확인한 결과 반복성과 재현성이 우수하여 동물모델의 전제조건을 모두 만족하였다. 이를 활용하여 화상의 깊이에 대해서 연구하였고, 새롭게 개발된 드레싱제품들을 비교 분석하는 연구를 실행하였다.

A standardized model of partial thickness burn in domestic pig. Park S, Son D, Park K, Han K. *J Korean Soc Plast Reconstr Surg* 2004: 31(5):707-713.

The change of burn depth within 24 hours after burn in the standardized burn model. Son D, Choi T, Kwon S. *J Korean Soc Plast Reconstr Surg* 2008: 35(4):373-378.

Healing of a porcine burn wound dressed with human and bovine amniotic membranes. Park M, Kim S, Kim IS, Son D. *Wound Repair Regen* 2008:16(4):520-528.

2 지연상처 모델

우리나라도 이미 고령사회로 접어들었다. 중풍이나 당뇨와 같은 성인질환의 증가로 만성상처는 개인뿐만 아니라 사회, 경제적으로 심각한 문제로 부각되고 있다. 이러한 문제를 해결하기 위해서는 만성상처 동물모델의 개발이 시급하지만, 아직은 동물에서 만성상처 모델을 구현하는 것은 불가능하다고 알려져 있었다.

저자는 돼지의 등에 정상적인 상처치유를 방해하는 원인인 상처자체의 감염, 괴사소식, 이물, 반복적인 외상 그리고 허혈 등과 같은 내적요인(intrinsic factor)을 유발하여 지연상처 모델(delayed wound model)을 개발하였고 임상적, 조직학적, 그리고 분자생물학적으로 분석하여 상처가 지연됨을 확인하였다(그림 20-3).

1) 실험방법

실리콘블록(45×45×8 mm)의 상하에 실리콘 플레이트(폭 65 mm, 길이 65 mm 및 두께 2 mm)를 부착하여 보형물을 제작한다. 돼지의 등에 40×40 mm의 전층 피부결손 상처를 만들고 보형물을 삽입하여 봉합사로 고정한다. 실리콘블록은 수술 후 3주에

IV. 흉터관리

제거하고 4주에 상처를 관찰하였다.

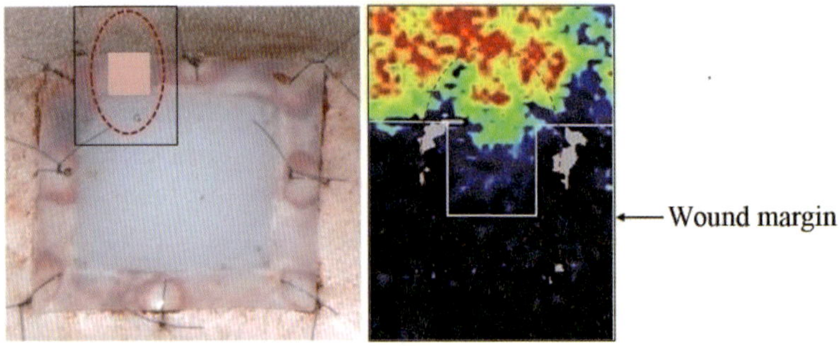

그림 20-3. 실리콘 블록을 삽입한 모습과 레이저 도플러로 허혈상태를 확인한 사진.

이 상처 모델은 상처 허혈과 괴사 및 지속적인 염증의 특성을 가지며 이는 환자의 지연된 상처와 매우 유사하다는 결론을 얻었다.

▶ 실험과정에서 튼튼하게 고정한 실리콘블록이 상처수축으로 위로 튕겨져 나오는 것을 관찰하였다. 근섬유모세포(myofibroblast)의 대단한 힘을 알게 된 실험이기도 하였다. 바위틈으로 자란 나무 뿌리가 바위를 쪼개기도 하니 세포의 힘은 상상을 초월한다.

2) 연구 및 임상적용

Experimental pig model of clinically relevant wound healing delay by intrinsic factors. Jung Y, Son D, Kwon S, Kim J, Han K. *Int Wound J.* 2013:10(3):295-305.

Induction of delayed wound healing by irradiation with optional mechanical compression in swine. Jeong W, Oh D, Kwon S, Kim J, Son D. *Journal of Tissue Viability.* 2016:25(4):237-243.

Development of a chronic skin wound defect: A swine model. Sohn H, Son D, Kim J, Han K, Rhyoo N, Kwon S. *J Korean Soc Plast Reconstr Surg.* 2006년 33권 5호 p.606-611.

3 만성상처 모델

지연상처 연구를 통해 내적요인 만으로는 4주 이상 낫지 않는 만성상처를 얻기는 매우 어렵다는 결론을 얻은 후 방사선조사를 이용하여 만성상처 동물모델을 제작하였다(그림 20-4, 5).

1) 만성 창상용 동물 모델(Animal model for chronic wound healing), 특허 10-1621149 (2016)

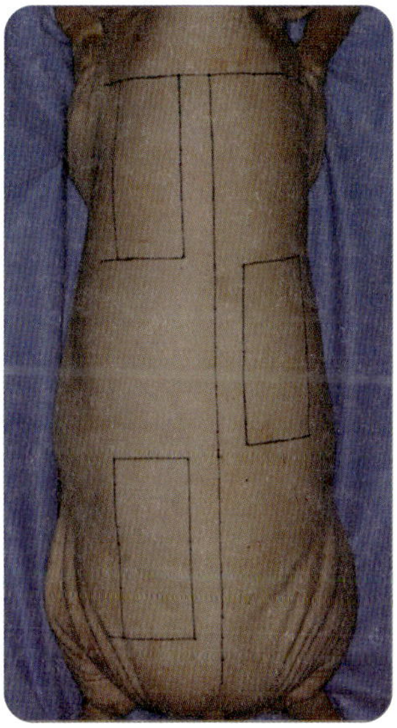

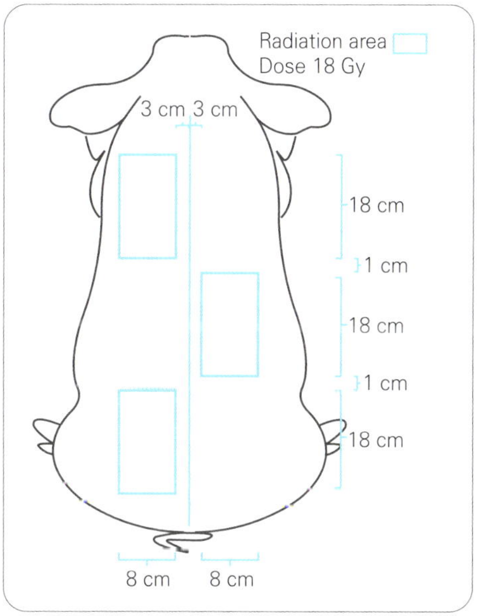

그림 20-4. 방사선조사구역.

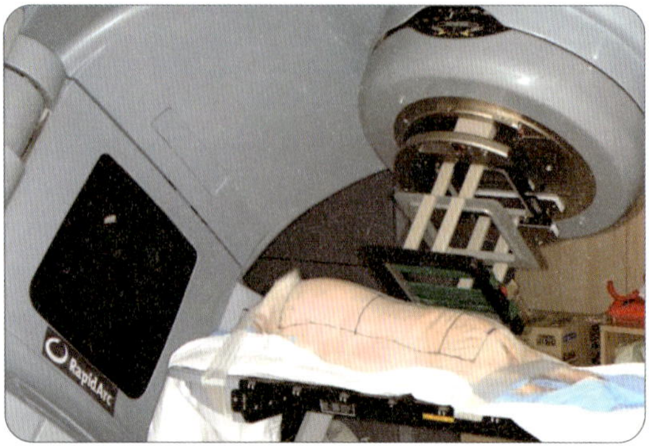

그림 20-5. 방사선조사 사진.

방사선조사는 가로 8 cm 및 세로 18 cm의 직사각형으로 표시된 조사구역에 18 Gy의 방사선량을 피부 내 2 cm 깊이로 도달하도록 조사한다. 조사되는 방사선은 피부 세포성분의 감소와 진피 및 피하지방층에 있는 모세혈관의 폐색을 가져와 상처를 낼 경우 상처 치유를 지연시키는 역할을 한다.

방사선 조사 구역은 가로 8 × 18 cm로 표시된 3 부위이다. 과도한 면적에 조사하게 하면 돼지가 사망에 이를 수 있는데, 이는 마치 사람에서 중화상을 입히는 것과 같다. 또한 조사되는 방사선은 18 Gy의 6 MeV 전자선(electron beam) 방사선량으로, 전층 피부 두께인 2 cm 깊이에 도달하도록 조사하여 조사되는 방사선을 피부 전층에만 국한시킨다. 또한 돼지 등은 꼬리 쪽으로 갈수록 피부의 두께가 얇아져 조사됨으로써 방사선의 깊이가 깊어지는 문제점을 보완하여 동일한 방사선량 및 방사선 도달 깊이를 위해 피부 두께를 0.5 cm 두껍게 보정해 줄 수 있는 방사선 흡수 장치인 볼러스(bolus)를 꼬리 쪽에 덧대어 줌으로써 90%의 방사선량이 최대 깊이 2 cm 내에 동일하게 도달하도록 한다.

방사선조사 4~6주 경에 전층피부결손 상처를 만들어 만성상처모델을 만든다. 전층결손 상처를 만들 때 깊은 지방층은 남겨둔다. 그 이유는 깊은 지방층까지 제거하여 근막층이 드러나면 이 층을 통하여 감염이 쉽게 전파될 수 있기 때문이다. 방사선이 조사되지 않은 구역은 실험 시 대조군을 배치할 수 있다.

2) 연구 및 임상적용

Serial changes in the proliferation and differentiation of adipose-derived stem cells after ionizing radiation. Jeong W, Yang X, Lee J, Ryoo R, Kim J, Oh Y, Kwon S, Liu D, Son D. *Stem Cell Res Ther* 2016: 7,117

Establishment of an uncomplicated radiation-delayed wound healing model using irradiation in pigs. Yang X, Jeong W, Son D, Ryoo R, Kim J, Oh Y, Kwon S, Liu D. *Wounds: a Compendium of Clinical Research and Practice.* 2019: 31(2):59-64.

4 상처수축에 관한 연구

1) 상처의 모양과 위치에 따른 상처수축(그림 20-6, 7, 8)

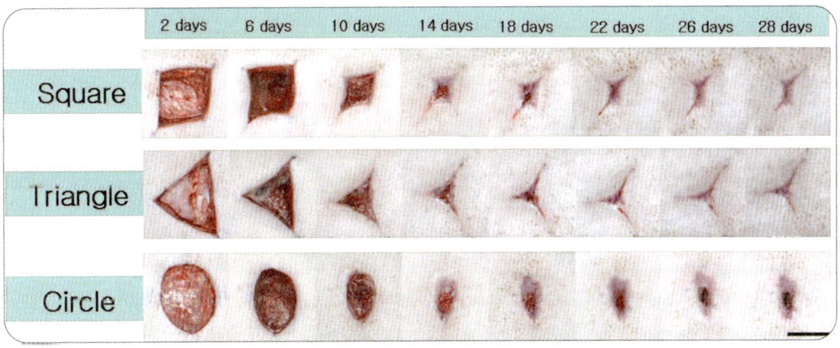

그림 20-6. 상처수축율은 모양에 따라 차이가 나지 않는다.

IV. 흉터관리

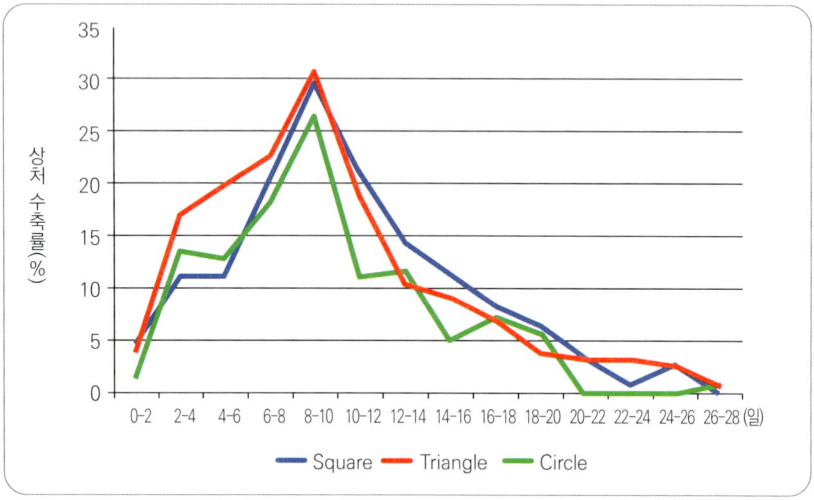

그림 20-7. 상처수축율은 8~10일 사이에 최고이며 모양에 따른 차이는 없다.

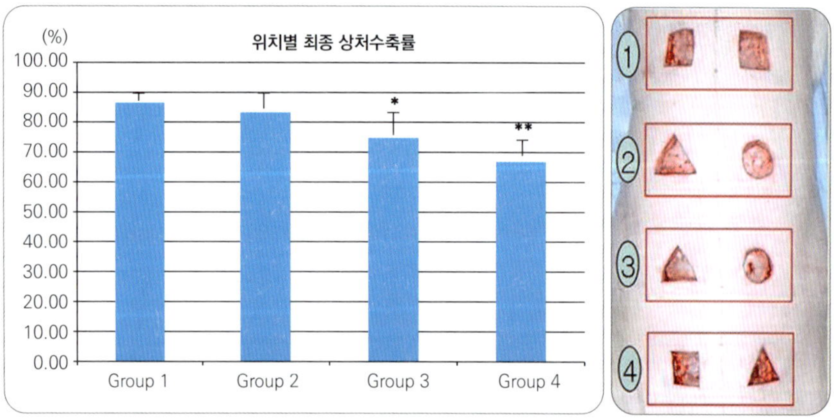

그림 20-8. 상처수축율은 머리부위가 꼬리 부위보다 높다. ① 머리 부분, ④ 꼬리 부분.

- **결론:** 상처수축은 머리부위가 꼬리 부위보다 더 빠르다. 상처의 수축은 상처의 모양보다 상처의 위치가 더 중요하다.

2) 최소긴장선과 부위에 따른 상처수축의 특성(그림 20-9, 10)

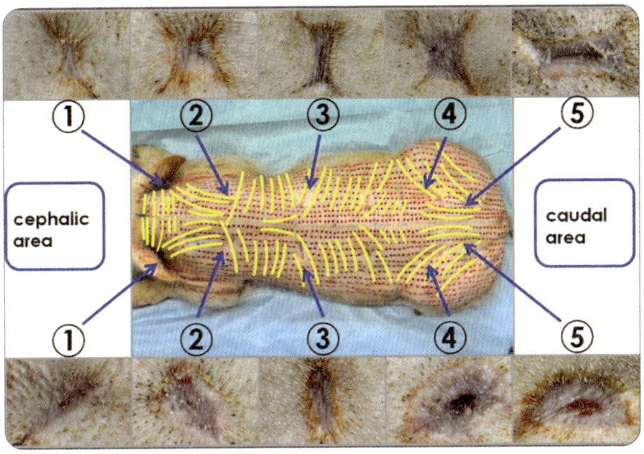

그림 20-9. 상처수축은 피부긴장선(Langer's line)과 평행하게 일어난다. **노란 선**: 돼지피부의 Langer's line.

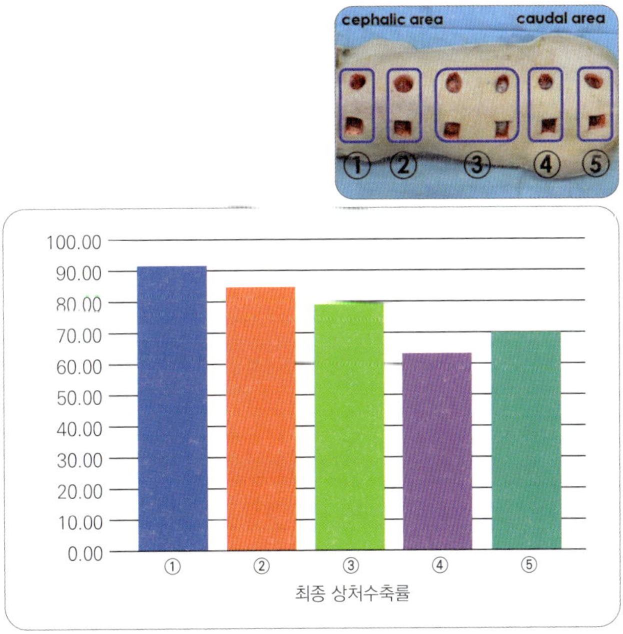

그림 20-10. **상처수축율은** 꼬리 쪽보다 **머리 쪽이 더 높다.** 피부의 여유가 머리 쪽이 꼬리 쪽 보다 많기 때문일 것으로 해석하였다.

- **결론:** Micropig®에서 상처수축은 Langer's line과 평행하게 일어나고 머리 쪽이 꼬리 쪽보다 더 많이 일어난다.

3) 연구 및 임상적용

Characteristics of wound contraction according to the shape and anatomical regions of the wound in porcine model. Chu H, Son D, Kwon S, Kim J, Han K. *J Korean Soc Plast Reconstr Surg.* 2011: 38(5):576-584.

Static Langer's line and wound contraction rates according to anatomical regions in a porcine model. Kwak M, Son D, Kim J, Han K. *Wound Repair Regen.* 2014: 22(5):678-682.

5 욕창 모델

1) 욕창 3기 동물모델 및 그 제조방법(Grade III pressure ulcer animal model and its manufacturing method) 특허 10-2142541 (2020) (그림 20-11, 12, 13)

기존의 욕창동물모델은 오직 피부 및 피하지방층에 압력을 가하여 욕창을 유발하였다. 그러므로 2기 이상의 욕창을 구현하지 못하였다. 실제 욕창은 골성 돌출부위 피부에 압력이 가해져 피부, 피하지방층, 그리고 심하면 근육층이 손상된다.

욕창 3기 동물모델은 골성 돌출부위의 뼈 위에 자석을 삽입하는 방법으로 실제와 유사한 욕창발생기전을 응용하여 욕창을 유발하였다.

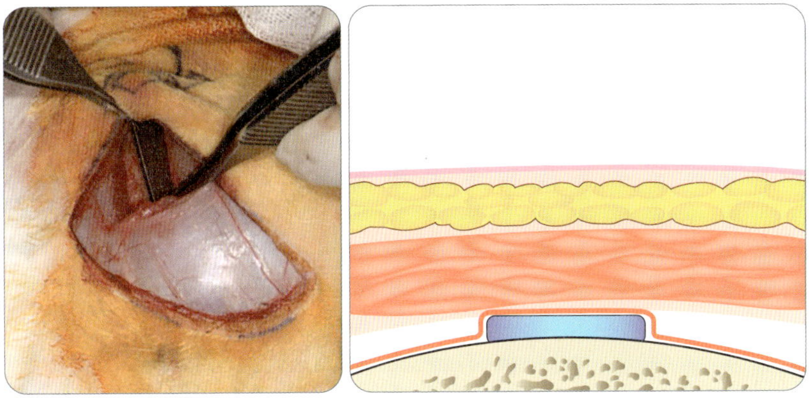

그림 20-11. 토끼에서 장골을 노출한 다음 골막을 일으키고 골막 아래 장골위에 자석을 삽입하였다.

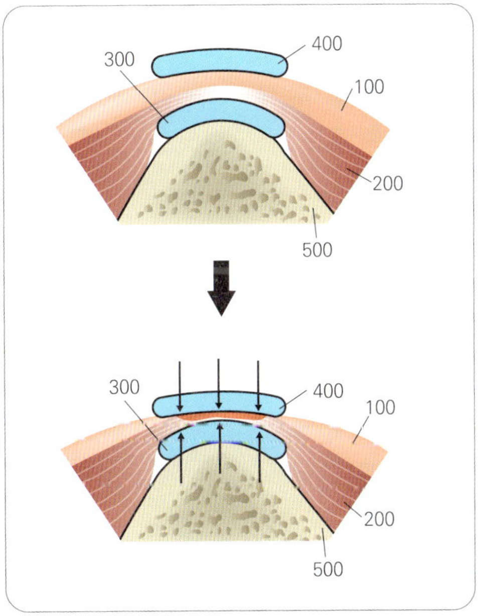

그림 20-12. 피부 쪽에서 골(500) 위에 삽입한 자석(300)에 상응하는 자석(400)을 추가한다. 두 자석 사이에 있는 피부(100), 피하지방(100), 근육층(200)에 압박과 이완을 반복하는 방법으로 허혈-재관류 손상(ischemia-reperfusion injury)을 유도하여 욕창을 유발시킨다.

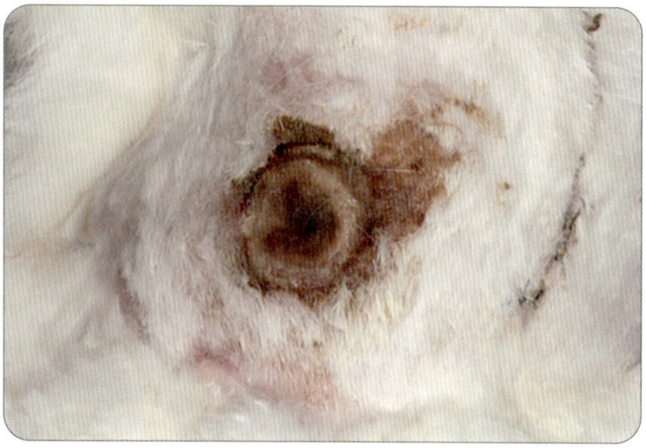

그림 20-13. 토끼 장골위에 만들어진 3기 욕창.

2) 연구

Novel 3-dimensional knitted fabric for pressure ulcer prevention tested in a diabetes and pressure-ulcer induced mouse model. Sungae Kim, Jamin Hong, Yongseong Lee, Daegu Son. *Arch Plast Surg* 2022 in press.

2042년 4월 1일 화요일 오전 7시 닥터 S가 주차장으로 내려오자 새로 배정받은 전기차 S-0107이 천천히 플랫폼으로 들어와 정차한다. 손가락을 터치하자 반가운 주인을 맞이하듯 양측으로 차 문이 열리고 닥터 S는 방에 들어가듯 차 안으로 성큼 들어간다.

첫 수술 환자가 오전 8시 30분에 예약되어 있으니 1시간 30분의 여유가 있다. 운전석에 잠시 앉아 병원을 목적지로 설정하고 뒤쪽 공간으로 온다. S-0107은 이미 천천히 주차장을 빠져나와 동백나무 가로수 길에 접어 들고 있다. 조용한 클래식 음악과 방금 내린 따뜻한 커피향에 금방 기분이 좋아진다.

사무실 모드로 전환한 뒤쪽 공간에서 닥터S는 테이블 위의 3차원 가상공간 안으로 클라우드 EMR에 접근한다. 3명의 수술 환자와 1명의 세포치료 시술 환자를 리뷰하기 위함이다.

오늘 첫 수술 환자는 5세 여아로 7일전에 손바닥에 접촉화상을 입었는데, 오늘 이식수술을 시행할 예정이다. 환아의 진단은 접촉화상–E10–D8–S3–12이다. 화상 직후 환아의 어머니가 가정용 응급치료세트에서 급성상처용 드레싱을 찾아 부착하자 환아는 울음을 뚝 그쳤다. 모든 가정에는 두가지의 드레싱이 준비 되어있다. 나머지 하나는 만성상처용 드레싱이다. 그동안 쏟아져 나왔던 수많은 드레싱은 이제 두 가지만으로 모든 드레싱을 대체할 수 있게 되었다. 드레싱을 교환할 시기를 자동으로 표시해주는 것은 물론이고 드레싱 안에서 습윤조절, 진물관리, 감염관리가 동시에 이루어진다.

환아는 외상관제센터의 도움으로 응급실로 옮겨졌고, 화상으로 인해 손상된 조직과 세포의 수를 진단하기 위해 응급실에서 "조직세포스캔"이 곧바로 시행되었다. 손상된 조직과 세포의 종류와 범위 그리고 숫자가 진단명 E10-D8-S3–12와 함께 화면에 나타났다. 동시에 배양을 위해 필요한 조직의 종류와 양이 표시되어 있다. 환아는 배양조직 채취실로 보내어 졌고 채취된 조직으로 즉시 조직배양이 시작되었다. 외상이나 종양 등으로 결손 된 조직을 환자의 세포와 줄기세포 배양으로 복원하는 재생의학이 임상에 적용된 것이 이제 10년이 되었다. 바이오-메디칼 테크놀로지의 놀라운 협력으로 이루어 낸 빛나는 성과였다. 마지막 단계에서 가장 힘들었던 혈관재생이 15년 전에 완성되면서 임상적용이 급물살을 타게 되었는데 이 과정에서 닥터 S의 연구가 중요한 기여를 하였다. EMR에서 확인된 환아의 배양 조직은 표피, 진피, 피하지방, 모낭과 땀샘 그리고 피부색을 맞추기 위한 멜리닌세포의 양과 위치까지 완벽하였다.

두 번째 환자는 대전자부와 무릎에 압박상처를 가진 하지마비가 있는 55세 K씨이다. K씨는 매우 활동적인 사업가로 업계에서도 알아주는 마당발이다. K씨가 착용하고 있는 체외골격장치는 이제 약간 두꺼운 옷을 입는 정도로 얇아졌지만 하지를 지탱하는 프레임과 관절부분에서 가끔씩 압박상처가 생기고 있다.

이 체외골격장치 덕에 욕창의 발생은 획기적으로 감소되었다. 이제 욕창은 치료가 아닌 예방으로 완전히 전환되었다. 침대에 오랫동안 누워서 생기는 천골부 욕창이나 휠체어에 앉아서 생기는 좌골부 욕창은 이제 거의 찾아보기 어렵다.

K씨는 압박상처에 대해 만성상처드레싱으로 치료해 왔다. 만성상처드레싱은 3일에 한번씩 교환하도록 고안되었다. 만성상처드레싱은 5겹으로 구성되어 있다. 상처와 접촉하는 첫 번째 층은 진물을 흡수하면 젤로 바뀌어 상처의 굴곡에 잘 맞게 밀착되어 습윤을 유지하고, 일정 두께 이상의 젤은 액체로 변환시켜 세 번째 층으로 배출시킨다. 두 번째 층은 환자에서 채취한 세포를 증식하여 얻어낸 다양한 상처치유활성화물질과 단백분해효소를 함유하고 있는 층으로 첫 번째 층으로 서서히 녹아들어가 상처면에 도달하면 활성화되어 죽은 조직을 분해하고 능동적으로 상처치유를 유도한다. 세 번째 층은 액체로 빨아들인 진물을 분석하는 칩이 내장된 층으로 염증, 마이크로바이옴 유전정보, 감염을 포함한 각종 검사가 이루어지며 결과는 실시간으로 클라우드 EMR로 전송된다. 검사를 통과한 진물과 분해물질은 네 번째

층으로 보내어 져서 멸균 후 외부로 기화된다. 다섯 번째 층은 피부와 같은 색깔로 외부로부터의 물, 세균, 오염물질 등이 침입하지 못하도록 하고 내부의 기화물질을 외부로 열어 배출하는 층이다. 드레싱을 한 채로 얼마든지 샤워가 가능하다. K씨의 압박상처는 많이 좋아졌지만 치료기간을 앞당기기 위해서 마이크로 로봇 괴사조직 절제수술을 시행하기로 계획하였다.

세 번째 환자는 복부에 켈로이드 흉터가 있는 45세 여성 M씨이다. 25세 때 받았던 제왕절개수술 흉터가 점점 커진 것이다. 켈로이드가 수술될 수 있는 질환으로 완전히 편입된 지 이제 12년을 지나고 있다. 켈로이드 수술의 성공은 항염증 자가면역세포의 추출과 배양, 조직과 장기 재생기술, 그리고 기계생물학과 기계화학의 발전의 결과였다. 자동 진피-피하 흡수성 봉합기의 개발도 한 몫 하였다. 왜냐하면 그물진피와 피하지방의 손상없이 양측의 피부를 완전히 중심으로 모아 봉합부위에 걸리는 피부장력을 최소화하였기 때문이다. 이제 바깥으로 노출되는 피부봉합은 하지 않는다. 수술 후에는 급성상처용드레싱을 2일 동안 적용하고, 3일째부터는 일명 "깔끔이"를 붙인다. 깔끔이는 한번 부착하면 7일 동안 유지되는데, 봉합부의 항염작용, 유분-습윤균형 유지, 그리고 무엇보다 피부장력이 봉합부에 전달되지 않도록 차단하는 역할을 한다. 결과적으로 남는 흉터가 거의 없이 깔끔하게 낫는다고 하여 사람들이 깔끔이로 부르기 시작하였는데, 본명은 잊혀지고 닉네임으로 불리고 있다. M씨는 켈로이드를 제거하고 복부지방흡입수술을 병행할 예정이다.

네 번째 환자는 103세 남성 D씨이다. 이제 100세 이상의 환자가 차지하는 비율이 전체 수술 환자의 10%를 넘는다. 우리나라는 이미 2024년에 초고령화사회로 접어들었다. 항노화 의학과 항노화 산업의 발전을 예상하였지만 이 정도로 급성장할 것으로는 전문가들도 예측하지 못하였다. 그동안 항노화 연구에서 피부노화와 근육노화의 극복은 큰 과제였다. 10년전에 출간된 논문에 의하면 100세 인구의 평균 피부량 감소가 60%라고 한다. 피부 부피의 대부분을 차지하는 진피의 콜라겐이 감소되어 피부가 얇아지고 약해져서 쉽게 상처가 나고 심각한 합병증으로 이어 지는 경우가 많아지고 있다. 예전에는 콜라겐을 진피내에 직접 주사하는 방법을 많이 사용하였지만 이제는 자가 세포치료로 모두 전환되었다. 수술하기 1개월 전에 젊었을 때 추출해 놓았던 줄기세포 중의 일부를 해동하여 필요한 세포로 분화시킨 후 수술 당일 혈관을 통하여 주입하는 시술이 보편화되었다. 항노화 산업 중에 줄기세포은행 사업은 가장 오래된 사업 중의 하나로 초창기에는 블루오션 영역에 있었지만 이제는 완전히 레드오션 영역으로 분류되고 있다. 하지만 일찍 시작한 SCBC사는 축적된 임상경험과 연구실적 그리고 탄탄한 경영으로 세계적인 회사로 성장하였다.

D씨는 아직 현역으로 일하고 있다. 일주일 전 책상 모서리에 정강이를 가볍게 부딪쳤는데 멍이 들고 피부가 벗겨진 후 상처가 넓어지고 있어서 세포치료를 시행하기로 결정하였다. 수술 전 검사에서 진피의 감소량이 32%로 측정되었는데, 오늘 시술을 통해서 5%가 회복될 것으로 기대하고 있다. 표피-진피 접합부의 접합력을 증가시키기 위해 각질세포와 섬유모세포를 동시에 이식할 예정이다.

S-0107이 K병원 정문을 들어서고 있다. 100년된 배롱나무의 매끈하고 튼튼한 몸통과 팔들 그리고 붉은 꽃들이 S-0107을 맞이하고 있다.

주차장을 빠져나온 닥터S는 곧장 수술실로 향한다.

닥터S는 수술복으로 갈아입고 마스크와 모자가 한번에 연결된 전용 수술 헬멧을 소독기에서 꺼내어 착용하였다. 긴장과 기대 그리고 약간의 흥분으로 조금 상기되지만 숨을 크게 들이쉬고 후~ 뱉으며 긴장을 풀고 수술방으로 들어간다.

첫 수술환자가 수술대 위에 누워 있고 엄마가 그 딸의 손을 잡고 얘기를 나누고 있다. 곧 마취과의사의 익숙한 손길에 아이는 편안하게 잠들고 엄마는 의료진과 눈인사를 하고 수술방을 나간다.

수술부위에 드랩을 하고 화상상처를 개방한다. 화상 후 7일째이지만 가장자리가 수축할 기미는 보이고 있지 않다. 상처 중심부위에는 지방층이 보이고 군데 군데 괴사조직과 육아조직이 섞여 있다. 더욱 자세하게 관찰하기 위해서 닥터S는 헬멧에 연결된 마이크로 현미경을 부른다. 천정에서 현미경 도어가 열리고 S의 눈앞으로 접안

렌즈가 정확하게 다가온다.

"그래, 이 정도면 D2 변연절제기로 괴사조직을 제거하고 상처바닥을 정리하면 되겠군!"

변연절제를 마치고 준비된 배양조직으로 상처를 덮고 수술을 마무리한다. 환자는 수술 후 회복실에 준비된 피부이식환자전용 챔버로 옮겨진다.

각 수술실에는 수술 도우미 로봇 2대와 1명의 수술실 간호사가 일하고 있다. 로봇에 의해 다음 환자가 빠르게 준비된다.

두 번째 환자인 K씨는 국소마취로 수술이 진행될 계획이다. 대전자부와 무릎의 상처를 노출하고 현미경으로 다시 한번 자세하게 관찰하였다.

"역시 D계열 변연절제기로는 힘들겠군. 마이크로 로봇으로 괴사조직을 절제하기로 한 것은 잘 한 일이야!"

닥터S는 스스로에게 후한 점수를 주고 원격수술 콘솔의 의자에 깊숙이 내려 앉는다. 간호사가 마이크로 로봇을 상처부위에 올려 놓는다. 닥터S는 화면을 통하여 로봇을 들여다보면서 조정하고 있다. 확대된 화면에서 죽은 조직이 확연하게 구별되고 마이크로 로봇의 손이 죽은 조직과 살아있는 조직 틈으로 예리하게 파헤쳐 들어간다. 30여분 만에 괴사조지절제수술을 마친다. 생각보다 상처가 깊다. 괴사조직절제와 만성상처 드레싱만으로는 상처치유가 힘들겠다는 판단을 하면서 닥터 S는 세포치료를 위한 오더를 EMR에 남기고 두번째 수술을 마친다.

전신마취 후에 도우미 로봇에 의해 세 번째 환자가 드랩을 마쳤다는 보고가 잠깐 휴식하고 있는 닥터S에게 전해진다. 오늘 환자중에 시간이 가장 많이 걸릴 것으로 예상되는 환자이다. 아랫배의 켈로이드에 대한 절제수술을 먼저 시작한다. 절개선을 디자인하고 절개와 동시에 지혈이 되는 레이저 메스를 디자인 선위에 올리자 디자인을 따라 레이저가 움직이며 설정한 깊이만큼 정확하게 절제가 이루어진다. 다음은 지방흡입을 시행할 차례이다. 흉터를 줄이기 위해 지방을 흡입하는 수술 방법이 개발되고 정착된 것은 최근 5년에 일어난 일이다. 골과 근육 그리고 관절의 움직임 외에 피하지방층이 피부장력에 미치는 영향이 크다는 연구가 발표된 것은 이미 10년 이상 지났다. 그럼에도 불구하고 널리 시행되지 못한 이유는 흉터를 줄이기 위해 시행한 지방흡입으로 인한 염증작용을 완전히 극복하지 못하였고 오히려 부작용이 발생하는 경우가 있었기 때문이다. 피하지방층의 손상이 없는 지방흡입술과 항염증 자가면역세포 주입으로 염증작용을 극복한 이후로 흉터성형수술과 지방흡입술의 접목은 이제 보편화되었다. 직경 1 mm의 지방흡입관의 개발도 매우 주효하였다. 흡입관은 자유자재로 구부려지고, 지방흡입 부위의 3차원 스캔 터치 스크린에 펜으로 표시하면 많은 관들이 그 위치에 정확하게 삽입된다. 삽입된 관들은 지방흡입기에 연결되고 이 관을 통하여 지방분해액의 주입과 지방흡입이 동시에 이루어진다.

닥터S는 터치 스크린에서 절제수술 부위의 위아래로 지방흡입관이 삽입될 위치를 표시하고 동작 버튼을 누른다. 흡입관의 삽입이 시작되고 흡입관이 제 자리를 찾아 들어가자 흰색의 액체가 주입되고 점점 노란색으로 바뀌어 흡입된 지방이 모이기 시작한다. 설정한 양이 채워지자 흡입이 중단되고 삽입관은 지방흡입기로 수거된다. 다음은 봉합할 차례다. 지방흡입을 마친 복부조직은 매우 유연해져서 봉합부위가 쉽게 당겨져서 양측 절개면이 중간에서 긴장없이 맞닿는다. 자동 흡수성 봉합기로 진피-피하봉합을 마치고 급성상처드레싱을 부착하고 수술을 마친다.

오늘의 마지막 환자인 D씨에게는 세포치료실에서 준비된 세포를 주입할 예정이다. 닥터S는 수술실을 나와 세포치료실로 향한다. 세포치료실은 수술실과는 다른 건물에 있다. K병원에서 가장 크고 좋은 건물이다. 외관뿐만 아니라 실내도 이 도시에서 가장 아름다운 미술관과 견줄 만하다. 가장 많은 환자들이 아니 사람들이 방문하는 곳이다. 왜냐하면 일명 "청유주사"를 맞기 위해서 누구나 1년에 한번은 꼭 방문하기 때문이다.

D씨는 예약된 방에서 대기하고 있다. 언뜻 보기에는 70대 정도로 보인다. 노인이나 어르신이라는 말은 이제 하지 않는다.

"D님 안녕하세요? 상처는 좀 어떻습니까?"

닥터S가 다정하게 말을 붙인다.

"네, S선생님 걷기가 좀 불편하지만 통증은 크게 없어서 일상생활은 하고 있어요."

"예, 그러셨군요. 드레싱을 떼고 상처를 확인해 보겠습니다."

벗겨진 피부 아래에 고여 있었던 진물은 이제 모두 제거되었지만 상처 가장자리로 표피가 조금씩 밀리고 있는 것이 관찰된다. D씨에게 상처의 상태를 설명하고, 드레싱을 교환한 다음 편안하게 눕는 안락의자로 안내한다. 담당간호사가 세포주사를 준비하고, 닥터S는 혈관을 통하여 준비된 세포가 천천히 들어가도록 속도를 조절한다.

"D님 너무 걱정하지 마세요. 주사 후에는 눈에 띄게 상처가 나을 거예요."

"네. 선생님 걱정하지 않습니다. 세포치료의 효과를 믿고 있어요."

세포치료 건물을 나와 연구실로 향하는 닥터S는 능소화나무 앞에 잠시 선다. 장마철이지만 오늘은 비가 오지 않고 맑은 하늘이다. 오후의 햇살과 푸른 하늘을 배경으로 어사화가 휘청 휘청 늘어진 가지 가지 마다 활짝 피어 있다. 붉은 안감을 입은 주황색 꽃이 녹색 잎과 푸른 하늘을 배경으로 반짝반짝 하늘거리고 있다. 가까이 보니 꿀벌들이 민지 찾아와 분주하게 앵앵거리고 있다.

상처관련 연구논문 및 특허 목록

I. 상처관련 연구논문

1. (골막, 연골막, 근막으로 포장한 산호의 생물학적 양상) Son D, Kang J, Cho S. The biological behavior of coral wrapped with periosteum, perichondrium and fascia grafted on the maxilla in the rabbit. J Korean Soc Plast Reconstr Surg 1996;23(6);1461–71.

2. (연골막으로 포장한 산호의 연골재생) Kim J, Son D, Han K, Choi D, Park K. Histologic study of coral template wrapped with perichondrial flap. J Korean Soc Plast Reconstr Surg 1999;26(3);392–8.

3. (인조진피로 재건한 조직의 감각) Ha T, Son D, Han K. Postoperative sensibility test in patients undergoing reconstruction of donor defect of flap surgery with an acellular allograft dermal matrix (AlloDerm) J Korean Soc Plast Reconstr Surg 2000;27(6);659–64.

4. (임상 가검물에서 분리된 세균의 항균제 내성의 표현형과 해석적 판독) Son D, Kwon E, Bae H, Heo W, Lee N, Won D, Song K, Suh J, Lee W. Phenotypes and interpretive reading of antimicrobial susceptibility tests for clinical isolates of several species. Korea J Clin Microbiol 2002;5(2);84–96.

5. (당뇨발의 전략적 재건) Son D, Park B, Han K. Strategic Reconstruction of Diabetic Foot. Keimyung Med J 2000;21(1);60–8.

6. (습식환경에서 복합조직이식의 생착) Won D, Son D, Han K, Park K. Accelerated healing of composite graft in a wet environment. J Korean Soc Plast Reconstr Surg 2003;30(6):801–8.

7. (피부복합조직이식을 이용한 굽은 손가락의 교정) Son D, Park S, Kim H. Correction of posttraumatic deviated finger deformity using preserved superficial fat skin composite graft. J Korean Soc Plast Reconstr Surg 2004;31(5):655–62.

8. (표준화상모델 개발) Park S, Son D, Park K, Han K. A Standardized model of partial thickness burn in domestic pig. J Korean Soc Plast Reconstr Surg 2004;31(5):707–13.

9. (양막과 콜라겐지지체를 이용한 조직공학적 피부대체물) Yang E, Park J, Ahn J, Lee H, Seo

S, Son D, Kim J, Song Kl. Tissue-Engineered Skin Substitutes Using Collagen Scaffold with Amniotic Membrane Component. Key Engineering Materials, vol. 277-79, Trans Tech Publications, Ltd., Jan. 2005, pp. 12-8.

10. (연골결손에 적용한 콜라겐지지체의 연골재생효과) Lee H, Son D, Han K, Kim J, Lee S. Chondrogenic effect of transplanted type I collagen scaffold within subperichondrial cartilage defect. J Korean Soc Plast Reconstr Surg 2005;32(4)521–8.

11. (전층피부이식 생착을 위한 폴리우레탄 반밀봉드레싱) Lee H, Son D, Kim H, Kim J, Han K. Polyurethane semi-occlusive dressing for full thickness skin graft application. J Korean Soc Plast Reconstr Surg 2005;32(5);607–12.

12. (켈로이드 절제술 후 방사선치료의 효과) Son D, Lee H, Han K, Kim J. Radiation therapy following total keloidectomy; a preliminary report. J Korean Soc Plast Reconstr Surg 2005;32(6):717–22.

13. (화상성 반흔구축 교정수술 피부공여부위로 발내측부위의 활용) Son D, Park S, Kim H. Medial side of the foot as a skin graft donor site for correction of burn scar contracture of the hand. J Korean Soc Surg Hand 2005;10(3);136–41.

14. (습윤상처드레싱을 이용한 수지첨부 복합조직이식) Son D, Han K, Chang DW. Extending the limits of fingertip composite grafting with moist-exposed dressing. Int Wound J 2005;2(4):315–21.

15. (인조진피대체물의 콜라겐가교공정 최적화) Jung S, Son D, Lee J, Kim S, Yang E. Optimization of collagen cross link process of the artificial dermal substitute. J Korean Musculoskeletal Tissue Transplant 2005;5(2);104–11.

16. (흉터 발생에 영향을 주는 전사조절인자) Park D, Son D, Han K, Lee S, Chae Y, Chang Y. Park K. The effect of the transcriptional regulation of sp1 for TGF-beta1 and CTGF expression in scar formation. J Korean Soc Plast Reconstr Surg 2006;33(1);39–45.

17. (한국인의 피부 색깔에 영향을 주는 요인 분석) Han K, Choi T, Son D. Skin color of Koreans: statistical evaluation of affecting factors. Skin Res Technol 2006;12(3):170–7.

18. (돼지를 이용한 만성상처결손모델 개발) Sohn H, Son D, Kim J, Han K, Ryoo N, Kwon S. Development of a chronic skin wound defect: a swine model. J Korean Soc Plast Reconstr Surg 2006;33(5);606–11.

19. (연골재생을 위한 콜라겐지지체의 가교방법의 효과) Son D, Lim J, Son K, Yang E. The effect of various methods of cross-linking in type I collagen scaffold on cartilage regeneration. J Korean Soc Plast Reconstr Surg 2006;33(6);723–31.
20. (복합조직이식을 이용한 손톱 변형의 교정) Son D, Sohn H, Kim H. Correction of hook nail deformity with composite graft. J Korean Soc Plast Reconstr Surg 2007;34(3):377–82.
21. (배양 연골세포를 파종한 콜라겐지지체의 연골재생) Lim J, Han K, Son D, Son K, Yang E. Effect of cultured chondrocyte-seeded chondroitin-sulfate conjugated type I collagen scaffold on cartilage regeneration. J Korean Soc Plast Reconstr Surg 2007;34(4):413–9.
22. (돼지 화상모델에서 인체양막과 소양막의 치료효과 비교) Park M, Kim S, Kim IS, Son D. Healing of a porcine burn wound dressed with human and bovine amniotic membranes. Wound Repair Regen 2008;16(4):520–8.
23. (표준화된 화상모델에서 화상 24시간 동안 화상 깊이의 변화) Son D, Choi T, Kwon S. The change of burn depth within 24 hours after burn in the standardized burn model. J Korean Soc Plast Reconstr Surg 200;35(4):373–8.
24. (화상성반흔구축 교정을 위한 피부복합조직이식) Son D, Jeong H, Choi T, Kim J, Han K. Preserved superficial fat skin composite graft for correction of burn scar contracture of hand. J Korean Soc Plast Reconstr Surg 2008;35(6):716–22.
25. (양에서 골결손의 치유를 향상시키기위한 혈관화골막피판) Chang DW, Satterfield WC, Son D, Neto N, Madewell JE, Raymond AK, Patrick CW Jr, Miller MJ, Costelloe CM, Weber KL. Use of vascularized periosteum or bone to improve healing of segmental allografts after tumor resection: an ovine rib model. Plast Reconstr Surg 2009 Jan;123(1):71–8.
26. (건조소양막과 배양동종표피세포의 화상치료효과 비교) Yeo H, Kim J, Jung Y, Son D, Han K. Comparison of treatment effect of the dried bovine amniotic membrane and the cultured allogenic keratinocytes in the partial thickness burn management. J Korean Soc Plast Reconstr Surg 2009;36(4):385–92.
27. (복합조직이식 생착의 새로운 메커니즘) Son D, Jeong H, Choi T, Kim J, Han K. A new mechanism associated with compositae graft success. J Plast Reconstr Aesthet Surg 2010;63(11):1900–9.

28. (돼지에서 피부결손의 모양과 부위별 상처수축의 특징) Chu H, Son D, Kwon S, Kim J, Han K. Characteristics of wound contraction according to the shape and anatomical regions of the wound in porcine model. J Korean Soc Plast Reconstr Surg 2011;38(5):576–84.

29. (Coban (TM) 압박드레싱을 이용한 정맥궤양의 치료) Chu H, Son D, Kim J, Han K, Kim H. Treatment of venous stasis ulcer with 3M (TM) Coban (TM) 2 layers compression system: a case report. J Korean Soc Plast Reconstr Surg 2011;38(5):699–702.

30. (습윤드레싱을 이용한 손가락 첨부 절단 복합이식) Son D, Chu H, Yeo H, Kim J, Han K. Fingertip composite grafting managed with moist-exposed dressing. J Korean Soc Surg Hand 2012;17(1):9–15.

31. (내인성요인을 이용한 지연상처모델 개발) Jung Y, Son D, Kwon S, Kim J, Han K. Experimental pig model of clinically relevant wound healing delay by intrinsic factors. Int Wound J 2013;10(3):295–305.

32. (코재건을 위한 큰 귀연골피부복합이식) Son D, Kwak M, Yun S, Yeo H, Kim J, Han K. Large auricular chondrocutaneous composite graft for nasal alar and columellar reconstruction. Arch Plast Surg 2012;39(4):323–8.

33. (양막-콜라겐 진피대체물의 전층결손 치유효과) Kim H, Son D, Choi TH, Jung S, Kwon S, Kim J, Han K. Evaluation of an amniotic membrane-collagen dermal substitute in the management of full-thickness skin defects in a pig. Arch Plast Surg 2013;40(1):11–8.

34. (수술흉터 예방과 관리) Son D, Harijan A. Overview of surgical scar prevention and management. Journal of Korean Medical Science 2014;29(6):751–7.

35. (돼지에서 부위에 따른 창상수축률과 Langer's line) Kwak M, Son D, Kim J, Han K. Static Langer's line and wound contraction rates according to anatomical regions in a porcine model. Wound Repair Regen 2014;22(5):678–82.

36. (켈로이드 절제 후 방사선치료의 효과) Kim K, Son D, Kim J. Radiation therapy following total keloidectomy: a retrospective study over 11 years. Arch Plast Surg. 2015;42(5):588–95.

37. (돼지에서 방사선조사와 물리적인 압박을 이용한 지연상처모델) Jeong W, Oh D, Kwon S, Kim J, Son D. Induction of delayed wound healing by irradiation with optional

mechanical compression in swine. Journal of Tissue Viability 2016;25(4):237–43.

38. (방사선조사 후의 지방줄기세포의 증식과 분화의 변화) Jeong W, Yang X, Lee J, Ryoo R, Kim J, Oh Y, Kwon S, Liu D, Son D. Serial changes in the proliferation and differentiation of adipose-derived stem cells after ionizing radiation. Stem Cell Res Ther 2016;7,117.

39. (돼지에서 방사선조사를 이용한 지연상처모델 개발) Yang X, Jeong W, Son D, Ryoo R, Kim J, Oh Y, Kwon S, Liu D. Establishment of an uncomplicated radiation-delayed wound healing model using irradiation in pigs. Wounds: a Compendium of Clinical Research and Practice 2019;31(2):59–64.

40. (방사선으로 인한 흉부만성상처의 유병율과 재건수술방법) Park M, Son D, Kwon S, Kim J. Incidence and reconstruction of chronic radiation-induced chest wall ulceration in postoperative breast cancer patients. Journal of Wound Management and Research 2020;16(2):80–7.

41. (화상으로 인한 손의 변형 교정) Son D, Correction of hand deformities after burn. Archives of Hand and Microsurgery 2022;27(1):12–22.

II. 상처관련 특허

1. 욕창 3기 동물모델 및 그 제조방법
   Grade III pressure ulcer animal model and its manufacturing method
   특허 10–2142541 (2020. 8)

2. 상처 세척 시 세척액이 튀어 오르는 것을 막아주는 상처 세척 장치 및 이를 이용하는 방법
   Device that prevents from splashing during wound cleaning and how to use it
   특허 10–2023484 (2019. 9)

3. 만성 창상용 동물 모델
   Animal model for chronic wound healing
   특허 10–1621149 (2016. 5)

4. Biological implantation material and method for preparing same
   특허 10–0013379 (2010. 3)

5. 양막과 생분해성 고분자로 구성된 이식용 진피대체물, 이의 제조방법 및 용도
Dermal substitute consisting of amnion and biodegradable polymer, the preparation method and the use thereof
특허 10-0644078 (2006.11)

6. 표준화상창상 장치
Apparatus for making standardized model of partial thickness burn
특허 10-0596703 (2006. 6)

III. 상처관련 연구개발

1. 치료용 생체소재를 함유하는 생체적합 드레싱 소재 및 복합체 개발
산업자원부 2004 - 2005
세계최초 동결 건조 소양막 생물학적 드레싱(Amnisite BA) 개발 (2009년 식약청 허가)

2. Chondroitin-sulfate를 결합한 I형 콜라겐 지지체와 연골막을 이용한 연골재생
2005 계명대학교 비사연구

3. 면역조직화학을 이용한 화상 깊이 분석
2005 - 2006 삼성안과연구

4. 줄기세포피부재생
계명대학교 의과학연구소 2013 - 2015

5. 욕창완화용 압력흡수 복합드레싱제 개발
중소기업 융복합 기술개발사업 2013 - 2015

6. 양막과 천연다당류소재를 결합한 능동적 상처치유 드레싱재 개발
대구시 2016년 지역주력산업육성사업 창의융합 R&D 2016 - 2017

찾아보기

ㅇ

ㅈ

ㅊ

ㅋ

ㅌ

ㅍ

ㅎ

A

B

C

W

X

Y

번호